第一推动丛书:生命系列
The Life Series

生命的语言
The Language of Life

[美] 弗朗西斯·S.柯林斯 著 杨焕明 等 译
Francis S. Collins

湖南科学技术出版社

THE
FIRST
MOVER

总序

《第一推动丛书》编委会

　　科学，特别是自然科学，最重要的目标之一，就是追寻科学本身的原动力，或曰追寻其第一推动。同时，科学的这种追求精神本身，又成为社会发展和人类进步的一种最基本的推动。

　　科学总是寻求发现和了解客观世界的新现象，研究和掌握新规律，总是在不懈地追求真理。科学是认真的、严谨的、实事求是的，同时，科学又是创造的。科学的最基本态度之一就是疑问，科学的最基本精神之一就是批判。

　　的确，科学活动，特别是自然科学活动，比起其他的人类活动来，其最基本特征就是不断进步。哪怕在其他方面倒退的时候，科学却总是进步着，即使是缓慢而艰难的进步。这表明，自然科学活动中包含着人类的最进步因素。

　　正是在这个意义上，科学堪称为人类进步的"第一推动"。

　　科学教育，特别是自然科学的教育，是提高人们素质的重要因素，是现代教育的一个核心。科学教育不仅使人获得生活和工作所需的知识和技能，更重要的是使人获得科学思想、科学精神、科学态度以及科学方法的熏陶和培养，使人获得非生物本能的智慧，获得非与生俱来的灵魂。可以这样说，没有科学的"教育"，只是培养信仰，而不是教育。没有受过科学教育的人，只能称为受过训练，而非受过教育。

　　正是在这个意义上，科学堪称为使人进化为现代人的"第一推动"。

近百年来，无数仁人志士意识到，强国富民再造中国离不开科学技术，他们为摆脱愚昧与无知做了艰苦卓绝的奋斗。中国的科学先贤们代代相传，不遗余力地为中国的进步献身于科学启蒙运动，以图完成国人的强国梦。然而可以说，这个目标远未达到。今日的中国需要新的科学启蒙，需要现代科学教育。只有全社会的人具备较高的科学素质，以科学的精神和思想、科学的态度和方法作为探讨和解决各类问题的共同基础和出发点，社会才能更好地向前发展和进步。因此，中国的进步离不开科学，是毋庸置疑的。

正是在这个意义上，似乎可以说，科学已被公认是中国进步所必不可少的推动。

然而，这并不意味着，科学的精神也同样地被公认和接受。虽然，科学已渗透到社会的各个领域和层面，科学的价值和地位也更高了，但是，毋庸讳言，在一定的范围内或某些特定时候，人们只是承认"科学是有用的"，只停留在对科学所带来的结果的接受和承认，而不是对科学的原动力 —— 科学的精神的接受和承认。此种现象的存在也是不能忽视的。

科学的精神之一，是它自身就是自身的"第一推动"。也就是说，科学活动在原则上不隶属于服务于神学，不隶属于服务于儒学，科学活动在原则上也不隶属于服务于任何哲学。科学是超越宗教差别的，超越民族差别的，超越党派差别的，超越文化和地域差别的，科学是普适的、独立的，它自身就是自身的主宰。

　　湖南科学技术出版社精选了一批关于科学思想和科学精神的世界名著，请有关学者译成中文出版，其目的就是为了传播科学精神和科学思想，特别是自然科学的精神和思想，从而起到倡导科学精神，推动科技发展，对全民进行新的科学启蒙和科学教育的作用，为中国的进步做一点推动。丛书定名为"第一推动"，当然并非说其中每一册都是第一推动，但是可以肯定，蕴含在每一册中的科学的内容、观点、思想和精神，都会使你或多或少地更接近第一推动，或多或少地发现自身如何成为自身的主宰。

再版序
一个坠落苹果的两面：
极端智慧与极致想象

龚曙光
2017年9月8日凌晨于抱朴庐

连我们自己也很惊讶，《第一推动丛书》已经出了 25 年。

或许，因为全神贯注于每一本书的编辑和出版细节，反倒忽视了这套丛书的出版历程，忽视了自己头上的黑发渐染霜雪，忽视了团队编辑的老退新替，忽视好些早年的读者，已经成长为多个领域的栋梁。

对于一套丛书的出版而言，25 年的确是一段不短的历程；对于科学研究的进程而言，四分之一个世纪更是一部跨越式的历史。古人"洞中方七日，世上已千秋"的时间感，用来形容人类科学探求的速律，倒也恰当和准确。回头看看我们逐年出版的这些科普著作，许多当年的假设已经被证实，也有一些结论被证伪；许多当年的理论已经被孵化，也有一些发明被淘汰……

无论这些著作阐释的学科和学说，属于以上所说的哪种状况，都本质地呈现了科学探索的旨趣与真相：科学永远是一个求真的过程，所谓的真理，都只是这一过程中的阶段性成果。论证被想象讪笑，结论被假设挑衅，人类以其最优越的物种秉赋——智慧，让锐利无比的理性之刃，和绚烂无比的想象之花相克相生，相否相成。在形形色色的生活中，似乎没有哪一个领域如同科学探索一样，既是一次次伟大的理性历险，又是一次次极致的感性审美。科学家们穷其毕生所奉献的，不仅仅是我们无法发现的科学结论，还是我们无法展开的绚丽想象。在我们难以感知的极小与极大世界中，没有他们记历这些伟大历险和极致审美的科普著作，我们不但永远无法洞悉我们赖以生存世界的各种奥秘，无法领略我们难以抵达世界的各种美丽，更无法认知人类在找到真理和遭遇美景时的心路历程。在这个意义上，科普是人类极端智慧和极致审美的结晶，是物种独有的精神文本，是人类任何其他创造 —— 神学、哲学、文学和艺术无法替代的文明载体。

在神学家给出"我是谁"的结论后，整个人类，不仅仅是科学家，包括庸常生活中的我们，都企图突破宗教教义的铁窗，自由探求世界的本质。于是，时间、物质和本源，成为了人类共同的终极探寻之地，成为了人类突破慵懒、挣脱琐碎、拒绝因袭的历险之旅。这一旅程中，引领着我们艰难而快乐前行的，是那一代又一代最伟大的科学家。他们是极端的智者和极致的幻想家，是真理的先知和审美的天使。

我曾有幸采访《时间简史》的作者史蒂芬·霍金，他痛苦地斜躺在轮椅上，用特制的语音器和我交谈。聆听着由他按击出的极其单调的金属般的音符，我确信，那个只留下萎缩的躯干和游丝一般生命气息的智者就是先知，就是上帝遣派给人类的孤独使者。倘若不是亲眼所见，你根本无法相信，那些深奥到极致而又浅白到极致，简练到极致而又美丽到极致的天书，竟是他蜷缩在轮椅上，用唯一能够动弹的手指，一个语音一个语音按击出来的。如果不是为了引导人类，你想象不出他人生此行还能有其他的目的。

无怪《时间简史》如此畅销！自出版始，每年都在中文图书的畅销榜上。其实何止《时间简史》，霍金的其他著作，《第一推动丛书》所遴选的其他作者著作，25年来都在热销。据此我们相信，这些著作不仅属于某一代人，甚至不仅属于20世纪。只要人类仍在为时间、物质乃至本源的命题所困扰，只要人类仍在为求真与审美的本能所驱动，丛书中的著作，便是永不过时的启蒙读本，永不熄灭的引领之光。

虽然著作中的某些假说会被否定，某些理论会被超越，但科学家们探求真理的精神，思考宇宙的智慧，感悟时空的审美，必将与日月同辉，成为人类进化中永不腐朽的历史界碑。

因而在25年这一时间节点上，我们合集再版这套丛书，便不只是为了纪念出版行为本身，更多的则是为了彰显这些著作的不朽，为了向新的时代和新的读者告白：21世纪不仅需要科学的功利，而且需要科学的审美。

当然，我们深知，并非所有的发现都为人类带来福祉，并非所有的创造都为世界带来安宁。在科学仍在为政治集团和经济集团所利用，甚至垄断的时代，初衷与结果悖反、无辜与有罪并存的科学公案屡见不鲜。对于科学可能带来的负能量，只能由了解科技的公民用群体的意愿抑制和抵消：选择推进人类进化的科学方向，选择造福人类生存的科学发现，是每个现代公民对自己，也是对物种应当肩负的一份责任、应该表达的一种诉求！在这一理解上，我们将科普阅读不仅视为一种个人爱好，而且视为一种公共使命！

牛顿站在苹果树下，在苹果坠落的那一刹那，他的顿悟一定不只包含了对于地心引力的推断，而且包含了对于苹果与地球、地球与行星、行星与未知宇宙奇妙关系的想象。我相信，那不仅仅是一次枯燥之极的理性推演，而且是一次瑰丽之极的感性审美……

如果说，求真与审美，是这套丛书难以评估的价值，那么，极端的智慧与极致的想象，则是这套丛书无法穷尽的魅力！

致谢

　　我衷心地感谢那些无私的人们及其家庭成员，文中记录的这些个人经历给读者提供了关于个体化医学真实情况的重要认识。他们分别是：布莱克·埃雷胡斯（Blake Aldhaus）和他的母亲安尼塔（Anita），特雷西·贝克（Tracy Beck）、山姆·恩斯（Sam Berns）和他的父母，斯科特·恩斯（Scott Berns）和莱斯利·戈登（Leslie Gordon），赛格·布林（Sergey Brin）和安妮·沃西基（Anne Wojcicki），麦肯基·克瑞斯特森（McKenzie Christeson）和他的父母，斯科特（Scott）和克里斯·伍德（Kris Wood），比尔·埃尔德（Bill Elder），马文·弗雷泽（Marvin Frazier），多瑞丝·戈尔德曼（Doris Goldman），杰弗里·古尔彻（Jeffrey Gulcher），韦恩·约瑟夫（Wayne Joseph），朱迪·奥勒姆（Judy Orem），凯特·罗宾斯（Kate Robbins），安贝尔·斯腾泽尔（Anabel Stenzel）和伊莎贝尔·斯腾泽尔·拜伦（Isabel Stenzel Byrnes），戴尔·特纳（Dale Turner），以及其他一些不愿透露真实姓名的人。

　　我还要感谢所有的专家，是他们在百忙之中拨冗阅读了部分或全部手稿，并对内容提出了宝贵意见。他们分别是：梅丽莎·阿什洛克（Melissa Ashlock），芭芭拉·比泽克（Barbara Biesecker），斯蒂芬·卡诺克（Stephen Chanock），马克·谢法列（Marc Chevalier），布兰登·科林斯（Brandon Collins），托尼·福奇（Tony Fauci），格雷格·斐洛（Greg Feero），大卫·金斯伯格（David Ginsburg），艾伦·古特马赫（Alan Guttmacher），查理德·霍兹（Richard Hodes），凯西·哈德森（Kathy Hudson），汤姆·因赛尔（Tom Insel），马克·凯伊（Mark Kay），安特里·马诺利奥(Teri Manolio)，朱迪·莫斯代尔（Judy Mosedale），沙龙·特里（Sharon Terry），拉里·汤普森（Larry Thompson），埃里克·托普尔（Eric Topol），还有迪克·维斯伯姆（Dick Weinshilboum），他们的建议极大地提高了本书的准确性和可读性。当然，我对本书仍存在的错误负全责。

感谢朱迪·哈钦森（Judy Hutchinson），她认真地记录了本书每一章节的口述初稿；感谢我的夫人迪亚纳·贝克（Diane Baker），她不仅提供了有价值的建议，而且帮助我完成了初稿的录入和编辑工作；感谢插图的制作者达利尔·莱哈（Darryl Leja），她干练而优雅地完成了本书所有的美术制作。最后，感谢我的出版经纪人盖尔·罗斯（Gail Ross）给予我始终如一的支持；还有我的编辑布鲁斯·尼克尔斯（Bruce Nichols），他一直坚信此书的重要性，鼓励我完成写作，并且不断地提供睿智的看法。

目录

楔子
走进新时代

一个年轻人正拿着电话，声音呜咽，泣不成声："我妈妈快不行了。现在已经昏迷，我想她可能熬不过今夜了。"

电话的另一头，四旁的离心机嗡嗡作响，好几个学生叽叽喳喳，高声谈论着前一晚的实验室聚会，他的叔叔罗伯特·詹姆斯（Robert James）博士只得换了个安静的地方，以便能听清楚他那悲痛欲绝的侄子说的家庭要事。

"布拉德（Brad），这真让人难过。是啊，那么多年，你母亲与卵巢癌苦苦抗争，那么多次，濒临死亡而又起死回生。但这次听起来情况确实不妙，我能帮上什么忙吗？"他说。

"是这样的，因为我母亲家族的所有女眷都有乳腺癌或卵巢癌的病史，所以我和我姐姐现在都担心，我母亲的癌症会不会遗传？叔叔，您曾告诉过我们，有朝一日可能会有办法，能检测出我们姐弟俩或许一个或许两个都遗传了我母亲的癌症。如果这是真的，现在进行检测还来得及吗？会不会为时已晚呢？"布拉德说。

詹姆斯博士向布拉德解释了要做什么事情。第二天，詹姆斯博士的嫂子在临终前的血液样本被送到了他的实验室。在这里，DNA提取好以后，样本被小心地保存在冰箱里。虽然当时他觉得这样做可能于事无补，但还是认为值得一试。

5年后，布拉德的姐姐凯瑟琳（Katherine）来找詹姆斯博士，说她在热门媒体上读了好几篇关于发现遗传性乳腺癌和卵巢癌相关基因的文章。虽然凯瑟琳只有30多岁，她每年都要去做乳房检查，但她还是特别担忧，因为目前还没有一种有效的筛查手段来检测早期卵巢癌，而当初她母亲就是在52岁时确诊患上了卵巢癌的，所以她的心每天都悬着，生怕自己也可能患上这种病。

詹姆斯博士肯定地告诉凯瑟琳，由于 *BRCA1* 与 *BRCA2* 基因的发现，如果能够证实她母亲携带的这两个基因之一是否有突变，就能比较准确地预测家人患上乳腺癌的风险。凯瑟琳非常担心如果自己的检测结果呈阳性，她将有可能因此失去医疗保险。于是，凯瑟琳想知道是否有别的门路能做这种检测。

詹姆斯博士告诉她，附近的一个城市正在进行一项可以不用真名参与的临床医学研究。凯瑟琳决定一试。她去见了那位遗传学咨询师，权衡了知晓检测结果的利弊。然后，凯瑟琳把那份精心保存在詹姆斯博士实验室冰箱里多年的她母亲的DNA样本送到那个诊所去做检测。

几周后，凯瑟琳打电话给詹姆斯博士，说在她母亲的DNA中发现了一个明显的 *BRCA1* 突变。凯瑟琳将有50％的概率遗传这一突变。这样的话，她一生将有大约80％的概率患上乳腺癌，以及50％的概率患上卵巢癌。凯瑟琳不仅为自己感到焦虑，更为自己那年仅6岁的女儿忧心忡忡。

当然，凯瑟琳自己也接受了检测。等待自己的检测结果的那两周似乎过得特别漫长。她很难想象，如果检测结果呈阳性自己该怎么办：是应该接受切除卵巢的外科手术呢？还是像许多携带*BRCA1*与*BRCA2*基因突变的女士一样，考虑切除双乳并通过整形手术再造乳房呢？她该如何告诉女儿这个事实呢？应该等女儿多大时也让她做这项检测呢？有几天，她似乎肯定检测结果是阳性的，毕竟大家都说她跟她母亲长得十分相像。而另外几天，她又觉得有了点希望，因为她想起是不是像她母亲，与她是否携带有这个遗传突变基因毫不相关。

决定命运的一天终于来临了 —— 电话来了，遗传咨询师通知凯瑟琳去取检测结果。

她坐在桌子的另一边，心都快跳到嗓子眼了 …… 坐在桌子对面的咨询师打开一个卷宗后，脸上露出了微笑，"凯瑟琳，好消息，你母亲没有把她携带的*BRCA1*基因突变遗传给你，你患上乳腺癌和卵巢癌的风险并不比别的普通同龄女士高多少。同样，你女儿也和你一样，没有患上这两种癌症的特别风险。"

欣喜若狂的凯瑟琳立即打电话给詹姆斯叔叔，来一起分享这个幸福的时刻。

　　但是，他们俩的心马上又沉下去了，他们想到了远在加拿大和欧洲的母系亲属，尤其是已经表示拒绝检测的凯瑟琳的弟弟布拉德。尽管携带BRCA1或BRCA2基因突变的男性患上前列腺癌、胰腺癌和男性乳腺癌的风险高不了多少，但他们的女儿们如果遗传了突变基因，仍会有很高的患上乳腺癌和卵巢癌风险。然后就是布拉德的小女儿，成了笼罩在遗传阴影之中的核心家庭成员。

　　颇具讽刺意味的是，詹姆斯博士是一位毕生致力于分子遗传学研究的内科医生，而过去10年中遗传疾病研究最重要的发现，恰恰对他自己的家族影响最大。

　　祸不单行，之前的一幕很快又重演了。这一次来找詹姆斯博士的是他自己年近八十的老岳父弗雷德（Fred）。弗雷德总觉得他的双腿有什么问题，在高尔夫球场上也不能像以前那样大显身手。他的保健医生对他做了初步诊断，并把他转给了一个神经科医生。

　　弗雷德在电话中告诉女婿，神经科医生发现他腿部的某些神经传导缓慢，并建议弗雷德去做检查，看看有没有可能是一种罕见的遗传病，叫作C-M-T（Charcot-Marie-Tooth disease，又称腓骨肌萎缩症），是以3位最早发现此病的法国研究者的姓氏共同命名的。

　　詹姆斯博士颇为震惊，因为腓骨肌萎缩症的主要表现是双腿渐进性无力，患者发病年龄一般应该在二十几岁到三十几岁。尽管他认为，对一位如此年纪的老人进行这种病的遗传学检测真是浪费时间和金钱，可詹姆斯博士还是没有对此提出异议，因为他不想干涉岳父的医学诊断。

可更让他大吃一惊的是，检测结果居然呈阳性！经过深入的研究和专家们的进一步商讨，问题才逐渐明晰起来。在DNA检测问世之前，腓骨肌萎缩症只能通过临床症状来诊断。所以在医学教科书或者医学刊物里讨论的病例都是很严重的类型。而现在既然致病基因都找到了，并可以通过特异的分子检测来鉴定，那么很明显一些较轻微的类型，包括弗雷德老先生的典型迟发的腓骨肌萎缩症，会比之前更易被发现。

这一次，这一诊断对詹姆斯家族的冲击比前一次更甚。为什么这么说呢？因为腓骨肌萎缩症是一种显性遗传病，也就是说，患者子女遗传这个异常基因并因此患病的概率为50％。因此，这一发现将极大地影响詹姆斯博士的夫人当恩（Dawn）以及她的兄弟姐妹的未来。

实际上，这不仅关系到未来，也同样关乎过去和现在。当恩的妹妹劳拉（Laura）长久以来饱受先天性腿部与踝关节疾病的折磨。这种叫作"先天性马蹄内翻足（club feet）"的疾病从来没有被确诊。现在看来，这个问题可能是她父亲身上迟发的同一种遗传病的一种早期表现。现在应该说有机会确诊了。但劳拉却决定不做检测，因为她不相信诊断结果能改变任何事情，并且她一向对医学持怀疑态度。多年来，她进行过数次失败的整形手术，这些手术本来是要改善她足部的慢性疾病，结果却都收效甚微。尽管她尊重她的姐夫詹姆斯博士，却根本不信任整个医学。

对当恩来说，她考虑过接受检测，尽管她已经年过五十，并且从未出现这种病的任何症状。但最终她还是选择维持这一模棱两可的现状，而不想寻求一个确定的答案，因为她不晓得一个阳性的结果将怎样改变她的人生。虽然詹姆斯博士心中有点不解，但他还是支持妻子的决定。毕竟她现在活得健康快乐。相比起来，他更希望他的妹妹劳拉能改变主意，难道她不想知道自己长期受到折磨的原因吗？

看着自己的家族两次经历基因检测和遗传病风险的风波，作为既是医学博士，又恰好是遗传学家的詹姆斯，连他自己都感到非常惊讶。实际上，也许并不奇怪。据美国"国家罕见疾病组织"（NORD, National Organization of Rare Diseases）估计，至少有6000多种"罕见疾病"（其定义为全美国患者数不到20万人）。总体上说，至少2500万美国人都不同地患有其中的一种疾病。如果算上亲属和朋友，那么我们中几乎没有人可以幸免这些疾病的困扰。而这些疾病中，很多是由家族中不知道什么时候发生了突变的那些基因所导致的，詹姆斯博士所遭遇的就是这种情况。

所以，罕见病并不罕见。好吧，现在就和盘托出：詹姆斯博士其实就是我自己的化名，其他人也都是冒名顶替。但布拉德和凯瑟琳的确是我的侄子和侄女，弗雷德则是我的岳父，劳拉是我的小姨子，当恩是我妻子。很多年以前我开始涉足遗传医学领域，满怀希望能为他人和他人的家庭做些贡献，帮助他们了解疾病，勇对挑战。现在倒好，烧香引鬼，我所研究的遗传医学居然把罕见疾病带到了自己家门口。

然而，遗传学的发现可不仅仅限于这6000种高度遗传的罕见疾病。我们现在正处在一场遗传学的革命之中，它将从方方面面影响着我们每一个人，涉及差不多每一种疾病，如糖尿病、心脏病、癌症、哮喘、关节炎、老年痴呆症和很多其他常见疾病；不仅如此，这场革命还将触及我们的心理健康和个性发展，人类的繁衍、种族的演变，以至于整个文明史。我们现在看清楚了，我们的DNA所表达的语言正是生命本身的语言，我们正在解读这种语言，这种解读将会对人类健康产生深远的影响。

就在过去这么几年里，这方面研究的突飞猛进，原先，我们只能对那些患病的家族的遗传倾向笼统地观察，今天，我们可以对DNA变异做出准确的鉴定。可以推测，这些变异与许多疾病有关。因此，这些变异可以用来对一个人将来患上某种病的风险做出越来越准确的预测。它也不再仅仅应用于如腓骨肌萎缩症这样的罕见疾病，也不只是仅仅用于预测*BRCA1*的基因突变引起的那种乳腺癌。目前，世界各地的顶尖实验室发现的可能导致常见疾病的DNA缺陷势如涌流，而且并没有近期枯竭的迹象。现在，我们已经跨越了基因检测的一条分水岭：从只对高危家系才适用的医学模式 —— 就像我的家族中的那两个案例 —— 迈入了向几乎所有人提供基因检测的时代。

这些发展既令公众兴奋，又受媒体青睐，还有缘上了奥普拉（Oprah）的脱口秀。一些商业公司则把复杂的DNA分析迫不及待地推向了市场：你不是要未病先防吗？来做我们的基因检测吧！我们给的信息，给你们带来了一个新的时代！

其中，以人类23对染色体命名的23andMe（"23和我"）公司，就催促潜在的客户"今天就去解开你自己DNA的奥秘"。它的一家竞争对手Navigenics公司则声称他们的检测能够"赋予你掌管自己健康的诀窍"。还有一家deCODE公司，宣扬他们的检测服务"让你的健康决策更具睿智"。

目前，他们能检测的，只是样本整个DNA分子的千分之一还不到，却能得到数十种疾病和症状的相关信息。这些数字在不久的将来还会高速增长。随着我们不断地解读基因组的奥妙，几乎每个礼拜都会有新的发现公布。

我差不多已将我自己家族的遗传病情况披露无遗。这些知识来自于医生的诊断和专业的检测。我们每一个人，今天都可以得到这些知识，都可以直接获得我们的DNA信息，这又能告诉我们什么呢？

扪心自问，在这个全面的DNA分析将改天换地的崭新时代，我应该继续把自己作为个体化医学 (personalized medicine) 新时代的向导，还是把自己当成局外人冷眼旁观更为合适？还是应该不顾一切，倾情演绎一出遗传学版本的《光猪六壮士》呢？[1]

一直到两年前，我才最终领悟，我们凭DNA检测来进行全面的、有意义的疾病预测的能力还并不成熟。但是现在，这种情况正在经历迅速的变革。尽管我非常清楚，要做出准确的疾病预测还为时过早，可我还是坚定地相信，是进行这一领域研究的时候啦。我的女儿们都已长大成人，鉴于这样的检测也会透露跟她们有关的事情，所以我得跟她们商量商量，而她们都鼓励我"放手一搏"。

---

1. 《光猪六壮士》(The Full Monty) 是1997年英国喜剧电影，讲述平凡的中年男人追求梦想、重寻自信和尊严的励志故事。——译者注

当然，家族病史是个至关重要的指引。我很庆幸自己的近亲们都相当的健康——我的父母都活到了98岁，我的三位兄长也都非常健康、充满活力。所以我自己未来患病的可能性是很难通过家系看出来的。可是，我的DNA中是否潜伏着还未显现出来的隐患呢？

除了对自己的基因组好奇之外，我也对那些"直接面对客户"的DNA测试公司十分感兴趣，想了解他们如何进行这项业务，以及怎样向客户报告测试结果。他们的实验工作准确吗？他们怎么把DNA检测结果转化为风险预测呢？还有，他们如何将这些信息以一种清楚无误的方式传达给客户，而不至于搞得别人云里雾里呢？

我决定向上面提到的三家提供全面DNA分析服务的公司分别提交一份DNA样本（还有相当数量的这类其他公司——其中一些值得信赖，有些却不怎么样——这些公司更专注于做一些用于特定目的的特定检测）。为了当一回普通的客户，避免这些公司对我进行特殊对待，我决定不使用自己的真名。

检测的价格相差很大：23andMe公司的要价是399美元，deCODE公司是985美元，而Navigenics公司竟然张开海口，要2499美元（尽管额外提供电话遗传学咨询服务）。DNA提取的过程也十分简单：23andMe和Navigenics公司要唾液，吐在一个特殊的管子中给他们寄去就行了；deCODE公司给了一个拭子，刮一下口腔内壁也就够了。三家公司都信誓旦旦要严格保密，每家公司都给了我一个密码，必须通过密码才能进入他们的网站。尽管这三家之间有所不同，其差别也很有意思，但从他们所能检测的疾病清单来看，大部分还是重叠的（参见附录E）。

23andMe公司最早给出了检测报告，只用了两周时间。deCODE公司的报告姗姗来迟，晚了两三个星期。而Navigenics公司的报告千呼万唤始出来，已是7个星期之后的事情了（但奇怪的是，他们并没有完成他们所说的所有检测，25项疾病检测中有7项结果还没有出来）。

据我所知，由于检测的明显局限性，要准确做出预测是非常困难的。但当我在网页上输入密码浏览自己的检测结果时，我还是感到有那么一点激动和紧张。在帮助用户理解检测结果方面，各个公司的网页都设计得相当合理，它们把我自己的风险值与平均值进行了比较。在这三家公司中，我觉得23andMe公司的网站用户界面最为友好。

三家公司对遗传学风险的评估都是基于同样的科学文献。所以在很多情况下，他们所检测的都是我DNA样本中的相同的变异。我仔细检查了报告中的所有细节，以寻找具体实验数据是否有不同之处。让我欣慰的是，这样的问题我一个都没有找到。很明显，他们的DNA分析质量还是相当高的。

那么我从中看到了什么呢？就那些常见疾病来说，我很高兴，自己的患病风险低于或等于平均水平。但还是有些明显的例外：这三家公司的报告中都提到我患2型糖尿病（成年型）风险偏高，尽管确切的估计风险有所不同。我的风险约是29%，略高于平均水平（23%）。我患上老年性黄斑变性的概率也大大高于一般人的平均水平。黄斑变性是老年人致盲的常见病因，我姑妈就在80多岁时因此而失明；另外，我患一种特殊类型的青光眼的概率也较高，尽管这三家公司所说的患病绝对风险都不一样。

　　当然这些都只是统计数字 —— 并没有确凿证据证明我一定会患上这些疾病，并且这些预测也根本没有将我的家族史考虑在内。尽管我很清楚这些检测的所有不足之处，检测报告还是立刻影响了我对未来的看法。

　　作为一名内科医生，积多年之经验，我早就能列出一张有关养生之道、有利于身体健康的一般性建议的长单，但我自己并不一定做到身体力行。而现在有了患病风险的具体威胁，我发现自己不知不觉地已在这些方面甚为留意。检测报告说我患糖尿病的概率为29%，仅仅比23%的底线高一点点，而且我家族中没有糖尿病史，我的体重也正常，毫无疑问这些都进一步降低了我患病的风险。尽管如此，我还是下定决心实行一个好久没有实行的计划，联系了一个私人健身教练，更努力节食，增加运动。因为我知道，只有这样才能更好地预防糖尿病。

　　我查阅了最近的一些关于黄斑变性的研究文献，得出的结论是：大量的事实已经证明，多摄取具保护性作用的 Ω-3 不饱和脂肪酸对预防这种疾病很有裨益。因此，在食谱中增加更多的鱼类是个好办法。鉴于我可能患上青光眼的风险，我也下定决心每年进行一次眼部健康检查，包括测量眼压。

　　这些都是我必须做的吗？也许吧。但当我们被各种健康方面的建议轮番轰炸 —— 多吃鱼！每天吃一片阿司匹林！喝红酒！多运动！ —— 我们其实不是不可能，但至少很难记住要同时做这么多事情。尽管数据远远不够，但现在披露的这些个体化遗传信息，确实为我们提供了一种通过采取特定行动来保持健康的动力。

其中一项风险我可没有掉以轻心，相反让我非常严肃地考虑是否应该知道 —— 患上老年痴呆症（Alzheimer's disease）的风险。这是已经被确认的最大的遗传风险因子之一，能使患病概率增加8倍。现在的医学研究还找不到有效的治愈措施，只能期望利用这些信息为将来做些准备。另外，没有任何一种可信的证据，能表明我们可以通过饮食或者药物来延迟或者预防老年痴呆症易患者的发病。我的家族没有老年痴呆症病史，但是当我决定点击鼠标去读这部分检测结果时，还是紧张得心跳加速。幸好检测结果说明我将来患上老年痴呆症的风险低于一般水平，只有3.5%。

其他一些检测结果也引起了我的注意。如在23andMe和deCODE公司的检测报告中，都提到了我对一种常用凝血药物 —— 香豆定（coumadin）的代谢能力有问题。我从未摄入过这种药物，但我的母亲却已持续服药数年，她对这种药物异常敏感，所以只能减少用量以防药物中毒。果然，23andMe公司的报告中预测，我也会对这种药物"更加敏感"。奇怪的是，deCODE公司虽然也看到了我的DNA中相同的变异并得出了同样的结果，却预测说我需要"正常剂量"的这种药物。这一点很好地提醒我们根据DNA结果进行疾病预测还不成熟。这些公司使用的是相同的科学证据，但可惜的是他们并没有做出一致的解释。他们迫切需要共同解决这个问题，否则将使公众对这种检测感到困惑和失望。

三家公司的检测结果最不一致之处，是对前列腺癌患病风险的预测。我父亲晚年患上了这种癌症，所以当我收到23andMe公司的报告，发现自己的患病风险低于平均水平时，我松了一口气。但接着而来的

deCODE公司的报告却预测我的患病概率略高于常人。Navigenics公司的结论更不得了，他们预测我患上前列腺癌的概率比一般男性高40％（24％相对于17％的基准水平）。这其中究竟是什么原因？

　　为了搞清楚这到底是怎么回事，我不得不钻研这些实验室研究的细节 —— 并且成功地发现了问题所在。23andMe公司只检测了5种有关前列腺癌风险的已知变异；deCODE检测了13种；Navigenics检测了9种。尽管他们检测中采用的DNA标记有相当多的重叠，可事实上，没有一家公司检测了全部16种变异。当全部检测结果摆在我的面前时，我自行计算出的结果其实最接近Navigenics公司提供的结果。所以，刚开始从23andMe公司的报告中获得的欣慰迅速破灭了 ——我必须密切关注的疾病又多了一项，那就是前列腺癌。

　　这是一个非常重要的启示 —— 这门科学发展得实在太快，以至于任何基于今天的理解而做出的遗传风险预测，都随时有可能被明天的新发现所修改。这不仅适用于前列腺癌，也适用于其他疾病患病风险的预测 —— 现在能给的只是事实的一幅模糊的图像。随着基因检测的逐渐改进，以及其他关键信息如家族病史、现在的健康状况与DNA检测结果更加有效地结合，这幅图像才会变得越来越清晰。所以，从事这个行业的任何人都必须有所准备，根据新知识不断重新评估风险将成为惯例。

　　三家公司中最昂贵的，也是最致力于医疗应用的是Navigenics公司，该公司还给我提供了一个机会，即向遗传咨询师了解我的检测结果。我假装成一位没有多少专业训练但对这方面兴趣浓厚的客户，与他们的一位遗传咨询师通了一次电话。这位咨询师一开始就小心翼翼地强调她不会提出任何医疗建议，但在讨论了我的DNA检测报告和患上前列腺癌的风险后，她强烈建议我去看医生。我表达了我的疑虑：我的医生可能不知道能拿这种遗传学检测结果做些什么。她告诉我，现在有很多医生都会给Navigenics公司打电话征求意见。我又问她这些根据DNA做出的预测在将来是否会有改变，她正确地指出，这些信息每天都会更新，如果我的预测结果有任何改进和完善，Navigenics公司将通过电子邮件的方式通知我。奇怪的是，她暗示大部分常见疾病的遗传学风险因素都将在未来的两三年中被发现。但作为一个身处此领域的科学家来说，我认为这是不大可能的。

23andMe公司的报告中还有一个章节是检测疾病基因的携带者。作为一个携带者不会影响我自己的健康，却使我的孩子们有患病的风险。假如他们的母亲同样也是一个携带者，同时他们又非常不幸地遗传了父母双方的这个缺陷基因的话，这就有可能发生。我发现自己是两种隐性的成年型疾病基因的携带者——α-1抗胰蛋白酶缺乏症和血色素沉着症。前者会导致肺气肿或肝病，后者会导致身体内铁的积累，从而可能导致肝硬化、心脏衰竭、糖尿病，以及其他严重疾病。

我就这些结果与我的两个女儿进行了一次谈话，显然她们对这些有缺陷的基因可能在家族中代代相传甚为忧虑。尽管我们心里都明白事实确实如此，但是识别特定缺陷基因会使得情况更加明确，并且我的两个女儿都在准备接受这种检测。

23andMe公司还在报告中提供了一些非医学性特征检测结果，

比如预测我是湿耳朵（耳垢是湿的）；我有品尝如抱子甘蓝等苦味食物的能力；以及其他一些有趣的特征——但当我看到报告预测我有一双棕色眼睛时（老天作证，我的眼睛是蓝色的），这种检测的局限性就不言而喻了。

23andMe和deCODE公司还都提供了关于我可能的祖先的信息。我曾偷偷希望我的老祖宗是充满异国情调的非洲人、亚洲人或者美洲原住民，但结果并不出乎意料——我似乎是相当纯粹的欧洲人，除了在8号染色体上有一个小点看起来像亚洲人种。

这就是我的"光猪六壮士"经历，至少是在当今技术条件下最典型的。但是，不管诸位自己现在会不会去做基因检测，我敢肯定地在这里告诉大家：在不远的将来，每个人都不可避免地要去做这种检测。

我们正站在一场真正的医学革命的前沿，这场革命将把传统的"一刀切"的治疗方法转化成更强大的个体化治疗策略，即把每个个体视为独一无二的，需要其特异的遗传特征来指导如何保持健康。虽然支持这些宽泛口号的科学细节还在发展当中，但这场剧烈变革的轮廓已经逐渐显现在我们的视线当中。

我参与的分析已经对我的基因组中的100万个位置进行了检测，但这只是开始。很快——预计很可能在5～7年——每个人都有机会进行30亿个碱基的全基因组测序，而花费将不超过1000美元。这些信息将非常复杂，功能也非常强大。对您全基因组的细致分析将提供一个比现在更加有效的疾病预测评估，并使制订个体化的预防性医疗计划成为可能。

许多人面对这种"先见之明"的第一反应都会说："我不想知道这些，我觉得我们应该享受生活，而不是杞人忧天。"他们可能都同意萨福克里斯（Sophocles）所著的伊底帕斯王（Oedipus）剧本中的盲人先知提瑞西阿斯（Tiresias）的观点，提瑞西阿斯可以预知未来，却注定没有能力改变它。于是他悲叹道："如果智慧不能使人获益，那么作为一名智者是痛苦的。"但我们并不像提瑞西阿斯那样无计可施。许多情况下，遗传学风险预测给我们带来了个人健康方面的益处。就我自己的经历来说，知晓自己的DNA的奥秘可以成为一种保护健康和生命的最好策略。

DNA不仅赋予了我们进行更好的预防和治疗的机会，而且关于遗传风险和环境风险之间相互作用的研究也在明确指出环境变化对我们健康的重要影响，这将使人们有机会更好地监控和调整我们的生存环境，以提高保健或康复的概率。

将来，你的DNA序列通过适当加密可能很快会成为你的电子医疗记录的永久性部分，并将用于辅助专业医护人员开处方、进行诊断以及疾病预防等一系列决策。当你生病时，将有许多治疗方法供你选择，这其中很多是来源于对人类基因组学的新的认识，这些方法比起以前的治疗方法将更有效，且副作用更小。那时许多治疗方法还会是片剂，但也有基因疗法，这种情况下，基因本身就是药物。甚至还有一些是细胞疗法，是基于将患者自身的皮肤或血液细胞转化为患者所缺乏的细胞，例如糖尿病患者的胰岛细胞，或者帕金森综合征患者的脑细胞。

本书是一篇来自这场革命前沿的报道。同时它也是一本指导如何使您个人和家庭健康受益的使用手册。有很多事情你可以从现在做起 —— 从家族病史开始准备。但首先，你要做好拥抱新世界的准备。

长期以来，我们都认为只要不生病就是健康的。一旦确诊，不论正确与否，我们都会接受一套标准化的治疗。受此观点影响，人体本身一直被忽略，除非某个部件出了问题。

如今，我们已经发现每个人身上都有与生俱来的很多基因缺陷。完美的人类标本并不存在。但我们的基因缺陷也是各不相同的，所以一种治疗方法往往不能适用于同一种特定疾病的所有患者。不仅是我们的医学，而且我们对待人体的根本观念也在转变。

一口气写了这么多关于DNA革命的事，但是这本书的主旨还是在于事实。本书给大家带来的是希望，而不是空谈。越来越强的解读生命语言的能力赋予了我们一个看待健康与疾病的全新视角。如果您想过最充实而圆满的生活，那么现在正是利用双螺旋为您的健康服务的时候了，且看这场翻天覆地的革命到底是怎么回事吧。

魏雨晴译，
董博、牛力、杨焕明校

第 1 章
未来在眼前

科学家通常内敛保守，不轻易外露感情。私下里，我们对工作充满激情；在公开场合，我们常常表现出恰如其分的质疑和审慎。但是也有特殊的时候。

思想的火花代替了往日的怀疑主义，大厅里充满着澎湃的激情和无限的喜悦。一位科学家，两眼炯炯，热情洋溢，正将一场改天换地、具有划时代意义的革命娓娓道来。

进入新的千禧年才 5 个月，正是我经历了这样的时刻。

来自 6 个国家的 2000 多名科学家在 20 个研究中心里，一起成功地解读了人类 DNA "指令全书" —— 人类基因组 —— 全文的近 90% 的字母。一年又一年的急切期待，一个又一个的难忘时刻，这个 10 年来一直激励着我们、似乎遥不可及的目标，终于基本实现了。

2000 年 5 月的那个星期六，在美国长岛冷泉港实验室举行的基因组学界的年会上，作为国际人类基因组计划的 "战地指挥官"，我在会议上做了主题报告。这是一个月后在白宫正式公布的人类基因组草图的非官方的纯科学版本。詹姆斯·沃森（James Watson），曾与弗朗西斯·克里克（Francis Crick）在1953年一同发现了DNA的双螺旋结构，那时担任冷泉港实验室的负责人。冷泉港实验室真正是基因组科学家每年都要朝觐的"麦加"圣地。

2000年，非同寻常。环顾四周的面孔，年轻者有之，年长者亦众，正是这班科学家的通力协作，才实现了这个历史性目标。

我开始了我的报告：

"我们在从事一次历史性的奇遇和探险。即使把它与尼尔·阿姆斯特朗（Neil Armstrong）的首次登月相比，也并不逊色，即使把它和刘易斯（Lewis）和克拉克（Clark）的西部探险并论，也毫不过分。毫无疑问，我们今天的聚会，我们今天的讨论，将改变人类生物学的概念，改变我们对健康和疾病的态度。更重要的是，它将改变我们对自身的认识。

"此时此刻，人类基因组的大部分，约85%的序列，就要展示在大家的眼前。

"你们将铭记这一时刻。将来的某一天，你们会骄傲地告诉你们的研究生，你们的孙儿孙女：在冷泉港的Grace会堂，我们济济一堂，有坐着的，有站着的，有蹲着的。记住，我们曾与基因组学的元老和精英翘楚们，和沃森本人，共同见证这个人类历史上的伟大时刻。"（参见附录C:"人类基因组计划"—— 一家之言的简史）。

在场的每个人都清楚，这是DNA科学发展的转折点。有了全基因组的序列，科学家们将启动一个又一个研究计划，取得一个又一个令人炫目的突破，从而揭开人体最大的奥秘 —— DNA, 我们将开始回答：作为我们生命的指令全书，是如何工作的？

我们就好像已经登上了高山之巅，然后从山的另一侧，冲向那满是惊喜发现、遍布珍贵宝藏的深谷。

基因组革命

一转眼，那庆典已过去差不多10年了。几乎所有生物医学领域的研究人员都会赞同，在这10年里，我们研究生物的方法、探索生命奥秘的途径已经发生了巨大的、深刻的、不可逆转的变化。这一变化，归功于今天可以从网上唾手可得的人类和其他生物的基因组全序列。现在的研究生也许很难想象，如果不用电脑的鼠标，没有网上的序列信息，该如何进行人类遗传学研究？

但是，2000年所有这些热门的新闻对公众的影响却不尽相同。大多数人知道基因组测序已经完成，但是他们没有跟踪后续的研究。他们记住了山顶的风光，却没有想到下山去饱享山谷里的真正美景。

当时，一些新闻媒介还声称医学即刻将发生巨变，这从来就是不现实的 —— 从科学上的基础发现到医学实践的改变，从技术上的奇巧发明到日常生活中的应用，往往以10年计，需要很长的时间。确实，许多人类基因组测序的愿景仍未变成事实。但划时代的时刻已经来临，并且影响了很多人的生活。让我们先和初学者一起，来看一下2005年一位乳腺癌患者 —— 卡伦(Karen)的真人真事。

年仅40岁时，卡伦（不是她的真名）发现乳房有肿块。乳房扫描结果为阴性，但超声波检测发现2厘米大小的肿块，活体组织检查显示为乳腺癌。咨询内科医生后，她接受了乳房肿瘤切除手术，并且预防性地切除了23处淋巴结 —— 尽管它们并没有被癌细胞侵袭。因为她母亲也患有乳腺癌（直到64岁才发现），并且她父亲的家族也有患乳腺癌的病史。卡伦接受了 *BRCA1* 和 *BRCA2* 基因检测，但结果为阴性。在乳房肿瘤切除手术后，她接受了常规的放射性治疗，然后她需要决定是否跟着接受化疗以降低将来复发的风险。为此，她咨询了至少3位肿瘤学家。他们考虑到她还比较年轻，都建议她做高剂量的化疗。卡伦犹豫了很久，但考虑到这些建议差不多异口同声，她于是准备接着做化疗，并开始考虑要买哪一种假发了。

一天，她突然接到了弟弟的一个电话。她弟弟虽然不是专业的医护人员，但在电视上看到了一种新的检查方法。这种方法可以直接检查乳腺癌组织，从而更准确地估计乳腺癌复发的可能性。其原理是分析在癌细胞里，哪些基因被开启了，哪些基因被关闭了。经数千个临床案例的证明，相对于通过显微镜观察细胞形态的传统方法，这种"基因表达"分析能够更加准确地预测肿瘤可能的恶性程度。

卡伦又咨询了她的外科医生。医生曾经听说过这种检测方法，但他没有多少这方面的经验。他同意将她的肿瘤样本送到那个实验室去。结果在原定开始化疗的4天前出来了，卡伦乳腺癌的复发可能性很小很小。

对于这个结果，此前咨询过的3位肿瘤学专家中，其中一位对检查结果持怀疑态度，而另外两位觉得结果可信，并建议调整为单单采用激素疗法。卡伦决定接受后两位专家的建议。

4年过去了，卡伦完全没有复发的迹象。这个特别的检查方法是基因组学革命的首批成果之一，卡伦成了第一批吃螃蟹者中的一员。

卡伦的例子说明这种新的医学手段将很快影响我们的医疗保健的方方面面。科学家们已经不再满足于仅仅对疾病进行经验的和表面的病理解释，他们正尝试探究癌症、心脏病、糖尿病、老年痴呆症、精神分裂症和自闭孤独症等几乎所有疾病的分子基础。他们犹如剥开洋葱的层层外皮，发现很多公认的医学和生物学原理，都需要做实质性的修订。我们在人体基本认识上的空白正在被填补。几乎所有疾病的遗传因素正在一个一个地被精准地定位到了DNA的特定"差错"上。

正是在人类基因组计划完成之后，才有了无数的此类发现。其结果是，健康者越来越能够发现关于自己身体的一些内在奥秘，从而采取相应的保健以及预防措施。个体预测的前景正渐渐被大众所接受，也许我们有机会更好地掌握自己的命运。

现在，像卡伦这样的患者可以采用分子手段来预测病程，来判断某种治疗方案是否真的必要。人类基因组的知识为研发更有效的治疗手段提供了新的靶标，扩大了可供选择的治疗方案的范围。当然，所有这些，都不会一夜之间就能实现。最终的成功，则取决于科学家、政府、大学、慈善机构和基金会、生物技术公司、制药公司和普通大

众的远见，经费和资源的投资、人才和精力的投入。毫无疑问，人类
对自身的认识正经历着自维萨里（Vesalius）[1]时代以来最伟大的革命。

DNA：生命的语言

　　鲜为人知的是，过去10年间，科学家在生物学领域的发现已经完
全颠覆了高中生物教科书中的诸多内容。假如你认为DNA分子中包
含着成千上万的基因和更多的"垃圾DNA"，请三思。假如你深信人
类基因组是地球上最复杂的基因组，也请三思。

　　由于本书的出发点，无须一一介绍DNA结构的细节（详见附录
B）。本书只谈实际应用，不讲工程原理。但为了理解那些实际应用，
还是有必要在此介绍一些基本原理和专业术语。

　　细菌有DNA，酵母有DNA，动物如豪猪、植物如桃子，无不都有
DNA。人类也不例外。DNA是所有生物的通用语言。我们正处于一个
真正的历史性时代，因为各种不同物种的语言正在被首次解读。一个
生物的所有DNA被称为"基因组"，而基因组的大小通常以它所含有
的"碱基对"的数量来表示。

　　我们可以将螺旋状的DNA想象成一架梯子。这个梯子的横档（梯
级）由四种成对的化学物质 —— 碱基组成，缩写为A、T、C、G。正

1.　维萨里（Vesalius A，1514 — 1564），比利时解剖学家，人体解剖学的奠基人，现代医学的创始人之
一。1543年，他发表了划时代的《人体之构造》一书。

如图1.1所示，DNA就像一架长长的梯子。它的骨架（梯柱）由单调重复的糖和磷酸构成。一个生物所有的遗传信息就蕴藏在里面的那些化学碱基的排列顺序之中。在这里，A总是与T配对，C总是与G配对。结构最简单、生存最自由的单细胞生物，如细菌，通常会将它所有的遗传信息压缩到一个只有几百万碱基对的基因组之中。更为精巧的多细胞生物具有复杂得多的身体构造，那就需要更大的基因组去指导各方面的功能。我们人类自己基因组的DNA"梯子"有31亿个"梯级"。大多数其他哺乳动物的基因组和人类基因组的大小相近，在20亿~40亿对碱基之间。但是，很多两栖生物的基因组比我们的要大得多。还有一种非常简单的植物，叫松叶蕨（whisk fern）。这种植物没有花，没有果实，甚至没有叶子，但它的基因组却比人类的大100倍！

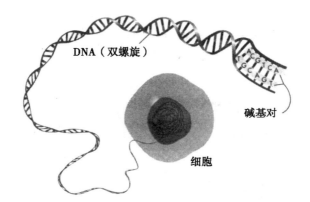

DNA（双螺旋）

碱基对

细胞

图1.1　双螺旋DNA信息分子，也就是所有生物的"指令全书"。图中所示的DNA是从细胞核里拉出来的。DNA的遗传信息通过4种化学碱基（A、C、T、G)的排列顺序来确定。双链的每一长链都携带全部遗传信息，因为A总是和T配对，C总是与G配对

　　"基因"就是DNA"梯子"中的一段,携带"一个包装"的功能信息。最短的基因只有几百个碱基对那么长;最长的基因——杜氏肌营养不良症(Duchenne muscular dystrophy)基因,居然长达200多万条"梯级"(碱基对)。最为人所熟知的基因是那些编码蛋白质的基因。这个过程首先制造一个DNA的RNA拷贝,然后这一RNA被运输到细胞质中的"蛋白质工厂"——核糖体之中,在这里RNA的密码被翻译成蛋白质的"零件"——氨基酸(图1.2)。翻译使用的是"三联体密码"。例如,RNA中的AAA编码赖氨酸,AGA编码精氨酸。DNA的错

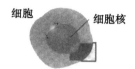

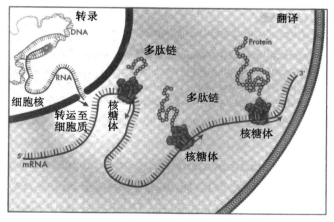

　　图1.2　"分子生物学的中心法则":DNA编码信使RNA(称为转录,在细胞核内进行),然后,信使RNA编码蛋白质(称为翻译,在细胞质中的核糖体里进行)

拼会导致RNA的错误，从而导致蛋白质的结构错乱（图1.3）。

正常	DNA	HAS	ALL	YOU	CAN	ASK	FOR
错义	DNA	HAS	ALL	LOU	CAN	ASK	FOR
无义	DNA	HAS	ALL	YOU	STOP		
移码	DNA	HAS	ALY	OUC	ANA	SKF	OR

图1.3　从RNA到蛋白质的翻译使用3个连续的字母作为一个单词。　基因组DNA中的错拼会导致信使RNA的错误，从而产生了各种结构错乱的蛋白质

人类基因组计划最令人惊奇的发现之一，是人类DNA仅包含2万来个编码蛋白质的基因，比我们最初期待的要少得多！要知道，即使像一条小小的线虫那样的低等动物也有19000个基因。人类尊贵地位的下降确实令某些人感到不安。但是，我们想象人类基因组在另外一些方面一定有得天独厚之处。不管怎么说，我们也是地球上唯一完成了自身基因组测序的物种。

令人费解的是，大多数基因会从内部被割裂，其间那些长长的DNA片段会被"剪切"出去。由此产生的成熟RNA才能够被翻译成蛋白质。平均一个基因有8段这样的可被剪切的序列，称之为内含子。那些被内含子隔裂的、实际编码蛋白质的片段，称之为外显子。一个给定的基因可以产生好几种不同的蛋白质，这就要看哪个外显子被用于编码，哪个内含子被剪切，以及按什么顺序实行剪切。

举例来说，假设一个基因具有CiAiUiRiEiT那样的基本结构，其中每个大写字母各代表一个外显子，小写的i代表内含子。根据剪切方式的不同，这个基因可以变成CARE、CURE、CAR、CART、CAT、

CUT、ARE和ART，甚至CURiE（如果保留了一个内含子）等多种不同的蛋白质。

　　所有编码蛋白质的基因，把它们的外显子和内含子都算进去，也只占人类基因组的30%。在这30%中，1.5%是那些真正编码的外显子，28.5%为那些可以被剪切的内含子。剩下的70%是什么呢？看样子，它们就是位于基因之间的一长段一长段像"间隔区"那样的DNA片段，这些序列不编码蛋白质。有时这些片段长达成千上万甚至几百万碱基对，因而被轻蔑地称为"基因沙漠"。但是它们并非仅仅是基因之间那些"间隔区"的填充物，相反，里面含有很多信号。在特定的发育阶段中、特定的细胞组织里，控制附近特定的基因的开启或者关闭。另外，在这些所谓的完全不编码蛋白质的"基因沙漠"中，可能埋藏着数千个基因。它们会被转录成RNA，但这些RNA分子永远不会被翻译成蛋白质，也许它们承担其他的一些重要功能。

　　我们的基因组中还杂乱无章地散布着很多不同的重复序列，它们是不同家族的DNA在远古时侵入并寄生在我们的基因组中的。一旦进入基因组，这些"跳跃基因"就能够复制自身，然后将它们的那些拷贝随机插入到基因组中的任一位置。大约有50%的人类基因组都有这样的历史。然而，有一小部分这样的重复序列插入到合适的地方并对宿主带来了一些好处，这很好地证明了一条金科玉律，即自然选择可以把握所有的机会。因此，即使一些被我们称为"垃圾"的DNA，实际上还是有用的。

你我差异小 —— 人与人之间生命语言差别甚小

随着我们从众多个体中便捷获取DNA序列信息能力的加强，我们越来越明白，无论我们的祖先来自何处，彼此的"指令全书"却非常相似。如果拿我的DNA序列与来自欧洲、非洲或亚洲某人的DNA序列进行比对，就能发现每1000个碱基中通常平均只有4个不同。假如分析整个基因组的话，我的DNA序列和亚洲人、非洲人之间的差别会比我和一个欧洲近邻间的差别稍稍大一些。但是，在这些微小差别中，可能有90%存在于我和其他欧洲人之间，仅有10%可能显示不同群体的地理分布特点。

遍布全球的人类DNA序列的高度相似性，说明了人类的共同起源。看到这些数据，群体遗传学家确信，我们人类都是约10000个共同始祖的后代，他们在大约10万年前生活在非洲东部。所以我们人类的确是一个大家族，怪不得我们的"DNA方言"仍然具有高度的相似性。

据初步估计，你身上的400万亿个细胞中，每个细胞中的基因组都是一模一样的。但是不同的细胞使用不同基因以行使其不同功能，这就是为什么肝细胞既不同于脑细胞，也不同于肌肉细胞。这是由结合在DNA上的不同蛋白质来编程的，这些蛋白质可以开启或关闭其结合位置附近的基因。

细胞每分裂一次，整个基因组就被复制一次。但在复制过程中，错误也悄然而生。这种错误有时会使细胞生长过快，甚至导致癌症。环境因素也起一定的作用，例如放射线和香烟等致癌剂会增加DNA复制的错误率。

HGP续篇

自2003年以来，在人类基因组基本序列的基础上，我们已经取得了长足的进步，但更艰辛的工作还在后头。因为我们解读生命之书中30多亿个字母的能力尚待提高，仍需大量其他来源的信息，去搞清楚这些浩如烟海的数据究竟代表着什么。

随着DNA测序成本以惊人的速度不断下降，我们已经可以测定很多其他生物的全基因组序列，包括几百种微生物、几十种无脊椎动物和脊椎动物。测定某些生物，如小鼠、大鼠和狗，得到它们的基因组序列本身就是很有价值的，因为很多研究机构致力于对它们进行生物学研究。所有这些生物的序列，也为我们研究人类基因组提供了有用的信息。毕竟，倘若人类DNA的某一特定片段，显示与其他哺乳动物，甚至与进化树上距离很远的物种的片段有十分密切的联系，那么这一特定的片段肯定具有重要的功能，在进化过程中不会发生过多的变异（图1.4）。

基因组序列的比较类似于密码学

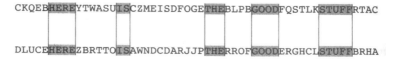

CKQEB**HERE**YTWASU**IS**CZMEISDFOGE**THE**BLPB**GOOD**FQSTLK**STUFF**RTAC

DLUCE**HERE**ZBRTTO**IS**AWNDCDARJJP**THE**RROF**GOOD**ERGHCL**STUFF**BRHA

图1.4　用简单的形式，显示了基因组序列的比较是如何揭示基因组特征的。这些特征本来淹没在"无用信息"的茫茫大海之中

我们在鉴定人类基因组变异方面也取得了显著的进步，这当然是非常重要的。如果我们希望发现那些影响几乎所有疾病的遗传因子，

我们必须全面了解造成个体差异的0.4%基因组。

DNA测序的成本还在继续直线下降，将人类"指令全书"完全解读并应用于医疗目的，这一美好前景正逐步变成现实。第一个人类基因组序列完成后刚刚5年，一个新计划——"国际千人基因组计划"便已经启动。这一计划将测定世界各地1000个甚至更多个体的基因组序列，提供迄今最为详细的人类遗传变异图谱。

目前，还有许多大规模的研究计划正着眼于更加直接地确定基因组功能。"DNA因子百科全书"（ENCODE, the Encyclopedia of DNA Elements）计划由几十个实验室参与，合作鉴定基因组中的所有功能因子（"元件明细表"），并阐明它们在特定组织中怎样相互协助，控制基因的开启和关闭。

还有一些计划研究模式生物。其中一个计划旨在"敲除"（免活）实验小鼠的每一个基因。由于95%以上的小鼠基因与人类基因明显相似，这种强大的资源将有助于逐个确定数千个小鼠和人类基因的功能。

所有这些进展，其结果是在生物学和医学的正中心催生了一门新的科学——也许可以称之为DNA密码学。我们已经截听到高度缜密复杂的信息，这些信息对人类的未来至关重要。这些信息是由一种看似无法理解的奇特密码编写的。看起来简单无比，就用了那么4个字母；又极其复杂，似乎无法理解。完全解开这些密码，需要耗费数十年的综合努力，运用人类的聪明才智，依靠实验室的研究，借助最先进的超级计算机进行周密的分析。这是一项非常伟大的事业！

个体化医学 —— 和这一切有何关系？

　　我们每一个人都是独一无二的个体。我们个人的健康和疾病，与自己的基因组、生活的环境以及日常生活方式息息相关。我们在选择生活方式时，作为依据的信息混杂，进行选择的动机不一。虽然我们都知道，要有规律的锻炼，要有健康的饮食，但通常难以真正做到。即使四处都是有关健康的信息，周围充斥有关风险的提醒，我们仍然会把它们当作耳边风。尤其是年轻人，大多追求及时行乐而很少真正考虑未来。只有年长者，特别是为人父母之后，才会逐渐趋于审慎。

　　既然你挑选了这本书，我想你应该对增长知识、抓住机遇、改善健康很有兴趣。如果我告诉你有这样一回事，你会有何感想？

　　这里有很多信息，这些信息有关未来健康，有关疾病风险，不只是有关你自己本人的，还有你父母双亲的，还有你的儿子女儿的。这些信息都是现成为你准备好了的，只需花费1小时左右就可拿到手中。它是一扇窥视你的基因组的窗口，而要打开又完全免费。

　　这是一个独一无二的信息来源，这是一个强大无比的锐利工具，可它，却被我们大多数人忽略了，尽管我们平时会记得系好安全带，记得不吃可能不健康的食物，记得找时间锻炼身体。

这是什么？这就是我们的家族病史。

每个医学生都学过，作为一个新患者诊断的一部分，一定要记录患者的家族病史。但他们往往不清楚记录家族病史的真正目的何在，因此只是匆匆走过场，记录草率而粗略。有多少人的病历在家族病史一栏写着完全无用的"无"？（你可能从未看过你的病历。请相信我，也许写的就是"无"。）真是错失良机。

目前，在评价很多常见疾病的风险因素时，家族病史被证明是最为有用的。家族病史不仅有独特的遗传信息，还含有相似的环境信息。假如你的父母双亲或兄弟姐妹患有心血管病的话，会令你自己得此病的概率增加一倍。再假如你有两个或更多的"一级直系亲属"（父母、子女、兄弟姊妹）有心脏病，并且发病时间都在55岁之前，那么你患心脏病的概率就会增加4倍。

假如你有一个"一级直系亲属"患有大肠癌、前列腺癌或者乳腺癌，则你患上这些癌症的风险增加两到三倍。糖尿病、哮喘或者骨质疏松症的情况也是如此。家族病史确实是每个人和医生们应该详细掌握的信息，应该被充分地应用在个人健康医疗中。然而，这些信息尚未被收集，或者被简单地忽略了。

为了改变这种情况，2004年我和同事们与时任美国首席医务官（Surgeon General）理查德·卡尔摩纳（Richard Carmona）博士一起，启动了"家族病史计划"。人们在家里登录网站（http://familyhistory.hhs. gov），就能方便地了解自己的家族病史。我们还鼓励大家给亲戚打电话或发电子邮件来补充信息。

这些信息可以免费获取，个人隐私受到了美国健康及公共服务部的保护。通过网络手段将每个家庭病史以标准格式存储起来，成为医疗系统所需要的"家谱"，并能够很好地整合到电子病历之中。

这是一个机会。这个机会已经使成千上万人受惠，并且受惠者数目还在与日俱增。（在本章的结尾部分，你可找到关于流程的详细说明。为了你和家人的健康，我强烈建议你尝试一下。）

令人感到非常遗憾的是，我们现有的医疗系统未能鼓励收集这种资料。根据疾病控制和防治中心（CDC）最近的一项调查，尽管有96％的美国民众意识到这类信息的重要性，但只有不到30％的美国人曾积极地收集亲属的健康信息。

当然，家族病史也有局限性。很多人尽管没有任何相关的家族病史，但还是逃不出癌症、糖尿病、心脏病或老年痴呆症等一些常见疾病的魔爪。另外，被收养的人群通常无法获取这些信息。

新的模式

这是一场革命。

这场革命旨在改变我们的生活，生理和心理健康的方方面面。

它为我们提供了这样的机会，把家族病史的知识和个人DNA"指令全书"的解读结合起来。

它还会给我们提供一个机会，鉴定隐藏在我们生命"蓝图"或"脚本"中的特别"缺陷"。

毋庸讳言，我们每一个人的基因组中都存在这样的"缺陷"。如果在打开本书以前，你曾认为，你是一个完美的遗传"标本"，那么事实要让你感到失望了，根本不是。在你和我们人类其他成员之间0.4%的序列差异中，也许其中大部分与健康并没有什么关系。但是，确确实实有那么一些"差异"，可能置你于将来患病的风险之中。也就是说，我们都是有"误差"的突变体。

还要多久，这场革命才会显著促进人类的健康和医疗呢？大部分深刻的改变不会在一夜发生，而是在一段时间内逐渐显现的。某天，当我们环顾四周，不知不觉地发现已身处与过去完全不同的世界中。

1989年，当我用烦琐的软件系统来写第一封电子邮件时，我做梦也没想到电子邮件将成为我与同事、朋友和家人们交流的主要手段。同样，当人类基因组计划开始时，没有人能够想象，这个计划会完全改变生物医学问题的提出和解答的方式。古老的、传统的医学模式正在以不为人觉察的方式逐渐转型。但是，它所带来的影响具有重大而深远的意义。

根据传统的思维方式，疾病的诊断主要根据患者的各种不同症状，辅以实验室的各种不同化验。疾病的治疗则建立在以同样的方法诊断的成千上万个个体的研究之上，而所有这些个体都被认为基本相同。

正是基于这种模式，美国每年在医疗卫生上的花费高达20000亿美元。主要花在疾病上，其中只有一小部分被用于预防疾病。我们所拥有的不是一个医疗健康体系，而是一个疾病治疗系统！我们采用的治疗方法，基本上都是"边试边改"，通常是知其然而不知其所以然，或不知其"所以不然"。

相比之下，新的模式截然不同。我们知道每个人都是独一无二的。一些遗传变异也许会给人带来优势；另一些也许会给人带来将来患病的易感性。尽管有些易感性可以预测会给将来带来患病的很高风险，但多数并不会带来太大风险。只有当这些风险与其他遗传风险结合，并受到各种环境因素的触发，才会引起疾病。疾病不是随机发生的，也不是不可避免的。个人生活方式对其自身健康有着显著的影响。选择健康的生活方式是每个人自己的责任（不仅是医生的责任）。

个体化医学不断增强的预测能力，如果一不小心，会模糊诊断的概念。一个患结肠癌的风险为60%的个体，是正常人还是已经是一个患者呢？我患上青光眼的概率为35%，能说我病了吗？不，绝对不是。

我们必须严格防止出现语义上的滑坡。对那些实际上已经出现症状的患者，应该保留诊断。特定的分子信息很可能将提高这一疾病的确切描述。我们将把过去同一名称下的一大堆疾病，采用不同的诊断技术，进一步细分为几种不同的症状，以便采用不同的治疗方法。

另外，有些过去普遍认为完全不相关的疾病，将被证明具有相同的信号通路，并将得益于相同的治疗方案。比如，为治疗癌症而开发的药物，最终可能对关节炎或老年痴呆症也同样有效。

个体化医学：就在身边

也许所有这些听上去如同科幻小说，肯定不是。个体化医学革命已经深刻地影响了数百万人的生活。让我们考虑一个真实的例子。在所有疾病中，还有哪种病受DNA的影响比猝死更戏剧化的呢？

1979年的那个早晨，多丽丝·戈尔德曼（Doris Goldman）接到一个电话，那真是做母亲的噩梦：她20岁的儿子杰克（Jack）出事了。这个英俊健壮的在校大学生，在怀俄明州被发现死于他的睡袋中。详细的验尸报告，包括所有可能的药物和毒品的研究，绝对无法查出死因。

两年以后，多丽丝仅19岁的女儿莎伦（Sharon）发生心脏停搏。尽管被抢救回来了，但脑部受到严重损伤。顽强地与病魔抗争好几年后，她才得以康复。后来，莎伦上了社区大学，并结婚，还生了一个儿子。然而，那难以启齿的噩梦再次降临：29岁那年，一个清晨，莎伦被发现已经死亡，死因仍然不明。

　　面对如此打击，有些母亲可能会陷入沮丧、愤怒或者自责中不能自拔。但多丽丝没有。她收集了她那个大家族中的病史和心电图（EKGs），发现有个表姐在 45 岁时在睡梦中溘然与世长辞。多丽丝请来了几位心脏病专家，检查了死者留下的心电图，找到了一个可能的死因。准确地说，心电图探测的电子传导图的一小段，称作 QT 间期，她家族中的很多成员，心电图的这一小段被延长了。

　　根据医学文献记载，这种疾病叫作"QT 间期延长综合征"，在好一些家系中报道过。事实上，这种病会引发昏厥和猝死，因为它使人易患可能致命的心脏律动，医学上称为心室颤动。心脏病专家也仔细地检查了莎伦生前的心电图。尽管当时的心电图显示正常，但有细微且确凿的证据显示她也有这种病。

　　正常 QT 间期和存在危险的 QT 间期之间的区别微乎其微，所以心电图不能完全确定多丽丝家族中谁有患病的风险。但在 1996 年，借助人类基因组计划提供的工具，鉴定了与 QT 间期延长综合征有关的特定基因。多丽丝家族被发现在 HERG 基因上有一个突变。HERG 基因通常与钠离子跨心肌细胞膜的运输有关。现在，专门的基因检测已经发现，在多丽丝家族中至少有 37 名成员有这一突变，并有杰克和莎伦那样的猝死风险。虽然多丽丝本人从未有晕眩症状，但她和另一个幸存的女儿以及莎伦的幼儿一样，都是这一突变的携带者。

　　局面看起来非常残酷，但并不是没有希望。在这个例子里，信息的价值是重大的。研究已经令人信服地表明，患有 QT 间期延长综合征相关基因变异的人可以通过终身服用一类叫作 β 阻断剂的心脏药物来大大减轻发病的风险。多丽丝大家族的成员们现在已经接受治疗，并且尚未有死亡事例。所有受累的家庭成员可以在家里摆放一部自动体外除颤器（如果买得起），并确保家人学会如何在必要时使用自动体外除颤器进行抢救。有些人甚至可以在胸腔内植入自动除颤器。

QT间期延长综合征极其罕见，大多数公众甚至许多专业医生都没有听说过这种病。然而它是一种亟待识别的重要疾病。目前已有的DNA测试证明，每4000个美国人里就有1个人可能患上这种病。在一些家庭里面，患者在睡梦中去逝；而在另一些家庭里，死亡在过于劳累或受强烈情感刺激时悄然而至。

也许最不可思议的例子当属弗吉尼亚州（Virginia）一个家庭在同一天内失去两姊妹。那是一个超级杯（美国全国足球联赛）星期天。两姊妹中，一个在家附近扫雪的时候突然倒地身亡。全家都接到了这个不幸的消息，另外一个也由于悲伤过度而昏倒，即使急救人员竭力抢救，也没让她苏醒过来。这两姊妹以及其他6个兄弟姐妹被证明均携带导致QT间期延长综合征的一个变异基因。他们的很多孩子也被证实如此。

这个发生在超级杯星期天的悲剧让整个家族为亲人的骤然离去而痛不欲生。但万幸的是，这也让他们获知一种致命疾病正在威胁着整个家族的生命，这个发现很可能将挽救家族其他成员的生命。

我们可以从这些家庭的不可思议的事件中吸取经验教训：

　　第一，了解你的家族病史可以挽救你的生命。当悲剧发生的时候，调查不明的死亡原因可以给其他亲属带来福音并终身受益，否则他们很可能会面临同样的不幸。

　　第二，医生们未必总是知道问题的答案。在这些患有QT间期延长综合征的家庭里，一个年轻人的猝死并没有立刻引起医生们对此疾病的注意。然而，家族成员的积极主动至关重要，并将改变一切。

　　第三，尽管DNA测试并不总像在上述事例中那样明确，但在合适的情况下会提供所需的答案，甚至有效预见家族其他成员的疾病风险。

　　第四，即使对于QT间期延长综合征这种高度遗传的疾病，环境因素的作用不容小觑，因为心脏停搏通常在特殊的环境中发生。药物是另一个重要的外在诱因，很多处方药和非处方药会导致晕厥或猝死，QT间期延长综合征患者应避免服用。

　　第五，即使那些严重疾病的病因存在于我们的每一个细胞的DNA中，我们也绝无必要相信宿命论。虽然要改变我们自身的基因组还有待时日，但其他医学干预获益良多。

　　第六，关于QT间期延长综合征及其对我们所有人的更为广泛的意义，还有一点值得注意：尽管如上文所说，4000人之中仅有1个人会患上高度遗传的QT间期延长综合征。但对数百人的研究却表明，正常个体的QT间期长短也有很大的差异。更为重要的是，QT分布的上侧数值较高的被调查者，即使实际上没有患上QT间期延长综合征，但他们猝死的风险比其他人高3倍。最近，研究人员证实，好几个基因的变异会导致QT间期的"正常"差异。尽管测量正常个体的QT间期长短及其相关基因尚未成为个体化医学的一部分，但考虑到这项检查对疾病预防的潜力，将来可能被列入需要收集的个体信息中。

没有几个人听说过"QT间期延长综合征"，家庭成员被诊断为此病的也不多，为此病去做DNA测试的人就更少了。但是正如我们将要看到的，并非所有的遗传性病都是罕见的。如果你的孩子或孙辈未满35岁，他们很有可能已经做过基因检测；如果你是一位母亲且孩子的年龄不到30岁，你自己就很可能已经做过基因检测，只不过你还没完全意识到而已。从很多方面来讲，个体化医学已经来到我们身边。

现在就参与个体化医学革命，我们能做什么？

要加入美国首席医务官的"家族健康史计划"，使用"我的家族健康图"工具，请访问http://familyhistory.hhs.gov/，学会如何收集家族成员的医学信息，以构建一个标准的医学家谱。一旦把这些资料都收集好了，你就可以给所有的家庭成员发送复印件。下次访问你的保健医生时，请带上你的那份拷贝，并由此作为开场白，询问自己将来患病的各种风险以及你能够做的事情。

黄鑫、董博译，
蒋婷燕、杨焕明校

第 2 章
病因自不同

加利福尼亚,1972年的一个早晨，凉风簌簌。

一位年轻的日本妇女即将临产。而她的丈夫，一位德国物理学家却不在家。他此时正在参加一个会议。因此她不得不自己开车前往医院。故事就这样开始了。

对于这对年轻夫妇而言，还有什么能比将一个新生命送到这个世界上更加平常且更加幸福呢?但这次这个新生命的到来却注定非同寻常。第一个惊喜是产科医生检查时听到了两个心脏在跳动。随后，一对同卵双胞胎姐妹阿纳贝尔(Anabel)和艾萨贝尔(Isabel)出生了。她们看起来一模一样，一样的健康，一样的正常。

第二个惊可不是喜，相反简直是噩梦。仅仅3天后，阿纳贝尔就出现了肠道堵塞，情况十分危险，需要紧急抢救。主治医生意识到这可能是囊性纤维化(CF)的症状，于是对两个小女孩同时进行了汗水化验。结果令人十分震惊：这对双胞胎，携带相同的DNA，都患有这种严重的遗传疾病，并面临着早夭的威胁。已竭尽全力的医生非常遗憾地告诉这对年轻的夫妇，没有一个孩子能活到她的10岁生日。

　　囊性纤维化是北欧人的一种很常见的致命性遗传病，但在日本并不多见。这对双胞胎的父亲通过计算发现，一个德国人和一个日本人生下的双胞胎后代同时得囊性纤维化的概率只有18亿分之一。但是，不怕一万就怕万一，确确实实有人会得。对于已经罹患此症的阿纳贝尔和艾萨贝尔来说，概率就是百分之百。

　　我在2008年见到了阿纳贝尔和艾萨贝尔，那时候她们已经35岁了，看起来都相当健康。她们两人都已从斯坦福大学毕业，阿纳贝尔成了一名遗传咨询师，艾萨贝尔则是一名社会工作者。凭借着毅力、拼搏和坚强不屈的精神，借助于双肺移植手术的成功，这对双胞胎最终战胜了病魔。她们在两人自传《胞妹双双 —— 双胞胎姐妹战胜囊性纤维化》里叙述了这个动人的故事。

显性，隐性，诸如此类

　　诸如囊性纤维化、镰状细胞贫血症（sickle-cell anemia）和亨廷顿病（huntington's）等疾病，都是一个特定的基因发生突变而引起的可预测的结果，因此又被称为"单基因病"或孟德尔疾病。在DNA水平上，它们是最容易理解的疾病。对数百种这类疾病的病因的发现，昭示着基因组革命的第一波浪潮。

　　要想了解这类疾病，我们需要知道遗传的一些基本规律。幸运的是，几条简单的原理就可以帮助我们解开很多不同的难题。这门科学有幸不需要死记一大堆东西，而我正好是一个懒得记东西而偏爱简单原理的人。这也许是像我这样的科学家钻进了这个领域而没有去研

究神经科学（细胞核学）或免疫学的原因。让我们搞清楚这几条定律，
这一点点"遗传学入门"（Genetics 101）的知识便有助于理解这本书中
有关将来的个体化医学的所有信息（详见附录B）。

　　定律1：人是二倍体。这意味着我们每个人的DNA指令全书里差
不多全部基因都有两份拷贝。一份来自母亲，另一份来自父亲。基因
的载体是染色体。事实上，染色体在细胞即将分裂时可以在显微镜下
看到。图2.1显示的是一个人类正常男性的染色体，每一号染色体都成
对排列，一目了然。染色体的大小和带型都不相同。染色体双双配对，
只有男性的X染色体和Y染色体例外，而女性则有两条X染色体。

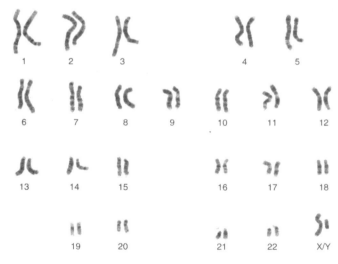

　　图2.1　人类正常男性一个细胞的所有染色体。男性有一条X染色体和一条Y染
色体， 而女性有两条X染色体

　　定律2：隐性遗传病。如囊性纤维化，只有当控制疾病性状的两

个基因拷贝都出错时才能致病。在图2.2中，只有父母双亲各携带一个出错的基因并都传给了孩子，孩子才会得病。在隐性遗传病的情况下，父母双亲都是致病基因的携带者；他们会正常得压根儿就不知道自己携带有隐性疾病的致病基因。与此同时，他们所生的每个孩子都有1/4的机会患上这种疾病。通过DNA检测，我发现自己是α-1-抗胰蛋白酶缺陷症基因的携带者，同时还是血色素沉着症基因的携带者，但是我的健康状况没有受到任何影响。

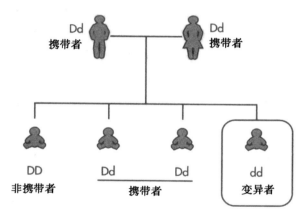

图2.2　隐性遗传病（如囊性纤维化和镰状细胞贫血症）
D：基因的正常拷贝　　　d：基因的异常拷贝

　　定律3：显性遗传病。患者有一个拷贝的正常基因和一个拷贝的"出错"基因。如图2.3所示，这种方式遗传的疾病在下一代中一定出现。患者的孩子有50%的概率"出错"而患该病。广为人知的显性遗传病包括亨廷顿病和神经纤维瘤病（neurofibromatosis）。神经纤维瘤病往往被误认为就是"象人病"（Elephant Man disease），实际上电影《象人》（Elephant Man）中的主人翁得的是另外一种病。另一个显性遗传病的例子是在第1章中曾经提到过的QT间期延长综合征（long QT syndrome）。

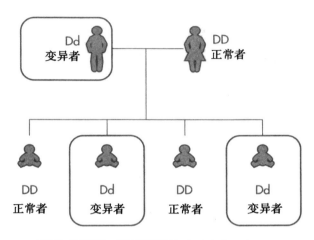

图2.3　显性遗传，例如亨廷顿病(Huntington's disease)

　　定律4：并非所有遗传病的遗传方式都是如此简单。大部分"出错"基因往往导致某种疾病的"易感性"（predisposition）而不是这一疾病的"预决性"（predetermination）。遗传学家有时将这种现象称为"不完全外显"（incomplete penetrance）。简而言之，这一特定基因的携带者得这种病的风险增加，但不一定真的就会患上这种病。我的家族中的BRCA1基因就是"不完全外显"的一个例子。具体地说，携带BRCA1突变的女性在一生中有80％的风险率患上乳腺癌，还有50％的风险率患上卵巢癌。但是另外一些BRCA1突变的女性携带者一辈子都与这些癌症无缘。男性的"外显"还要低。男性尽管也有BRCA1突变基因的携带者，实际患上胰腺癌、前列腺癌和男性乳腺癌的风险微乎其微。

　　定律5：几乎所有常见疾病，如糖尿病、心脏病和癌症等，都有遗传因素。由于有多个"遗传风险因子"参与其中，我们称之为多基因病。一般来说，其中任何单个遗传风险因子对发病的影响度都很低，因此只有在多个遗传风险因子综合作用下，并受到多种特定环境刺激的影响时才会发病。我已经在本书的"楔子"中介绍了自己的一些遗传风险因子，而在后面的章节中还会有更多这方面的描述。

　　现在让我们回到阿纳贝尔和艾萨贝尔这边来，集中讨论囊性纤维化吧。

　　这种病是单个基因突变导致发病的一个绝佳例子，基因组革命揭示了它的诸多奥秘。当1972年阿纳贝尔和艾萨贝尔出生时，人们对囊性纤维化还不甚了了，只知道它是一种会影响人体诸多器官系统的隐性遗传病，导致患者胰腺分泌消化酶能力的丧失（实际上"囊性纤维化"指的就是患者胰腺内的囊肿和纤维性瘢痕），如果不在饮食中添加这些酶的话，患者就会发生严重的营养不良，有时候连肠道也无法幸免于难。阿纳贝尔在出生后3天就因为严重的肠道堵塞而不得不立即开刀。这种病还会导致男性患者在成年后发生不育。最惨的是，患者的肺部也会越来越糟，里面充斥着黏稠的分泌物，继而导致经常性感染，肺部组织严重破坏，大多数患者最终夭折。

　　囊性纤维化患儿的妈妈们多年前就发现：当她们吻孩子时，孩子的皮肤有咸味。根据这个发现人们发明了一种奇特的诊断方式 —— 测定汗液中的盐分含量。但其确切的机制直到20世纪80年代才真正明确：原来咸味的汗水表明患者体内的水分运输和盐分运输出现了问题，而肠道、肺泡和胰管水盐运输问题也许分外严重。不过，这些信息仍然不足以确定什么基因在作祟。

　　我的实验室在鉴定囊性纤维化突变基因的工作中扮演着核心角色。因为当时缺乏人类基因组信息，我们的工作在很长一段时间里都困难重重。我们邀请了家里有多个囊性纤维化患儿的家庭参与研究，目标是将疾病相关基因定位到特定的基因组位置上。技术原理说起来很简单：因为这是隐性遗传病，患病兄弟姐妹的基因组在致病基因所在区域的DNA必然一模一样，尽管分别来自父亲和母亲的染色体。所有其他区域的DNA则只有一半是相同的。经过对很多很多这样的家庭的研究，我们最终将致病基因锁定在7号染色体上的一个很大的DNA区段里。留下的任务真叫人沮丧：这个DNA区段长约200万个碱基对！要知道，在20世纪80年代，那时的测序方法还很不完善，分析完这么长的DNA序列简直遥遥无期。

　　1987年，来自多伦多的徐立之（Lap-Chee Tsui）博士加入了我们的团队。我们一遍一遍地在这个DNA大区段里细心搜索，对任何一个囊性纤维化患者和正常个体之间的微小突变都不放过。我们经历了无数次失败和挫折，曾经有很多次，整个研究团队的希望在第二天就被新得到的数据打得粉碎，所幸答案最终水落石出。

　　我们终于找到它的那一刻，其情其景，历历在目。

　　当时我和立之正在耶鲁大学参加一个会议，我们在他的房间里装了一台传真机，用来关注那一周我们实验室的工作进展。当天会议结束时，我们冲回房间，看到传真件上显示：在一个未知功能的基因里，一个遗传密码子的3个碱基（CTT）发生缺失，确证与囊性纤维化病发生有关。

在此之前，另一些遗传病致病基因的鉴定，要么利用这些疾病的功能信息，要么利用罕见患者身上的染色体重排直接揭示的致病基因位置。而这是第一次，在没有上述这些线索帮助的情况下，我们找到了一种人类遗传病的发生原因。囊性纤维化病致病基因的鉴定，为后来15年中将近2000种遗传病病因的发现奠定了基础。

图2.4显示了我们在DNA中发现的突变的性质。图中只显示了CFTR基因的一小部分，这个基因很大，编码一个含1460个氨基酸的蛋白质。在DNA序列中发生的3个碱基（CTT）的缺失，导致这个蛋白质中的一个氨基酸丢失（1460个氨基酸中的第508个氨基酸 —— 苯丙氨酸），如图中ΔF508所示。在这样一个特定的位置上，人类30亿个碱基中仅仅3个碱基的缺失，就导致这样一种影响多个器官的疾病。北欧人群里每3000个人中就有一个人罹患此病，让患者及其家人苦不堪言。尽管我从事遗传学这个领域的研究已逾30年，这样一个微小的变化所带来的这样严重的后果，仍然让我感到不可思议。

1989年9月我们在《科学》杂志上发表了关于囊性纤维化基因的文章，封面是一个5岁男孩的照片，他叫丹尼·贝西特（Danny Bessette），患有囊性纤维化病。前不久，我在一次聚会上碰巧见到了贝西特。令我感到欣慰的是，与阿纳贝尔和艾萨贝尔一样，尽管还有很多医学上的问题，但他仍然活得好好的。

　　20年过去了，我们对遗传病了解得越来越多。之前我们发现的3个碱基的缺失仍旧是囊性纤维化最常见的病因，但也存在很多不同情况。迄今，全世界已经鉴定出1000多种致病突变。遗传学家将同一基因上发生的不同突变称为"等位基因"（alleles）。这是个遗传学术语，对于普通民众而言既拗口又不易懂，更不利于交流。出于我写这本书的目的，我会尽量少用术语，但我还是会使用两个比较常见的术语：突变（mutation），指那些会导致不良结果的DNA"拼写出错"；变异（variant），指整个DNA所有种类的"拼写差异"，其结果可能是不良的，也可能是有益的，还可能是中性的。突变就是不良的变异，而很多变异并不坏，它们使生命丰富多彩。有些变异甚至是非常有益的（这就是生命的进化）。

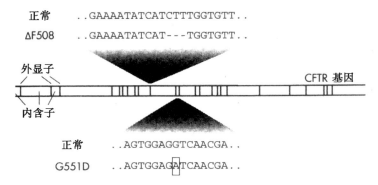

图2.4　CFTR基因的图示。这个基因正常情况下编码一种蛋白质，负责各种器官中通过细胞膜运输盐分和水分。假如这个基因的两个拷贝都"出错"，发生了如同 ΔF508这样的缺失（CTT缺失）或G551D这样的替换（G为A替换），就会导致囊性纤维化病

并不是所有CFTR基因的突变都这么糟糕。一些不常见的突变往往不会危害胰脏，还有一些突变会导致不育，但没有其他害处。

即使是像囊性纤维化这样的单基因隐性遗传病，即使具有完全相同突变的患者之间，病程和病症也不尽相同。我们发现，大约一半的患者都具有突变基因的两个完全一样的拷贝，但其肺部受损的严重程度迥异。为什么会这样呢？

导致这种巨大差异的一个因素是我们的基因组内存在许多"修饰基因"（modifier）。大多数基因都存在一定程度的正常变异。这些正常变异会通过其他途径影响像囊性纤维化这样的遗传病的严重程度，现在已经鉴定了好几个囊性纤维化病的修饰基因。

另外一个影响疾病严重程度的重要修饰因素是环境。最近的一项研究表明，被动吸烟会加剧囊性纤维化病患者肺部病情恶化。当然，

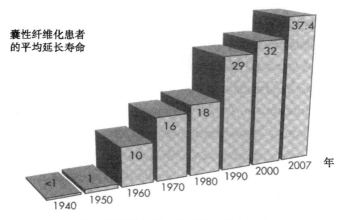

图2.5 医学研究极大地延长了囊性纤维化患者的寿命

在过去整整50年的时间里，囊性纤维化患者寿命的延长（图2.5）不能归功于基因库（gene pool）的改变。实际上，这得益于医疗干预手段的发展给患者提供的有益的环境性影响。例如，胰酶胶囊可以改善患者的营养状况，胸部物理治疗可以清除导致肺部感染的黏稠分泌物，使用强劲的抗生素可以控制感染，一种新研发的雾化酶疗法可以消化肺部分泌物中黏稠的DNA分子，让肺部更容易清洁，盐水喷雾可以帮助净化呼吸道，等等。

所有医疗手段都有失败的时候。此时，双肺移植手术就成为最后一个方案。实际上，肺移植已经拯救了好几百个像阿纳贝尔和艾萨贝尔这样的患者。但是器官的来源始终是一个大问题，免疫排斥反应问题也不小。阿纳贝尔已经经历了一次排异引起的失败，并接受了第二次肺移植。

从基因到治疗

研究疾病背后的基因突变是一回事，攻克这些疾病就完全另当别论了。许多人嘲讽说，罕见遗传病的治疗永远不会奏效。来看看镰状细胞贫血症吧！它是最早被发现的第一个隐性遗传病。在祖先来自历史上爆发过疟疾的地方，如地中海地区、非洲和东南亚的人群中，镰状细胞贫血症是很常见的。这种病的基因携带者（即只有一个镰状细胞突变基因的拷贝）反而比正常人更能抵御儿童疟疾的侵袭；而具有两个镰状细胞突变基因的人，会患有严重的血液疾病，他们经常苦痛难熬，寿命也比一般人短得多。

早在50年前，人们就知道镰状细胞贫血症的基因突变发生在编码珠蛋白的一个基因上，但是50年过去了，这一发现对研发新的治疗手段几乎没有任何帮助。那么，我为什么要说遗传医学已经到了一个转折点呢？一方面，医学的进步不是线性的。过去50年的缓慢进步并不意味着未来50年（甚至未来10年）的发展也会同样缓慢。大多数研究人员都相信在未来的10年里，镰状细胞贫血症的治疗将取得长足的进展。他们之所以如此乐观，主要是因为基因治疗的前景，尽管基因治疗这一领域峰回路转，进展缓慢。

要想对镰状细胞贫血症进行基因治疗，我们需要将珠蛋白相关基因的正常拷贝插入到患者的骨髓细胞中去，并使其在长时间里有效地行使功能。来自其他疾病的研究进展使人们相信，基因治疗最终将有效应用于镰状细胞贫血症。更鼓舞人心的是，基因治疗法并不是治疗手段的唯一突破，还有一些新的理念是开发药物以阻止患者的红细胞镰状化。

那怎么对付囊性纤维化呢？从发现它的病因到现在已经20年了，我们该如何将这一发现应用到治疗上呢？有没有什么值得报道的进展呢？

CFTR基因被发现不久之后，人们对利用基因疗法治愈这种疾病的热情空前高涨。这种想法相当直接：如果我们可以将一个正常基因的拷贝导入一种感染呼吸道的病毒之中，然后让患者"被感冒"一下，这些正常基因就能进入患者体内。我们在发现致病基因一年之后，在实验室里进行了培养皿实验来证明其原理，结果显示这种病毒可以修复呼吸道培养细胞的盐分运输缺陷。然而对于活生生的人来说，将基因进行有效的体内转移仍是一个几乎不可能的任务。障碍主要在以下几个方面：首先，基因的转移效率必须非常高，因为光修复一些呼吸道细胞是于事无补的，因此病毒们得像一个军团一样进行合作，迅速出击并占领大片的领地。其次，把正常基因的拷贝植入细胞后，事情还没完，还必须让它稳定地待在细胞内，并表达足够量的RNA和蛋白质。

最后，我们的成功有赖于如何逃脱免疫系统的监控。因为我们自身的防御功能会迅速消灭"入侵"的病毒，而使我们前功尽弃。

非常不幸，以上提及的问题都是现实的挡路石。为了更好地理解这个问题，我们可以用体育比赛来打个比方，你不妨把你的20000余个基因想象成一支训练有素的队伍，齐心协力来打赢"生命"这场比赛。一个CFTR突变就像一个受了重伤的运动员，不得不将其抬出场外。基因治疗 —— 相当于这场比赛的对策 —— 就是派出一名替补队员上场。但是这名队员必须能够想办法找到自己在场上的合适位置，并且在良好表现的同时保护自己不受伤。假如紧接着他也倒下了并被抬出场外（这种情形就像基因进入细胞后，还没来得及发挥什么功能就壮烈牺牲），那么问题仍然得不到解决。更为严重的是，假如这个倒霉的替补队员不在球队的花名册上，裁判（也就是免疫系统）就会吹停比赛并将他逐出场外。

"路漫漫其修远兮"，基因疗法在过去的25年里一直步履艰难。几年前，成功似乎已唾手可得。当时有那么几个孩子，由于某个基因的缺失患上了一种很罕见的免疫缺陷疾病。以一种人为灭活的病毒为载体为他们补充缺失的基因，患儿们明显得到了治愈。可是仅仅几年后情况就急转直下：这些孩子中有好几个患上了白血病，显然是由当时作为载体的同一病毒无意中激活了白血病相关基因而引起的。我将在第10章里好好聊聊基因治疗。

针对囊性纤维化病的基因治疗仍在继续研发，但是早期那种"一蹴而就"的幻想已经被现在"持久战"的认识所替代，也许还要经过多年的艰苦奋斗。与此同时，囊性纤维化致病基因的发现使得另外一种治疗方法有望成功。让我们再回到刚才那个体育比赛的比喻上，难道我们不能迅速治愈受伤的第一个运动员，然后看着他活蹦乱跳地重新上场比赛吗？这个比喻可能有点过头，但这正是药物治疗的终极目标。

过去，开发药物都是依靠经验。用于制药的化合物基本上来源于自然，比如那些从细菌、真菌或植物中提取出来的物质，并且我们只能检测这些物质中的那么几种。现在，一种新的、更为全面的"药物设计"，正在逐步取代旧的、不够系统的方法。这种新方法会为药物设定一个明确的靶标，然后从成千上万的候选物质中筛选出最有效的那种药物。

就囊性纤维化来说，我们已经精确地知道发生了哪些分子缺失，因此可以通过呼吸道细胞体外培养实验来寻找能够修复盐分运输缺陷的药物。只要这种化合物在动物实验中不表现出毒性，就可以开始临床试验了。有关药物研发的更多信息见附录D。

一种这样的"设计药物"曾在36个囊性纤维化患者身上做过前

期临床试验，其结果确实令人振奋。其中一个就是比尔·埃尔德(Bill Elder)。他可不仅是一个年轻的囊性纤维化患者，更重要的是斯坦福大学的一名学生，在杰弗里·怀恩(Jeffrey Wine)博士的实验室工作。怀恩博士对囊性纤维化的兴趣，是因为他自己的孩子也被诊断为囊性纤维化患者。相对于其他患者，埃尔德这位"重伤队员"比较"非主流"，其突变是较为少见的G 551 D（图2.4）。在参加这次试验之前，他的情况不算太糟，尽管他需要服用多种药物，同时每天都必须进行胸部理疗，当然，也免不了隔三岔五的抗生素治疗。

作为本次药物试验的志愿者，埃尔德的代号是VX－770。他每次服用3粒白色药丸，每天两次，然后还要进行一大堆测试来确认药物是否发挥作用。

这次初步试验的结果让人吃惊。试验对象的汗液含盐量降低到了几乎正常的水平。有一项检测盐分运输的测试是测量鼻腔中的组织，其结果近乎完美。更为引人注目的是，仅仅两周时间，患者肺部的气流情况就大为改善了，而且没有发现这种药物的任何副作用。尽管这只是一次短暂的、前期的试验，但它无疑是药物治疗囊性纤维化的一个里程碑。

目前宣告战胜囊性纤维化还为时过早，研究者们依旧任重而道远。可是这些研究进展给众多患者带来了曙光。

10年前的一次北美囊性纤维化年会上，医护人员、患者及其家属济济一堂。会议上我做了发言，并在报告结束时呼吁大家跟我一起歌唱美好的未来。在场的人们无不热泪盈眶，数千人都站了起来，跟着旋律一起歌唱：

让我们大胆去梦想，
人人都能呼吸顺畅。
我们心如铁来意如钢，
直至病魔成为历史！

这个梦想的实现离我们越来越近了。此外，疾病的新疗法如洪流般不断地从世界各地的实验室里奔涌而出，囊性纤维化上取得的进展是第一个浪潮。而这一切都应该归功于我们解读生命语言的新能力。

从饮食到生命

除了基因治疗和药物治疗，还有一种截然不同的治疗方法就是环境治疗。对于我们而言，饮食是一个重要的环境因素。既然我们明确地知道很多疾病的发病机制，在某些情况下，我们确实可以通过改变饮食来缓解病情。

特雷西·贝克（Tracy Beck）今年35岁，是天体物理学博士，在空间望远镜科学研究所工作，正投身于第二代哈勃望远镜的研制工作。假设贝克早出生10年，就算她现在还活着，多半也会住在精神病院里，智力低下，癫痫频发，头脑发育不全。

贝克出生时，看起来完全正常。但出生后的第一个月里，贝克变得嗜睡，和她姐姐相比更容易困倦，她妈妈为此感到担忧。新生儿体检显示她血液中苯丙氨酸的含量差不多是正常水平的 10 倍。苯丙氨酸是人体不可或缺的一种必需氨基酸（essential amino acid），所有蛋白质中都有。贝克在遗传上出了一些问题，导致她的身体无法合成一种酶，即苯丙氨酸脱氢酶，它的功能是催化苯丙氨酸的分解代谢。因此，贝克体内的苯丙氨酸含量高于常人，好东西太多了，变成了坏事情。尽管这种氨基酸是生命活动必需的，但在大脑还在发育的时候，过量的苯丙氨酸只会产生严重的毒性。

　　诊断的结果令贝克的父母十分震惊。这种病被称为苯丙酮尿症（PKU），患有此病的人终其一生都要不断摄入少量的特定蛋白质，以将苯丙氨酸含量维持在低水平上，同时要保证生长过程所有其他氨基酸的足量摄入。根据业已存在的这种罕见疾病的食疗方法，他们立即着手给贝克制订严格的饮食方案。可以想象，让一个孩子无论是在学校吃午餐或参加生日聚会，还是在朋友家过夜时都保持如此严格的饮食习惯，对她来说是一个多么巨大的挑战。贝克承认她在 9 岁的时候没有遵守饮食方面的限制，开始偷吃禁忌食物，尤其是奶酪。结果不到几个月，她就跌出了班级尖子生的队伍，甚至有一段时间被安排去了数学补习班。最终她和她的父母意识到如果继续这样下去，可能会毁了她的前途。于是她和父母一起重新制定了她身体承受范围内的食谱，并且努力地让周围的人意识到贝克坚持合理饮食的重要性。时至今日，她仍旧保持着那套不寻常的饮食习惯。当出席社交场合时，其他人都在大快朵颐，尽情享受那些高蛋白的美味佳肴，可她却简单地告诉朋友"我有医学上的问题，不能吃这些蛋白质"。

这是一种极端的限食方案,远远超出一般人控制胆固醇摄入的忍受程度。例如,贝克要避免饮用任何含有天冬甜素的"健怡"碳酸饮料,因为这种人工合成的甜味剂会在体内转化成苯丙氨酸,这会给PKU患者造成灾难性的后果。尽管身体受到严格的限制,贝克仍然取得了巨大的成功,她是第一批获得博士学位的PKU患者之一,是PKU年轻患者学习的楷模。对她而言,一个重大挑战是说服保险公司为她特殊的食谱买单,这份食谱每个月需要花费大约1300美元。其实傻子都能看出来,保险公司应该毫不犹豫地为这种被科学证实的、高效的,如不治疗即后果严重的疾病治疗方案买单,但是这种令人信服的逻辑并不总能说服美国目前的那套运作不良的系统。

PKU是一种隐性遗传病,这样说来她的父母肯定双双都是携带者。贝克的两个弟弟在出生后没几天就被诊断患有PKU。这正好证明了遗传风险计算的要点。如果父母均为隐性致病基因的携带者的话,生下的每个孩子患病的风险是1/4(图2.2)。而风险是没有记忆的,因此一个拥有4个子女的这样的家庭里就应该有0~4个患儿。在贝克家,4个孩子中有3个患儿(只有一个姐姐免遭厄运)。她的两个弟弟也很好地控制了各自的饮食,目前都已经大学毕业,正在从事通信方面的工作。

综上所述,在所有那些100%遗传的,但又能通过环境控制进行100%预防的疾病中,苯丙酮尿症的食疗是目前最具有说服力的例子。

最近,一个五岁半的小男孩为遗传疾病的药物治疗的巨大进展提供了第二个绝好的案例。他叫布莱克·埃雷胡斯(Blake Althaus),从他出生起就不停地有人称赞他那修长优美的手指,甚至据此想象出一个未来的天才钢琴家。然而，当他妈妈注意到他的脊椎可能存在一个不正常的弯曲时，她就开始为他担忧了。紧接着一位眼科医生发现了另一个问题：眼球晶状体错位。但是最严重的问题是在一次心脏超声波检查中发现埃雷胡斯的主动脉，即直接从心脏出来的人体内最大动脉的第一段出现了膨大，并且在将来有可能突然破裂，进而导致猝死的风险极高。

　　埃雷胡斯的父母被告知，他们的孩子患有被称为马方综合征（Marfan syndrome）的严重疾病，而且是特别严重的那种类型。鉴于孩子的大动脉正在快速膨大，一位医生预测说他很可能活不过两岁。万念俱灰的父母在网上四处搜索，终于联系上了约翰·霍普金斯大学的迪茨（Hal Dietz）博士，一位在马方综合征领域享有全球盛誉的专家。迪茨博士告诉他们，那位医生的预测实在是过于悲观了，但同时也警告说埃雷胡斯需要深度监护并且很可能需要对正在膨大的大动脉立即施行手术。

　　事情就在此时峰回路转。从一开始的细胞培养实验到后来的马方综合征小鼠模型，迪茨博士已经对这种病进行了多年的研究。最终，他等到了一种可能延缓甚至阻止大动脉受损的药物。更棒的是，这种名为氯沙坦（losartan）的药物用于治疗高血压已经有十多年的历史了，并且儿童可以安全服用。

　　就这样，只有18个月大的埃雷胡斯与氯沙坦结缘了。他的父母揪着心等待着结果。直到此时，超声波检测的结果显示他的大动脉仍在膨大，危险仍在继续。几个月过后，这种膨大停止了。在接下来的4

年中，埃雷胡斯的大动脉状况不断地改善。现在他已经五岁半了，他的大动脉基本上跟同龄的正常人一样。

马方综合征是由原纤维蛋白（fibrillin）基因的一个突变引起的。原纤维蛋白是构成结缔组织的一种不可或缺的物质。结缔组织包括大动脉、脊椎，以及将晶状体固定在眼球正确位置的那些纤维。这一突变在20年前首次被发现，大多数研究人员都认为它是极难用药物治愈的，因为修复一个结构性蛋白质要比补偿一个催化某个代谢途径的酶类蛋白质困难得多。这就像是一栋用劣质砖头建造的砖房，你要是想在里面住得安心，就得一块一块地把这些劣质砖头找出来，然后一块一块地替换掉。不过迪茨博士和他的团队向这种保守观点发起了挑战，最终他们证实原纤维蛋白还有另一项重要功能：它与一种名叫TGF-beta（转化生长因子−β）的蛋白质相结合。在马方综合征中，原纤维蛋白出了问题，于是TGF-beta蛋白在体内的含量开始异常地增加。根据研究人员提出的假说，这种内源的"过度剂量"可能会导致大动脉膨大。这也是尝试氯沙坦的原因，因为这种降血压药物能额外地作为TGF-beta的拮抗剂来使用。在早期进行像埃雷胡斯这样的重症患者的试验中，结果好得出人意料。

目前正在进行一项大规模的临床试验，这次试验的目的是观察氯沙坦是否能缓解不像埃雷胡斯那样严重的成人患者的病情。患有马方综合征并因为大动脉破裂而猝死的知名人士有：排球明星海曼（Flor Hyman），以及百老汇名剧《房租》的作者乔纳森·拉尔森（Jonathan Larson）。随着氯沙坦的使用，许多类似的悲剧有望避免发生。

从"要你做"到"我要做"

（谁想对你进行筛查？原因是什么？）

很多疾病，像苯丙酮尿症（PKU）和囊性纤维化（CF），现在可以根据特定的生化或DNA检查的结果，对发病的概率作出非常准确的预测，并已经有办法进行医疗干预。有时候，是检查某一个人，以判断被测试者是否患有需要治疗的遗传性疾病；有时候，是检查准父母，来判断他们是否携带了那些虽然不会影响他们的健康，但有可能威胁到下一代的基因突变。在医学发展的新时代，我们把"遗传筛查"（genetic screening）这个术语，用来描述大规模的人群"测试"，它不需要知道你的家族病史或既往病史。遗传测试（genetic testing）则更有针对性，应用于当你感到有高危的异常情况出现时。

新生儿筛查

贝克，一个患有苯丙酮尿症的天体物理学博士，代表了新生儿筛查技术的一个十分成功的案例。早在20世纪60年代，美国的大部分州就已经开始了苯丙酮尿症的筛查。随着时间的推移，越来越多的疾病已经被列入筛查清单。人们关注的重点是那些筛查技术成熟的疾病，以及那些早期诊断肯定会带来好处的疾病。很多时候，这些诊断结果可以指导药物治疗，有的时候可以辅助设计特殊的食谱，还能为外科手术提供建议，或发挥其他作用。

美国"出生缺陷基金会"（March of Dimes，又称"一角钱运动"）

现在推荐对新生儿做29种疾病的筛查。每年大约有4000个新生儿被发现患有其中的一种疾病。美国所有的州都会为新生儿筛查苯丙酮尿症、甲状腺功能低下症、半乳糖血症，以及镰状细胞贫血症。

筛查是非常有必要的。甲状腺功能低下症不只是由单一的遗传因素引起的，因此早期检测至关重要。如果你的孩子患有甲状腺功能低下症，你必须立即采取甲状腺激素替代疗法来促进大脑的正常发育。半乳糖血症是由一种阻断半乳糖代谢的突变引起的。奶中含有的半乳糖，需要转化为葡萄糖才能被吸收。这样的情况可以通过限制饮食来治疗。镰状细胞贫血症（前文已提及）在美国非洲裔的婴儿中的发病率为1/400，早期诊断能警示及时的治疗。这些治疗包括为患儿使用疫苗和青霉素来降低细菌感染的危险，因为镰状细胞贫血症患儿特别容易被感染。

很多州也为婴儿进行囊性纤维化的筛查。大量证据表明，早期诊断能给予更好的药物治疗和更合理的营养。

你能在这个网站上找到"出生缺陷基金会"所推荐的全部婴儿筛查项目表：http://www.marchofdimes.com/professionals/14332_15455.asp。表中非常重要的一项 —— 听力缺陷，每1000个新生儿中，大约有两三个婴儿会患这种病。先天性听力缺陷可能由多种突变引起，也可能由非遗传因素引起。如果没有早期的筛查，这种疾病的患儿很可能在出生后的很多个月里都没有被诊断出来。而在这段时间里，患儿的听力和语言能力可能会受到几乎不可逆转的损害。

　　随着医学研究的进步，这份疾病筛查清单将会变得越来越长。现在的新生儿筛查只需要从婴儿的脚后跟采几滴血，用滤纸吸附后送到中心实验室进行分析。一些州已经开始采用更加先进的技术来检测涉及氨基酸、有机酸、血糖等指标的多种疾病，甚至超过了"出生缺陷基金会"推荐的筛查范围。

　　有时候，这样做也会产生一个现实问题。在某些新生婴儿身上，可能出现一些以前没有记载的异常状况。这些状况中的一部分是无害的，然而另一些却会导致智力低下，甚至是致命的。如何处理这些意义不明的代谢疾病的挑战，让医护人员伤透了脑筋，也让父母们提心吊胆。尽管如此，但有一点毋庸置疑，新生儿筛查能够显著提高那些可治疗的遗传病的早期诊断率。

　　几乎可以肯定，新生儿筛查势必发展成一个更为广泛和全面的检查方式。随着全基因组测序成本的不断下降，在未来5~7年里，很可能会降到1000美元以内。对于是否该在新生儿出生时就获得全基因组信息的争论愈发引人注目。这种检查或许会引起我们当中某些人的焦虑。1997年上映的电影《加蒂卡》[1]有这样一幕场景：在一间高科技的产房里，电影中的男主角在这里出生了。基因组分析已即刻完成，未来的预测随之而来：非常精确而又十分恐怖。这绝对不会是我们的未来！基因并不能决定我们的命运，尤其是对于心脏病、糖尿病、癌

---

1. 《加蒂卡》(GATTACA)，也译为《千钧一发》《变种异煞》，是一部科幻片。它说的是"不久的将来"，经基因选择的孩子才是人类的精英，而自然出生的则被视为"上帝的孩子"或"患者"。男主角文森特正是这样的"患者"，但他想参加加蒂卡太空企业的太空计划，于是假冒精英的基因身份，并躲过重重追查，最终实现了飞上太空的梦想。

症这样的常见疾病来说。但是，一个温和版本的《加蒂卡》或许会在不久的将来问世。

我在本书的后面章节会用更多的文字来讨论"遗传隐私"和对于未来风险的"不知之权"。毕竟，一旦某个人的DNA序列被确定了，它的主人就失去了要说"不，谢谢"的机会；另外，当我们对遗传风险因子的有效干预知道得越来越多，并且认可在生命早期进行干预可以带来明显好处时，在出生时了解遗传信息将变得越来越引人关注。一个可能的折中方案是：想出一个办法对那些不是非马上知道不可的信息进行保密，等孩子长到18岁之后让他们自己决定想知道什么。

当想起一个与《加蒂卡》类似的未来时，很多人都会不由自主地产生畏避之念。但是来看看肥胖症吧。肥胖症高度遗传，据目前的估计，一个成年人体重的60%~70%是由基因决定的。已经发现好几个这样的基因。如果你生下一个有肥胖症高度遗传风险的孩子，你最好从婴儿时期就开始改善他/她的饮食；而不是过五六年后才发现他/她已经超重并养成了暴饮暴食的不良习惯。

携带者筛查

隐性遗传病的携带者通常是完全正常的，但是两个携带者的孩子有25%的概率会患病（图2.2）。推动携带者筛查的第一个热潮是黑蒙性家族痴呆症（Tay-Sachs disease）。患者多见于具东欧犹太人（Ashkennazi, 德系犹太人）遗传背景的人群，但并不限于此。患有这种病的婴儿在生命的头6个月里表现正常。但是在那之后，一种他们不能代谢的储存物质在大脑中堆积，病情开始持续恶化，包括失明、耳聋和瘫痪，患儿一般在四五岁时夭折。这种病是由于氨基己糖苷酶 A 的缺失引起的。在 1970 年，人们发明了一种酶检测技术。根据检测结果，差不多每 30 个东欧犹太人中就有一个是这种疾病的隐性携带者。

20 世纪 70 年代，在经过广泛的社区咨询后，犹太人社区开展了携带者筛查，此事引起了浓厚的兴趣。夫妻双双被发现为黑蒙性家族痴呆症基因携带者的，一般都希望知道结果，以便做出生育决定，从而避免患上这种可怕疾病的孩子出生。携带者夫妻通常有以下几个选择：要么收养孩子；要么采用非携带者捐献的精子或卵子进行人工授精；要么考虑他们的意愿，进行产前诊断并结合可能的终止妊娠。

携带者筛查在犹太人社区十分普及，患有黑蒙性家族痴呆症的新生儿几乎绝迹。颇有讽刺意味的是，这一疾病现在多见于其他族群的儿童。尽管他们的突变率远远低于犹太人，但没有开展黑蒙性家族痴呆症的携带者筛查。

20 世纪 70 年代还制订了镰状细胞贫血症的携带者筛查方案，由于非裔美国人群中每 10 个人就有 1 个是携带者。但是这一次，结果却不是那么成功，尽管用心良苦，还得到了非裔美国人团体领导人的支持。镰状细胞贫血症的患者和携带者之间的区别非常含糊，统称为镰状细胞性状。镰状细胞性状基本上不会对个人健康产生影响，除非是在极端的环境下，譬如在高空飞行的没有加压舱的飞机中。但个中原因现在也无法解释清楚。更糟糕的是，尽管早在 20 世纪 70 年代，携带者夫妻通过简单的筛查检测检出，但是仍然没有有效的产前检查。因此携带者夫妇的选择会比黑蒙性家族痴呆症少得多。还有一个情况：提供筛查的常常是白人，而接受筛查的却总是黑人。这唤起了人们关于优生学运动的梦魇。大部分携带者筛查计划最终都关门了之。

囊性纤维化遗传基因的发现带来了一个机会，可以向夫妇提供囊性纤维化患儿出生风险的信息。但这种事情并不是毫无争议的。毕竟囊性纤维化患者的存活率在逐年稳步上升（图2.5），所以它与黑蒙性家族痴呆症还是有天壤之别。尽管如此，20世纪90年代的调查研究显示，很多夫妇还是有兴趣获知这些信息。

而这里仍然存在一个很大的问题，那就是我们的医疗系统没有起到鼓励个人或夫妇来做孕前筛查的作用。目前，囊性纤维化的携带者筛查几乎总是发生在第一次找产科医生做产前检查时，但此时怀孕已成事实。按照我们大多数人的观点，采用黑蒙性家族痴呆症的筛查策略，即在夫妻计划怀孕之前就进行携带者筛查更为可取，因为筛查结果能为他们预留更多的选择。

假如我是一个准备组建家庭的年轻人，我会对自己进行筛查，同时鼓励我的太太也这么做 —— 不只是筛查囊性纤维化，还有一长串隐性遗传病呢！目前，美国地区每1000个孕妇中就有1人会有遗传病的麻烦，而这本来是可以据携带者筛查而预测出来的。你会惊奇地发现这些诊断往往带来巨大的震惊，因为一个隐性基因可以代代相传而不露任何迹象。但是，我们目前这种模式，将携带者筛查推迟到怀孕之后，才让夫妻们来做这样无奈的选择，这样剥夺了他们选择更好的孕前替代方案的权利。

对于携带者筛查还有很多东西可谈。究竟筛查有多可靠？你也许还记得，囊性纤维化几乎总是由CFTR基因的突变引起的吧，这种突变有1000多种不同的"错拼"方式。为了筛查出尽可能多的携带者，同时让价格也不至于高得离谱，现在的大部分筛查只检查CFTR的23种最常见的突变，其结果是能筛查出大约90％的携带者。这就意味着，即使夫妻中的一方的筛查结果为阴性，他们还是有可能生下一个囊性纤维化患儿。

没有得到被测试者充分的知情同意，携带者筛查是绝对不允许进行的，对已怀孕的携带者筛查时尤其要注意这一点。不管如何，对于那些沉浸在幸福中的准父母来说，得知腹中的宝宝有可能患上囊性纤维化或其他隐性疾病会让他们面临艰难的选择。如果父母在孩子出生前并没有兴趣知道有关孩子患各种疾病的概率，或者说他们根本不会因为任何情况而终止怀孕，那么他们完全有理由拒绝这种测试。

然而，携带者筛查并不一定意味着必须终止有问题的妊娠，让人们认识这一点也是很重要的。有这样一些准父母，他们也希望得到这些信息，其目的是为宝宝准备特殊的健康护理。

在不久的将来，如果在怀孕之前仍然不能得到所有夫妻的全基因组序列，要不要考虑其他的携带者筛查技术呢？一项正在考虑的筛查是针对脊髓性肌萎缩（SMA）。这种隐性遗传病的患儿在刚出生时表现正常，但就在随后的几个月内，他们逐渐丧失肌肉张力，进而发生完

全的弛缓性麻痹，最终在两岁时夭折。大约每40个人中有1个是SMA
的携带者，这就意味着在1600例妊娠中就有1例是高风险的，而其中
有1/4将成为患儿。就像所有的隐性遗传病那样，携带者并没有症状，
且通常也没有家族史。鉴于这种疾病的严重性，筛查SMA的重要性
不亚于黑蒙性家族痴呆症。不幸的是，这一筛查十分复杂。SMA是因
为这一重复基因的全部拷贝的缺失引起的，要检出突变，只有对DNA
大片段进行细致的定量分析。现有的检测能找出94%的携带者，但一
次需要花费数百美元。

另外一种正在讨论的是脆性X综合征携带者的筛查。其命名是
因为该病的男性患者的X染色体通常会有一个可见的脆性位点。将
实验室培养的细胞用特殊的化学试剂处理，在显微镜下可以观测到
这一脆性位点。一直到1990年，这种复杂且棘手的分析是唯一可用
的检测方法。就在那时，这种疾病在分子基础上被发现：患者X染色
体上的一个特定基因失活了。其原因是该基因的"上游"有一连串的
"CGG"的"串联重复"（tandem duplication）。正常个体的CGG重复
不超过45个；如果超过200个，这个基因就会被有效关闭。由于该基
因位于X染色体，而女性有两条而男性只有一条X染色体，所以男性
的患病率要比女性高得多。

图2.6显示了一种典型的X连锁遗传。女性也许是某一X连锁的
隐性遗传病的携带者，但她们一般不会得病，因为她们还有一条正
常的X染色体。女性携带者的儿子会有50%的概率患病。从来没有
发现"男传男"的例子，因为父亲传给儿子的只有Y染色体，而不是
X染色体。

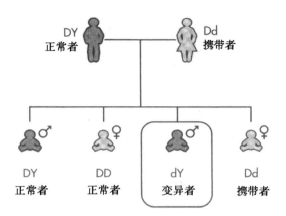

图2.6　X连锁遗传。通常只有一条X染色体的男性会患病
D：基因的正常拷贝　　d：基因的异常拷贝

　　脆性X综合征是导致智力低下的第二大病因，仅次于唐氏综合征。大约4000名男性中就会有1位患者。该病在所有族群中都会发生，通常没有家族史。此外，这种X连锁的隐性遗传病会有一些特殊：约1/3的女性携带者会出现轻度的学习障碍甚至轻微的智力低下。

　　考虑到这种疾病的重要性、携带者的出现频率以及DNA检测的可行性（尽管技术上并不简单），为所有女性进行脆性X携带者筛查的呼声越来越高。但现在关于如何推行这一计划尚未形成统一意见。

　　对携带者筛查适当性的辩论在未来几年或许会发生质的改变，这是因为越来越多的个人将会拥有他们完整基因组的全部DNA序列，这将能揭示他们的全部携带者风险，并为夫妻们提供一个在开始怀孕前知道这些风险的机会。很可能几十年后，当人们回顾我们现在的情况时，会对我们只筛查那么几种疾病感到不可思议。他们还会像我现在一样感到困惑和失望，因为我们的医疗系统不能对夫妻进行孕前携带者筛查，这把许多夫妻推向了不必要的两难境地。

出生缺陷的母体筛查

如果你是一位女士，在过去的20年内有过怀孕记录，你很有可能接受过多项检测，包括超声波和母体外周血检测。这些检测是为了在怀孕的第一周期和第二周期（注：一周期为3个月），对胎儿的健康状况进行检查。在怀孕期间将会进行数次例行超声波扫描，可以发现许多解剖学异常，包括先天性心脏缺陷。外周血检查主要是为了检测胎儿染色体病，如唐氏综合征（由一条额外的21号染色体引起）和神经管缺陷。后者对脊椎的影响包括从轻度脊柱破裂到非常严重的状况，如无脑畸形（大脑完全不能发育）。

对神经管缺陷和染色体病来说，现有的筛查是通过间接的方式，评估产妇血液中某些蛋白质的含量，并结合超声波对胎儿进行检测，以试图提供警示信号。在母亲的最后一次月经（开始怀孕）后的第11到13周之间，就可以做外周血检测了，包括对妊娠激素中一种特殊类型的人绒毛膜促性腺激素(hCG)和另一个叫妊娠相关血浆蛋白A(PAPP-A)的检测。胎儿的这种综合检查还包括超声波，测量胎儿头颈后部的厚度，因为染色体病的胎儿的头颈后部通常会增厚。

另一种方案是，在最后一次月经后的第15～20周，向大部分妇女提供第二周期筛查，以检测产妇血液中三四种特定物质的水平。"三重筛查"检测甲胎蛋白（AFP）、人绒毛膜促性腺激素（hCG）和雌三醇（一种妊娠激素）。"四重筛查"再加上抑制素A，对唐氏综合征的敏感性可以达到80%（即能检出80%的唐氏综合征患儿）。这两种筛查技术都能检出75%～80%的患脊柱裂和接近100%的患无脑畸形的胎儿。

　　更重要的是，我们必须意识到这些只是筛查检测，而不是确切的诊断。这些检测受到假阳性的严重困扰，会给准父母带来严重的焦虑。造成假阳性的常见原因是由于胎儿的发育比预期或早或晚几个星期，但其他造成假阳性的原因现在还不能确定。对胎儿健康状态的不确定性所导致的长远影响不能掉以轻心。在没有被详细地告知检测目的和可能产生的结果的情况下，不应该对任何女性进行这种筛查。但不幸的是，几乎所有的筛查工作常常都只是粗略地进行，这意味着每一对忧心忡忡的父母都想知晓这些信息。毫无疑问，诉讼的威胁也驱使产科医生希望母体筛查都已做过。

　　在不久的将来，出生缺陷的母体筛查将产生巨大的变化。其中最富戏剧性的变化之一就是对母体外周血中的胎儿DNA的检测，以便更直接地检出染色体变异，如唐氏综合征。过去的10多年里，尽管改善筛查技术的尝试一直没有停止，但是直到最近一两年才出现了一种实用和可靠的方法。这得益于这一事实，母血中存在来自胎儿的少量游离DNA和RNA。在孕期的12～14周，这种新的检测方法常常能直接地检出唐氏综合征。当然，在更广泛地应用之前，这个方法还需要在大量的研究中得到验证。

产前诊断：绒毛膜与羊水细胞

上述的母体外周血筛查并不能得出确切的结果。现在，在发现可疑的染色体异常后，还必须通过实实在在来自胎儿的细胞的检测，来辨别胎儿是否确实患病。然而，是否进行诊断检查是一种个人选择，不是所有的妇女都会选择进行进一步的检测。在过往的40多年间，被应用得最多的就是羊膜腔穿刺术，一般在妊娠期的16～20周进行。其方案是将一个针头直接穿过腹腔插入胎儿周围的羊水中，抽取适量羊水。漂浮于羊水中的胎儿细胞就可以在实验室进行培养，并对其染色体进行研究。

另一种获取胎儿细胞的可行方法是绒毛膜取样（CVS）。该方法由阴道插入一根导管，或者由腹部插入一根针头的方式少量获取胎盘中的胎儿细胞，可以在妊娠的第10～12周进行。起初CVS被认为会带来较高的流产风险，但随着经验的积累，流产风险已经被控制在1/200以下了。（羊水穿刺术的流产风险为1/400）

传统上，这两种检测染色体病的方法是为这些孕妇准备的：母体外周血筛查结果异常的孕妇或者年龄超过35岁、较易怀上染色体病胎儿的孕妇。而最近，美国妇产科学会建议不要考虑年龄因素，而只是根据患者或筛查提供者的意愿选择是否进行绒毛膜取样或羊膜腔穿刺术。

随着基因组分析方法变得越来越先进，对胎儿的绒毛膜和羊水细胞进行更细微的突变检测已经成为可能。尽管这些方法都还比不上全基因组序列，不过已经可以检测普通显微镜下看不到的染色体的微小缺失和重排了。

　　然而，这种检测能力是一把双刃剑，一边是福，一边是祸。因为这种染色体的微小变化的意义尚未确定。一旦确定，便会对胎儿的父母进行检测，看看这一染色体异常是不是遗传的。如果是遗传的，而且父母都是正常的，他们就可以松一口气了，但这个过程中，胎儿的父母必然会承受大量的焦虑。而如果父母双方均未发现这种染色体变异，那么它显然是第一次就出现于这个胎儿，其结果往往是难以预测的，他们不得不做出艰难的抉择。

着床前基因诊断(PGD)

　　在怀孕的第二周期发现胎儿的严重基因异常，让人感到痛彻心扉、进退两难。面对这种情况，没有父母能免受强烈的身心打击。为了避免这样的痛苦，一种激动人心的产前诊断新方法在过去10年中得到了长足的发展，这种方法得益于辅助受孕的体外授精技术(IVF)的逐步成熟。

　　着床前基因诊断(PGD)依靠"体外授精"——在实验室里——将精子和卵子结合在一起的能力。这些卵子，都是对准妈妈进行适当的激素刺激后，以手术方式获得的。用父亲的精子授精后，对所得的胚进行观察。3天后，胚便能长到八细胞期。值得注意的是，此时可进行胚"活检"了，从这8个细胞中任取一个用于诊断目的，余下的7个细胞仍能正常发育。用极为灵敏的DNA技术，可以从这一单个细胞得到精确的DNA检测结果。

对得到的幼胚进行DNA诊断后，我们便可决定将哪些胚用于植床。我们要让父母相信，只有那些有着理想的DNA检测结果的胚才有充分的机会进入完整的妊娠。但是要注意，对于那些相信生命始于精卵结合那一刻的人来说，这种做法并不会消除对终止妊娠的道德忧虑。

着床前基因诊断的初衷源于预防严重的隐性遗传病，例如黑蒙性家族痴呆症。但在过去10年中，这种方法已变得更有操作性，应用范围越来越广，包括诸如囊性纤维化之类的疾病，甚至被用来检查成人常见病，例如让女性患上乳腺癌和卵巢癌风险增加的*BRCA1*变异。着床前基因诊断在非致残性疾病领域的发展潜力，又招来了"设计婴儿"（designer babies）的幽灵。

在美国，目前还没有关于着床前基因诊断方面的数据收集或标准设定的系统方法。但是在英国，"人类授精和人胚管理局（HFEA）"已经对着床前基因诊断的应用制定了相关规定。2006年，英国"人类授精和人胚管理局"同意考虑将着床前基因诊断用于遗传性乳腺癌、卵巢癌和肠癌等由一个高度外显的突变基因（如*BRCA1*）引起的疾病。英国"人类授精和人胚管理局"称，"本决定……只适用于严重的遗传病，因为这些疾病的单基因测试技术已经建立。本决定不考虑哮喘、湿疹等不那么严重的疾病，因为这些疾病已经有了很好的医学干预。本决定也不考虑像精神分裂症这样的疾病，因为已发现这类疾病由多个基因而并非单个基因所致"。

　　由于在美国缺乏相关法规，着床前基因诊断越来越多地被应用在超出上述原则之外的领域。事实上，最近的一份调查表明，美国提供 PGD 的临床单位中，有 42％仅仅是以性别选择为唯一目的。加利福尼亚的一家实验室最近在广告中声称着床前基因诊断可用于选择眼睛和头发的颜色。由此引发强烈的公众抗议导致顾客的快速流失，只不过是动摇了这类预测能力的科学基础，却使体外授精（IVF）行业中社会责任感较强的那一部分人深感恐惧。这一切让人想起电影《加蒂卡》中的另一幕：着床前基因诊断被广泛应用，事实上成为一种强制要求，这是为了使所有夫妇的子孙后代的"潜力最大化"。那部电影有一个令人难忘的场景：一个巧舌如簧的医学遗传学家向一对准父母展示了一系列用体外授精和着床前基因诊断培育的幼胚，并声称这里没有任何地方"不伦理"。"这仍然是你，"他说，"只不过是最好的你。就算你自然怀孕一千次，也别想获得这样的结果。"

　　这场景让人浑身发冷，难道这就是我们的未来吗？其前提在科学上是站不住脚的。这对夫妇被告知胚选择会优化他们后代的诸多特征，包括智力、运动能力、音乐天赋和外貌吸引力。然而我们知道，所有这些性状受到很多很多个遗传因子的共同影响，然而，每一个单个基因的影响是很微弱的，更何况环境对这些性状的最终结果起着至关重要的作用。

　　想象一下，比方说，在那对夫妇想要优化的 4 个性状中，每个性状受到 10 个不同基因的影响。假设要优化所有这些性状，至少这对夫妇中的一方携带所有理想的变异，也需要好几十亿个人胚。

我并没有消除对着床前基因诊断的道德忧虑 —— 事实上,我相信这方法在美国已经被滥用于性别选择。我只不过是从科学上质疑《加蒂卡》中这个似乎有理的一幕。一对夫妇本来想要一个儿子,希望他既是管弦乐队里的第一小提琴手,数学得A+,并且在足球队里担任四分卫。不幸的是,他们说不定会发现,实际上他们的儿子是一个阴郁的15岁少年,躲在自己的房里听重金属摇滚乐,吸毒,浏览色情网站或玩最新的暴力电子游戏。换句话说,DNA测试永远比不上父母对子女教养的作用。

一项着床前基因诊断的应用特别备受争议。问题起源于一对夫妇,他们已经有一个患有严重疾病的孩子,急需骨髓移植。纳什夫妇,莉萨(Lisa)和杰克(Jack Nash),就处于这种境地。他们的第一个孩子莫莉(Molly)从出生的时候就患有范科尼贫血症(Fanconi anemia)。这是一种隐性遗传病,骨髓无法制造红细胞和白细胞。莉萨和杰克一边给莫莉寻找合适的骨髓捐献者,一边决定尝试第二次怀孕。他们听说了着床前基因诊断能够确保后一个孩子不会患范科尼贫血症。

然而,他们在和遗传学专家讨论时,居然发现了这样一种可能性:选择一个幼胚,不仅没有范科尼贫血症,还和莫莉的移植匹配。这个机会很有吸引力,因为从新生儿脐带血分离干细胞很容易,而且对婴儿毫无风险。这事引发了激烈的伦理争论。莉萨和杰克计划再生一个孩子,这孩子不仅有他自身的存在价值,同时还将成为他姐姐的组织捐献者。这样做合适吗?

最后,他们决定还是要进行下去。纳什夫人接受了四轮体外授精。

每一次选择的幼胚都要达到两个目标：没有疾病并且和莫莉匹配。终于，妊娠开始了。9个月后，亚当（Adam Nash）出生了。他的干细胞捐献给了他6岁大的姐姐。最后一次听到他们的消息时，两个孩子都很健康。

结语

在这一章里，我们讨论了那些遗传因素扮演着关键角色的疾病。在这些情况下，遗传现象遵循可以预测的统计学规律。DNA测试基本无误，其结果也可以预测。总体来说，这种遗传病占医院儿科病例的5%～10%，影响了很多个人和家庭的生活。但是对每个人来说，这些疾病是比较少见的。在你自己身上或你的家族里发现这样的疾病——甚至只是发现有潜在的发病风险——就会造成严重的后果。这些疾病的诊断和治疗，将始终是个体化医学的一个重要组成部分。

遗传医学的故事就写到这里。这本书面向的，主要是我们之中为数不多的这类患者。然而，人类遗传学革命很快就会超越这些不常见的疾病，进而揭示各个遗传因子在糖尿病、心脏病和癌症等更常见疾病中的作用。

换句话说，直到现在，我们都在讨论生命的语言中那些即使是不太内行的读者也能鉴别的错误。而现在，我们将要迈进一个充满更微妙的语言奥秘的世界。

现在就参与个体化医学革命，我们能做什么？

如果你正在考虑将来某时为人父母，那最好先和你的医生谈一谈，在怀孕之前，先对你和你的配偶进行筛查。如果你们中的任何一方有任何严重的遗传病家族史，或是来自某些疾病的高发群体，例如囊性纤维化（北欧），家族性黑蒙性白痴（德系犹太人），地中海贫血（地中海或东南亚地区），或是镰状细胞贫血症（西非），你将在孕前从这些信息中受益。

许姣卉、吴真真、曹苏杰译，
余玄、杨焕明校

第3章
己是知我时

DNA测试，在赛格·布林（Sergey Brin）看来只不过是一种饭后消遣。

作为巨大成功的搜索引擎Google的创始人之一，布林改变了整个世界获取信息的方式，使得互联网这种全新的、前所未有的信息交流的媒介和平台融入大众生活。

当他的妻子安妮·沃西基（Anne Wojcicki）鼓动他加入她自己刚成立的新公司——23andMe，成为第一批受试者来体验全基因组测试服务，他欣然同意。布林甚至还怂恿家里其他亲戚一起加入，并乐于看到自己和家族中哪些人"共有"一样的DNA。

疾病风险预测结果显示，对于某些疾病，他患病的风险略高于普通人，而另一些病则低些。对于这样一个结果，布林认为这没什么可大惊小怪的。

但是，当他接受妻子的建议，接受了23andMe公司推出的一项新业务，即分析一个叫作*LRRK2*基因的某种特定变异之后，一切都随之彻底地改变了。

根据最新研究，在某些案例中，*LRRK2*基因的一个不常见的突变会提高帕金森病这一迟发的神经疾病的患病风险。对23andMe用于遗传测试的DNA芯片（DNA-chip）结果进行了仔细分析后，布林发现他和他的母亲均为*LRRK2*基因这一突变的携带者。而布林的母亲早些年就已被确诊患有帕金森症。至此，布林对基因测试再也笑不起来了。

这一结果出人意料，也颇具戏剧性。这些"直接面向客户"的公司所检测的，大多数是那些比较常见的、风险度不那么高的遗传风险因子。但是这一突变却预测布林到80岁时，患上帕金森病的风险差不多高达74%。

布林现在还年轻，等他到了那个年纪所有病症都出来的时候，说不定已经找到治疗的办法了 —— 但是这种"说不定"谁也不能保证。

布林在他的博客中这样写道：

"我所处的位置非常特殊。我早早地知道了在我的一生中对什么疾病最为易感。我有幸得到这样的机会，调整我的生活方式，降低我的这些风险。

我也有幸得到这样的机会，在患病之前很长一段时间里，或亲自研究这种疾病，或鼎力支持这一研究。这样的机会不仅有利于我的健康，还将惠及我的家人和他人。

处在现在的位置上，我感到非常幸运。

在人类的'青春之源'被发现之前，我们人人都难避衰老之命，我们个个都难免疾病之灾。我们无法知道的是究竟会得什么样的病。而我能够知道的，只是那时我要得什么病。与你们中的大多数相比，不只是我的病更容易猜一些，更重要的是，我有几十年的时间为此准备。"

诸位，欢迎来到基因组时代！现在，你想知道"你"的什么呢？

疾病风险因子 —— 人人基因组中埋有的"定时炸弹"

布林的故事令人震惊，但这并不是个案。我们每个人都有数十种疾病的风险。而我们最终会得哪些病，或不会得哪些病 —— 这取决于我们遗传的风险因子和环境中触发因素的相互作用。疾病是否会发作，就要看我们有没有碰上这些触发因子。事实上，可以说没有一种疾病与遗传毫不相关。

或许你会反对这种一概而论的说法。难道被房顶上落下的一块砖头砸中，这种事也和遗传扯得上关系？是的，那个人扔砖头，或许起因于他的遗传。而你的基因，则肯定影响你伤后的恢复能力和伤口的痊愈过程。

在一定程度上，根据一份你们家的详细的家族病史，就可以推算出你自己的疾病风险因子。实际上，你当然应该好好利用这一"免费的基因测试"来对你的患病风险进行评估。但是，并不是所有人都知道自己的家族病史（尤其是那些被收养的孩子）。在一个一般都是小家庭的时代，即使最完整的家族病史也不可能揭示所有的致病风险因子，因为常见疾病的遗传方式往往十分复杂，难以预测。

我们已经讨论过了那些高度遗传、相对罕见的疾病。在这些病中，根据一个单基因的突变，基本上就能够预测疾病的发生。如今，基因组学革命已使这种测试拓展到了更多的常见疾病和复杂疾病中。糖尿病、各类癌症、心脏病、中风和精神疾病等虽然不遵守简单的（孟德尔）遗传方式，但也在很大程度上受遗传因素影响。

要了解这些疾病，需要建立一个更为复杂的遗传模型。综观最近的那些发现，我们可以得出下述重要结论：

（1）每一种疾病，都存在特定的遗传风险因子和环境风险因素，而这些因子和因素正在被迅速发现；

（2）这些发现正在为疾病的预防和治疗提供崭新的、重要的启示；

（3）你对所有这些知道得越多，越能调整你自己的生活方式和医疗监控手段来预防疾病，或在还可以治疗的发病早期，及时地锁定疾病。

让我们以成年型（2型）糖尿病为例来说明。2型糖尿病（简称T2D）患者的兄弟姐妹患上此病的风险是普通人的3倍，显然这种病受到了基因的调控。在那些不止一个 T2D 患者的家庭里，我们发现这种疾病并非简单地能用显性遗传、隐性遗传或 X 连锁遗传所能解释。影响致病的不止一个基因，至少几十个遗传变异都和这一疾病的易感有关，其中每个变异都只贡献那么一点点风险。遗传学家称之为多基因遗传。

我们每个人都有这样的一系列遗传变异，这些变异将我们患 T2D 的风险或提高到平均水平以上，或保持在中度水平，或降低到平均水平以下。一些人的遗传负荷较高，即使环境中没有什么"触发因子"也可能发病；另一些人的则有中度的风险，只有在其他因素，如体重增加、缺乏锻炼或节食的共同影响下才会超过阈值，导致患病；而还有一部分人的遗传风险很低，即使生活方式很不健康，也很不容易得病。

可以说，疾病的发生是你遗传的基因和生活的环境共同决定的结果。因此，才有了如此之说："基因装好弹药，环境扣动扳机。"

遗传风险因素的多样性使得一些如糖尿病、癌症和心脏病等疾病的预测成为一项艰巨的任务。研究者一直致力于在 DNA 中寻找致病的"元凶"。那些在单基因疾病（如囊性纤维化）研究中卓有成效的策略，用到多基因病就不灵了。家系分析受挫，只好另辟蹊径。所谓"候选基因"的策略就是一例：先对人类 20000 多个基因猜测一番，假设某个基因是某一疾病的候选基因，再在患者群中寻找这一基因的变异。

也许你听说过这样一个笑话：深夜，在漆黑一片的街道上，一个人的钥匙从上衣口袋里掉了出来。后来他发现钥匙丢了，就开始寻找。同伴们很诧异他为什么只在有路灯的地方拼命找，就问他为什么"限制自己的搜索范围"。他解释说："谁都知道，没有灯的地方怎么能找到钥匙呢！"令人遗憾的是，"候选基因"策略通常和只在路灯下找钥匙的命运如出一辙 —— 难以找到开门的钥匙。

更令人郁闷的是，直到2003年，对于像T2D这样的常见疾病，仍只有那么几个遗传风险因子被发现。基因组是一个有限的信息集合，为什么我们不能系统地研究它呢？为什么我们不去照亮整个街道呢？

让我们来做一个理论实验。假设现在我们有1000个糖尿病患者的DNA、1000个很好匹配的正常对照DNA。好，再假设你已经完成了这2000个人的全基因组测序，并将这些DNA序列做了一个平行比较（图3.1）。那么，你将不再只关注那几个候选基因，而是放眼整个基因组了。

当然，你还是要去伪存真，去除那些噪声信号。有些人可能因为两三种罕见突变而患病，而另外一些人则由于很多很多个常见突变而致病。只要序列准确无误，你应该能够发现主要的风险因子。基于某个变异在患病组和健康组中出现的频率，你还可以说出这个变异的显著性水平。

当2003年"人类基因组计划"刚刚完成的时候，似乎离上述想法的实现还有很长一段时间。因为在那时，我们连1000万个常见变

基因 A   基因 B

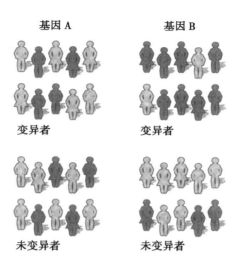

变异者   变异者

未变异者   未变异者

图3.1 基于DNA变异在患病组中的出现频率高于健康组的， 就可以找出与疾
病相关的遗传变异
B基因看来好像是一个重要的疾病风险因子， A基因看样子不像

异在基因组中的位置都不知道，更别提那些罕见变异了。不过，从常
见变异开始研究是有道理的，因为大多数常见变异都是不同个体序列
中单个碱基的差异，被称之为单核苷酸多态性（SNP）。

其次，在2003年，检测一个DNA样品的单个变异位点的序列
（即基因型分析），实验室成本为50美分。依次计算，如果对1000个
患者和1000个对照样本都进行整个基因组范围的筛查，来发现与疾
病相关的常见SNP——"遍基因组关联分析"（GWAS）的话，成本就
是10000000 SNP×2000 DNA样本×50美分/SNP，等于100亿美
元！显然这是行不通的（这还只是分析了常见变异，而非全基因组序
列）。

6年之后的今天，在我写下上述内容的此时此刻，这一切在当初看似十分艰难、几乎不可能实现的任务已经在几十种疾病、10万多个样本中实现了。这在任一科学领域都是史无前例的！作为一项新技术，其发展之快无可比拟。这一技术飞跃点燃了我们对个体化医疗的热情，也使我产生了写这本书的意图。

这一进展，在一定程度上归功于一个我们称之为"HapMap"（"单体型图"）的计划。图3.2所示的是一段由约2000个"字母"（A、T、G、C）写成的DNA"密码"。其中的绝大多数"字母"，几乎我们所有人都一模一样。但这段DNA序列中，有3个位置发生了"常见变异"。这只是人类基因组中1000万个常见SNP中的3个。但是，如果你想要研究某种疾病如糖尿病的成因，并不需要将这全部1000万个SNP一一分析。这些SNP和群居的动物一样，总是成簇成群出现的。

很显然，由于人类起源时间较短，且共同祖先数目较少，结果所产生的染色体类型（单体型）的数目也就非常有限。因此，我们的1000万个常见遗传变异，并非我们想象的那样互不相关，而是有规律地成组成簇。这样，通过检测某一个"簇"里的一两个变异，同一个"簇"里的其他变异不需检测就可以推断出来。这些"簇"有的很小，有些则跨越很大的一个DNA区段。平均来说，每个这样的"簇"里一起遗传的为30～40个SNP。

如果你知道了这些SNP"簇"的两侧边界，大可不必花费一大笔的实验经费检测每个位点，而只需要选取那些有代表性的SNP位点，

```
GAAATAATTAATGTTTTCCTTCCTTCTCCTATTTTGTCCTTTACTTCAATTTATTTATTT
ATTATTAATATTATTATTTTTTGAGACGGAGTTTCACTCTTGTTGCCAACCTGGAGTGCA
GTGGCGTGATCTCAGCTCACTGCACACTCCGCTTTC[C/T]GGTTTCAAGCGATTCTCCTGC ─ 1
CTCAGCCTCCTGAGTAGCTGGGACTACAGTCACACACCACCACGCCCGGCTAATTTTTGT
ATTTTTAGTAGAGTTGGGGTTTCACCATGTTGGCCAGACTGGTCTCGAACTCCTGACCTT
GTGATCCGCCAGCCTCTGCCTCCCAAAGAGCTGGGATTACAGGCGTGAGCCACCGCGCTC
GGCCCTTTGCATCAATTTCTACAGCTTGTTTTCTTTGCCTGGACTTTACAAGTCTTACCT
TGTTCTGCCTTCAGATATTTGTGTGGTCTCATTCTGGTGTGCCAGTAGCTAAAAATCCAT ─ 2
GATTTGCTCTCATCCCACTCCTGTTGTTCATCTCCTCTTATCTGGGGTCAC[A/C]TATCTC
TTCGTGATTGCATTCTGATCCCCAGTACTTAGCATGTGCGTAACAACTCTGCCTCTGCTT
TCCCAGGCTGTTGATGGGGTGCTGTTCATGCCTCAGAAAAATGCATTGTAAGTTAAATTA
TTAAAGATTTTAAATATAGGAAAAAAGTAAGCAAACATAAGGAACAAAAAGGAAAGAACA
TGTATTCTAATCCATTATTTATTATACAATTAAGAAATTTGGAAACTTTAGATTACACTG
CTTTTAGAGATGGAGATGTAGTAAGTCTTTTACTCTTTACAAAATACATGTGTTAGCAAT
TTTGGGAAGAATAGTAACTCACCCGAACAGTGTAATGTGAATATGTCACTTACTAGAGGA
AAGAAGGCACTTGAAAAACATCTCTAAACCGTATAAAAACAATTACATCATAATGATGAA
AACCCAAGGAATTTTTTTAGAAAACATTACCAGGGCTAATAACAAAGTAGAGCCACATGT
CATTTATCTTCCCTTTGTGTCTGTGTGAGAATTCTAGAGTTATATTTGTACATAGCATGG
AAAAATGAGAGGCTAGTTTATCAACTAGTTCATTTTTAAAAGTCTAACACATCCTAGGTA
TAGGTGAACTGTCCTCCTGCCAATGTATTGCACATTTGTGCCCAGATCCAGCATAGGGTA
TGTTTGCCATTTACAAACGTTTATGTCTTAAGAGAGGAAATATGAAGAGCAAACAGTGC
ATGCTGGAGAGAGAAAGCTGATACAAATATAAATGAAACAATAATTGGAAAAATTGAGAA
ACTACTCATTTTCTAAATTACTCATGTATTTTCCTAGAATTTAAGTCTTTTAATTTTTGA
TAAATCCCAATGTGAGACAAGATAAGTATTAGTGATGGTATGAGTAATTAATATCTGTTA
TATAATATTCATTTTCATAGTGGAAGAAATAAAATAAAGGTTGTGATGATTGTTGATTAT
TTTTTCTAGAGGGGTTGTCAGGGAAAGAAATTGCTTTTTTTCATTCTCTCTTTCCACTAA
GAAAGTTCAACTATTAATTTAGGCACATACAATAATTACTCCATTCTAAAATGCCAAAAA
GGTAATTTAAGAGACTTAAAACTGAAAAGTTTAAGATAGTCACACTGAACTATATTAAAA
AATCCACAGGTGGTTGGAACTAGGCCTTATATTAAAGAGGCTAAAAATTGCAATAAGAC
CACAGGCTTTAAATATGGCTTTAAACTGTGAAAGGTGAAACTAGAATGAATAAAATCCTA ─ 3
TAAATTTAAATCAAAAGAAAGAAACAAACT[A/G]AAATTAAAGTTAATATACAAGAATATG
GTGGCCTGGATCTAGTGAACATATAGTAAAGATAAAACAGAATATTTCTGAAAAATCCTG
GAAAATCTTTTGGGCTAACCTGAAAACAGTATATTTGAAACTATTTTTAAACCGAGTTAT
GGCACACTTGGGCAATTTCAGAGATT
```

　　　　图3.2　一段长2000个字母的DNA序列（仅示单链）
　　　　　　　图中方框标出的是3个常见变异(SNP)
　　　　　这3个变异密切相关：SNP1的C总是和SNP2的A、SNP3的G同时出现

就可以得到全面的了解。这是十分聪明的。

"HapMap 计划"正是这样设计的，我们定义了每个"簇"的两侧边界，为基因组分析开辟了捷径，将工作量约降至原来的1/40。我有幸成为"HapMap 计划"的主管。这个国际合作项目组织有序，进展顺利。6个国家的2000多名科学家精诚合作，共同绘制人类基因组的变异(SNP)目录和组织成"簇"的"单体型图"。所有的数据立即公布，供全球免费使用。

2003年以来，另一个重大进展就是基因分型成本的大幅降低，从过去的50美分降低到现在的不足1美分。这要归功于各种各样的创造性技术发明，特别是电脑芯片和DNA化学的联姻——"DNA芯片"的问世。一张邮票那样大小的芯片，就能检测100万个SNP。

"HapMap 计划"减少了需要检测的SNP的数量，基因分型的成本又显著下降。到了2006年，1000个患者和1000个对照的全基因组关联分析，以不到100万美元的成本就可以完成。

短短几年的时间，发生了翻天覆地的变化！

黄斑变性 —— GWAS 的首例成功

我的姨妈玛莎(Martha)是一个了不起的人物。她聪明、有主见、博览群书。最后她成了一家私立学校的校长，学生们对她既敬佩又害怕。作为她的侄子和教子，我也深有同感。

玛莎姨妈还是一个很了不起的老师。她对学生全心全意，只是她强硬的作风和那茱莉娅·曲尔德（Julia Child）嗓门（美国名厨，以大嗓门著称），足以镇住一个小男孩。

　　令人难过的是，退休后的她再也享受不了阅读这一最大的生活乐趣了。随着年纪的增大，玛莎姨妈的视力越来越差，最后被确诊患上了老年性视网膜黄斑变性。古稀末年，病症开始逐渐显现。到了生命的最后几年，她的双目几乎完全失明，疾病残酷地剥夺了她阅读的乐趣。

　　我们大多数人都想不到黄斑变性的病因其实一直都潜伏在我们的 DNA 之中。毕竟，一种在 70 岁、80 岁甚至 90 岁才发作的疾病，似乎不像会受到遗传的多少影响 —— 我们平常很容易想到幼年患上的疾病和遗传因素显著相关。但在 2005 年，耶鲁大学的研究者利用 HapMap 的早期数据仅仅研究了 96 例黄斑变性患者，居然发现了一个过去完全没有预料到的基因，如果它发生一个常见变异，就会对黄斑变性的致病风险起主要的作用。

　　此后不久，又在另外一条染色体上鉴定了一个过去没有预料到的基因，对黄斑变性有差不多一样大的致病效应。现在已经清楚，这两个遗传风险因子一起，再加上吸烟和肥胖这两个环境风险因素，可以解释黄斑变性差不多 80% 的患病风险。

　　这些成果使整个科学界为之振奋。在此之前，很多人对基于 HapMap 的研究策略是否可行心存疑虑。黄斑变性的这些发现很快被好几个研究小组证实，打消了人们的疑虑。

这些发现还催生了一种全新的治疗方法。黄斑变性所发现的这两个基因，都与炎症反应信号通路有关，说明炎症反应的作用可能远比人们过去所知道的要重要得多。以炎症反应系统为靶点，已经开发了许多药物。这些药物用于黄斑变性的预防和治疗的可能性，已经成为目前的一个研究热点。有趣的是，过去人们就发现，那些类风湿关节炎患者，如果服用高剂量消炎药来控制关节炎，同时患上黄斑变性的概率很低。这是否就是一直以来给我们的启示呢？当然了，这些问题还需要临床试验来回答。可以肯定的是，如果没有人类基因组研究的这些重大发现，临床试验是绝对不会朝这个方向发展的。

黄斑变性的有关发现，对我个人也有着非常特殊的意义。根据我自己的DNA测试，我也有患上黄斑变性的高度风险。我会不会步玛莎姨妈的后尘呢？我可没有打算现在开始，就每天吃十几片Advil（一种消炎药），因为那可能会对肾脏和胃内壁造成损伤。所以我会等着，看看临床试验对这种方案的评价如何。但是，正如我在"楔子"中提到的，有专家建议在日常膳食中多摄入 Ω-3 不饱和脂肪酸可以预防黄斑变性，我已采纳这条建议，在三餐中注意这些营养的摄入，特别是富含脂肪的鱼肉。尽管目前这项建议的证据还不充分，但也没证据表明有什么坏处 —— 更何况我本来就很喜欢吃鱼。

发现之热潮

到了2007年，对常见疾病遗传风险因子的研究已经从早期的涓涓细流汇聚为滚滚洪流。在我写此书时，这一洪流仍在汹涌澎湃（图3.3）。

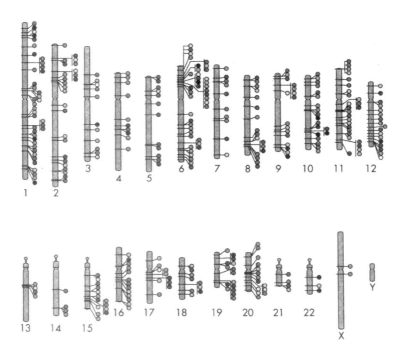

图3.3　新发现的疾病遗传风险因子
图中每个标记代表一个新发现的易感变异，和人类数十种常见疾病一一对应。
2002年，这张图上仅有7个变异

　　与各种常见疾病相关的遗传风险因子的发现应接不暇，包括糖尿病、心脏病、癌症、哮喘、中风、肥胖、高血压，甚至心房纤维性颤动和胆结石。这类成果，充斥于各大著名生物医学研究期刊。常常连续数月，都有出乎意料的新发现发表，之后几乎立即就被其他研究小组所验证。几乎所有与常见疾病相关的基因都是在这时被首次发现的，令人耳目一新。

还有一个令人惊讶的发现：大多数和常见疾病发病风险相关的遗传变异，并非直接导致蛋白功能的异常，而是影响了该基因是否能在合适的时间、以合适的数量表达或关闭。

关于疾病及其遗传风险的另外一个被普遍接受的观点是：单个常见变异对某种疾病产生的影响是相当微弱的。对于黄斑变性，仅仅两个基因的变异就对将来得病的风险起到关键的作用。这是迄今发现的唯一一个常见突变就能产生如此巨大效应的例子。对大多数疾病而言，所发现的常见突变只会使患病的风险增加10％～40％。

无论如何，这些新发现带来的领悟，颠覆了我们对疾病的理解。令人兴奋且非常有趣的是，同一个变异不止影响一种疾病。例如，已经发现某一单个基因的突变，同时对小儿糖尿病（1型糖尿病）、类风湿关节炎和克罗恩氏病（Crohn' disease，局限性回肠炎）都有影响。再如，人类9号染色体某一个小区域里的基因变异分别在2型糖尿病和冠心病的发生中有着重要的作用。我们开始明白，现在对疾病的分类或许需要大幅修正了。

生物医学研究领域已被震撼。大卫·亨特（David Hunter）和彼得·卡夫特（Peter Kraft）在著名期刊《新英格兰医学杂志》上发表文章指出："在人类医学研究史上，类似这样的发现热潮几乎前所未有。"

2007年，世界上读者最多的"硬科学"周刊——《科学》杂志将人类遗传变异研究评为"年度十大科技突破"。

再谈糖尿病 —— 发现遗传风险因子的意义

目前，2 型糖尿病（T2D）困扰着世界 1.5 亿人口和美国 1600 万公民。人们在不知不觉中患病。事实上，很多人在患病数年之后还不得知晓。然而，若不及时治疗，这种疾病会引发一系列严重的并发症，包括心脏病、中风、失明、肾衰竭和可能导致截肢的外周动脉病等。

与糖尿病相关的重要器官、组织系统包括胰岛细胞（分泌胰岛素）、肝脏、肌肉、脑及脂肪等。这一系统在进食和饥饿的时段里有条不紊地共同调控胰岛素和血糖的水平。当这一调控的平衡被打破，胰岛素产生量不足以控制血糖浓度时，就会引发糖尿病。

事实上，1 型糖尿病（T1D）与 2 型糖尿病有很大的不同。T1D 患者的免疫系统会错误地攻击正常分泌胰岛素的胰腺 β 细胞，并最终将其摧毁。T1D 多见于幼年，成年人也能患病，通常与肥胖并无关系。因为 T1D 患者体内胰岛素分泌不足，注射胰岛素就能有效治疗。

而在 T2D 中，不存在对 β 细胞的免疫攻击。相反，肥胖才是主要元凶。体重增加时，对胰岛素的需求也会增加，β 细胞被迫分泌比以往要多得多的胰岛素，以至 "精疲力竭"。胰岛素供给不足，血糖浓度开始攀升。而过高的血糖浓度反过来对 β 细胞有一定的毒性，如此恶性循环，糖尿病就 "应运而生" 了。对于 β 细胞仍有功能的患者，可通过口服药物来促进胰岛素的分泌，从而得以成功治疗。但对于更为严重的患者，只能和 T1D 一样 —— 注射胰岛素。

对于 T1D, 现在已有十几个遗传风险因子被发现，这要归功于遍及整个基因组的搜索能力。尽管其中一些基因的确参与了机体的免疫应答，但也有相当一部分与人们的预期不同，为我们提出了开辟全新的预防和治疗途径的必要性。

对于 T2D, 现在已经鉴定出 20 多个相关基因，而这一数字每个星期都在增加。尽管我们还不清楚所有这些基因的功能，但在所知较多的基因中，有一半直接作用于 β 细胞，是主要的问题所在。

在 T2D 的靶基因出来之后，我们惊讶地发现，其中的两个基因编码的蛋白，正是目前最常用的两种糖尿病药物的作用靶点。当然，这些药物当初的研发途径截然不同。对遗传因子的分析差不多可以肯定，还有其他基因可被列为有待开发的药物靶点，这也许为预防和治疗这种常见的灾难性疾病带来了实实在在的福音。

风险预测和RBI规则

毋庸置疑，开发治疗糖尿病的新方法当然是一件好事。但对糖尿病和很多其他疾病而言，个体化医学还面临着一个新的问题：你真的想知道你自己的未来吗？

是我们严肃看待这个问题的时候了。

一些情况下，预知风险也许可能拯救你的生命。但另外一些情况下，你是不是宁可被蒙在鼓里呢？

　　据此，现在有必要提出几条有关风险预测和人类健康的基本原则。这里有3个主要的考虑因素。无论是不是意识到，人们基本上是以此来决定是否接受这些风险预测信息：

　　因素一：风险有多大？

　　要回答这个问题，关键是要记住有两类不同的风险。

　　我们经常会听到有人说"相对风险"，它是指你患某种疾病的风险，是高于还是低于平均水平的。如果你的相对风险指数是1.0，意味着你的患病风险处在平均水平；如果是0.5，是指你的患病风险是普通人平均的一半；而1.5则是指你的患病风险比平均水平高50%。

　　不过，大多数人想知道的是"绝对风险"。这是指某种疾病在人的一生中可能发生的概率，以便于判断这些风险预测是不是真的有意义。

　　这两个指标都很重要。例如，如果我患多发性硬化症的相对风险是平均水平的10倍，这个数字听起来很吓人。但如果知道了人的一生患上这种病的平均风险仅为0.3%（即1000个人中只有3个人患病），那么我的患病风险就是3%，也就是说我有97%的可能性不会得多发性硬化症。这样一来，10倍的相对风险虽然听起来很可怕，然而对我已经不那么重要了。

因素二：危害有多大？

人们通常更担心那些严重的可能危及生命的疾病，而不是那些只会带来小痛小痒的微恙。如果你告诉我实实在在的患癌症的风险，我就不会掉以轻心。但如果你告诉我可能有网球肘，我当然也当回事［尤其如果我是罗杰·费德勒（Roger Federer）这种著名网球运动员的话］，但焦虑的程度是不一样的。

因素三：我能做什么？

这是我们每个人必须做出决定的关键考虑因素：我们是否真的想了解未来患病的特定风险因子。如果你要告诉我患上心脏病的风险，我会很感兴趣，因为我可以提前采取预防措施。但如果是老年痴呆症，因为目前对之还无计可施，我可能就不会那么感兴趣了（尽管这一信息可能对我重新计划我的退休安排有所帮助）。

实际上，在决定是否接受这类风险信息时，我们每个人都可以用一个简单的乘式来做心理测算，如下所示

渴求度 = 风险（Risk）× 负荷（Burden）× 干预（Intervention）

我们可以称之为 RBI 方程。当你遇到这样的机会，为了自己和家人的健康，为了更好地预防疾病，考虑要不要知道某一疾病的风险信息时，RBI 是一个你应该牢记于心、定有好处的规则。

现在让我们回到糖尿病。在已鉴定的20多个T2D风险因子中，对患病风险影响最大的是*TCF7L2*基因的一个变异，其相对风险高达1.4，这个数字是什么意思呢？你还得知道这种病的绝对风险是多少。不幸的是，在美国，60岁以上的老年人中有23%的人都患有此病。也就是说，每4个人中就会有1人在60岁时患上糖尿病。除非有办法控制住目前普遍的肥胖问题，否则这一数字将来很可能会继续攀升。现在，假设你携带了*TCF7L2*风险等位基因，那么1.4的相对风险将会使你患2型糖尿病的风险提高至32%（即23×1.4），也就是说你有1/3的可能性会患糖尿病。

下表所示是基于*TCF7L2*这一单个基因的影响，患上T2D的绝对风险和相对风险：

	平均值	风险等位基因携带者
相对风险	1.0	1.4
绝对风险	23%	32%

大多数常见疾病，包括T2D在内都有很多个这样的风险因子。为了更好地诠释"相对风险"，人们往往采用图3.4这样的图表来表示。从图中可以看出，各个遗传因子的相对风险有的高于平均值，有的则低于平均值。

这些相对风险到底是以某种复杂的方式相互作用，还是将各个遗传风险因子简单相乘，就能得到这个个体的综合风险？这是一个重要的科学问题。我们在其他动物的几个研究案例中发现，遗传风险因子

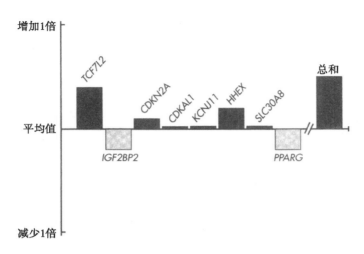

图3.4　一份典型的T2D的遗传测试结果

如图所示为一个个体的风险预测。检测了共8种不同基因的变异，对每一种变异都
给出了风险：一些基因高于平均水平(*TCF7L2*、*CDKN2A*、*HHEX*)，一些基因低
于平均水平(*IGF2BP2*、*PPARG*)，另一些基因则与平均值接近(*CDKAL1*、*CKNJ11*、
SLC30A8)。该个体患T2D的综合风险指数升高了1.5

似乎是以一种高度的协同增效方式相互作用。举个这样的例子，如果
你携带了A和B两个风险等位基因，你患病风险并非A和B两个风险
因子的乘积，而是远远高于这个值。然而到目前为止，我们还未在人
类常见疾病中发现这种现象的有力例证。所以，在不知道相互作用对
患病风险到底是否增效（或减效）之前，我们仍普遍使用简单的乘法
原则。在图3.4中，我们可以计算出这一假想个体患上T2D的综合风
险为1.5，即所有相关遗传风险因子的乘积。

　　但这只是相对风险，1.5的相对风险会使这个人面临35％的绝对
风险（平均风险23％×1.5）。

　　另外一种描述方法可能会使那些不习惯看百分比数据的人更容易理解一些，那就是用图画来表示100个人的患病风险。图3.5包括两个组，第一组显示了T2D的平均风险：100个美国人中有23个会患此病。另一组与图3.4所示的含义相同，即那个人的患病风险为35％：100个人里面有35个人患此病。

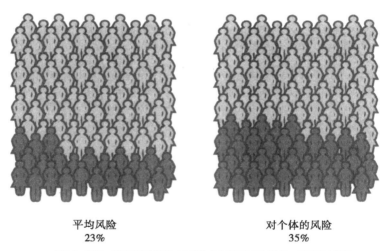

平均风险
23%

对个体的风险
35%

　　图3.5　以另一种方式显示图3.4中那个个体的遗传测试结果，即其患上糖尿病的风险为普通人的1.5倍

　　回到RBI方程。对于我们的这个假想个体，根据从DNA测试中得知的信息，可以推导出他患T2D的风险（R）是处于平均水平的，1.5倍的相对风险，对应于35％的绝对风险。那么疾病的负荷（B）呢？

　　毫无疑问，糖尿病是一种潜在的能够危及生命的严重疾病，只是由于这种病有着多年的潜伏期，因此并未像心脏病和癌症那样得到人们的广泛关注。但在美国，糖尿病已被列为人类的第七大死因，这个排位可能还是低估了它所导致的早期死亡的病例。因为根据死亡证书的统计，只有35%～40%的糖尿病患者在临终时被认为死于该病。

总的来说，在任何一个年龄段，糖尿病患者的死亡风险都是未患此病者的两倍。我们应该正视和重视这一疾病了，因为RBI规则方程中的B值是相当高的。

那么 I 值 —— 干预的可能性呢？

首先要明确一点，严重疾病的预防都不是一个简单便宜、轻而易举、一劳永逸的过程。我们在第2章中讲到的贝克身患苯酮尿症（PKU），她每次用餐都要念念不忘疾病的预防。还有前面提到的那个QT间期延长综合征家族，他们每天都要坚持服药，甚至通过手术植入防纤颤器。无论如何，对于那些有患严重疾病倾向的人，应该抓住时机采取预防措施，即使需要很大的个人投入。

在可以预防的疾病中，糖尿病位居榜首。我们知道，肥胖、饮食和锻炼作用相当大。我们只要看看T2D发病率最近几十年来的快速增长，就会明白这一增长主要是由环境的影响造成的，因为人类的基因库不可能在这么短的时间里发生这么大的变化。

对于易感个体，糖尿病确实是可以预防的。最充分的、振奋人心的证据来自一个大型的前瞻性研究 —— 糖尿病预防项目（DPP）。那些体重和血糖浓度高于正常人（但还不足以诊断为糖尿病）的受试者被随机地分为 3 个干预组：

　　第一组为生活方式干预组，受试者需要接受饮食调整、体能锻炼、行为规范等三方面的高强度训练。通过一周 5 天、每天 30 分钟的锻炼，以及对脂肪、热量摄入量的严格限制，他们需要减掉 7％的体重并一直保持稳定。

　　第二组是药物干预组。受试者服用 β 细胞刺激剂 —— 二甲双胍 (metformin)。

　　第三组是项目对照组。受试者服用安慰剂。

　　第二组和第三组的受试者被告知节食和锻炼的信息，但不做强制性的干预和激励辅导。

　　结果非常激动人心，以至于这个项目成功地提早结题。第一组（生活方式干预组）的受试者，不论族群，不论男女，患上真正糖尿病的风险均降低了 58％，这一结果在 60 岁或 60 岁以上的受试者中尤其突出，其患病风险降低了 71％。与之不同的是，服用二甲双胍的第二组（药物干预组）的患病风险仅降低了 31％。

　　这一引人注目的结果说明，T2D 的"I 因素"即干预的作用是非常显著的。所以，T2D 在很大程度上是可以预防的。当然，心存疑虑的人可能会说，获得成功的生活方式干预组所采取的措施只不过是些简单的常识，人人都应该如此生活。或许糖尿病真的就是我们这些躺在沙发上大嚼薯条、老泡在电视机前的人应付的代价。风险测试的倡导者始终认为，人们在得知自己具有较高的遗传风险之后，才会迫使自己采取行动。不然的话是不会重视的。

　　有人提出，将这类遗传信息广泛用于疾病的预防还为时过早。但是，这种方法与常用的根据胆固醇水平来预测心脏病的风险真的有很大区别吗？

　　毕竟，血液中胆固醇的含量是基因和饮食双重作用的结果，而基因在很大程度上决定了患病的"临界值"。我们很多人已经习惯了根据胆固醇水平来预测将来患上心脏病的风险，通过干预性的饮食调整和药物治疗来降低原先较高的胆固醇水平。在很多情况中，饮食的调整不足以将胆固醇降到希望的水平，因此在发达国家，抑制素类药物已被广泛使用，成为用量最大的处方药。有证据表明这类药可以有效降低胆固醇、降低心脏病的风险，让人们延年益寿。

　　值得注意的是，这和遗传测试才能获得的信息极为相似。胆固醇水平并非预测心脏病风险的绝对指标，有人胆固醇水平很高却不会得病，有人胆固醇水平很低却依然发病。采用和遗传风险因子一样的展示方式，图3.6概括了男性一生中血清总胆固醇水平对其患冠心病风险的影响。左图显示的是总胆固醇水平在200以下的人的患病风险（31%），右图显示的是总胆固醇水平在200～239的人的患病风险（提高到了43%）。经典的预防医学强烈建议那些200以上的人将其胆固醇水平降低到安全的范围内。在我们的RBI方程中，胆固醇测试相关的R、B和I值都明显呈阳性，因此筛查已成为预防医学的主流策略。

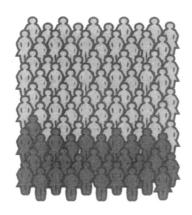 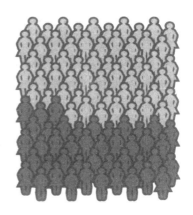

胆固醇水平<200者
患心脏病的风险
31%

胆固醇水平为200～239者
患心脏病的风险
43%

图3.6　胆固醇被广泛认可为心脏病的风险因子。注意： 胆固醇水平在200～239范围内的人， 心脏病的统计学风险显著增高， 与图3.5所示糖尿病遗传风险相似

　　糖尿病难道就不一样吗？根据DPP研究T2D的结果，"I因素"的作用非常显著。对于相对年轻的群体，将个体风险的预测能力纳入到个体的预防方案是十分必要的。我们对实际的患病风险(R)的估计越准确，这种必要性就越强。但在现阶段，样本数还难以满足R估计的要求，这在未来几年内将会有很大提高。

　　就我自己来说，我被发现还携带两个拷贝的 TCF7L2 风险等位基因，而所有DNA测试都预测我未来患糖尿病的风险为29%，这是出乎我意料的。尽管遗传风险因子尤在， 在我的家族中，糖尿病却完全阴性，几乎所有的直系亲属都很瘦。是不是因为我们保持了正常体重，因而免受疾病之累呢？

最近这几年，我有点儿发福，已经是兄弟姐妹中最胖的了。未来我是否会有更大的风险呢？DNA测试结果已经迫使我正视自己那些不健康的生活方式。现在，我正在进行我自己的"迷你"DPP，更加严格锻炼，更加注意饮食，现已成功减掉了15磅（1磅约0.45千克）的体重。

何处寻觅 —— 我们基因组中丢失的遗传力

过去几年中，很多常见疾病的遗传风险因子的发现令人欢欣鼓舞，但这还只是这场革命的序曲。从家系和同卵双胞胎的研究中，我们得知糖尿病等大多数疾病都高度遗传，遗传因素带来的风险平均高达50%。但迄今为止，我们的遗传分析才发现遗传风险因子的10%（黄斑变性显然是个例外）。

现在全球各地的遗传学家都在挠头，苦苦思索其余的遗传力到底藏到哪儿去了，甚至还生造了一个新的名词"基因组中的暗物质"。就像研究宇宙的天文学家所说的，他们已经观察到的宇宙物质实际上仅占整个宇宙中所有物质的很小一部分。同样，研究基因组的我们也不得不承认，我们已经发现的遗传风险因子，仅是和常见疾病风险有关的DNA变异中很小的一部分。那么，其余的藏到哪儿去了呢？

至少有4种可能的解释：

1. 就研究的规模和变异的影响来说，大多数的遗传风险因子很可能实际上就在许许多多的常见SNP之中。这些SNP对疾病风险的影响很小。例如，如果某个特定的突变引起的相对风险仅为1.05，那么我们可能需要多达10000份的患者样本与10000个正常样本的对照，才能发现这一特定的风险因子。而大多数研究的样本数都不够大，不能达到如此精细的水平。

2. 就风险变异的出现概率来说，这类相对罕见的变异可能对许多疾病的风险影响相对很大。如果某个变异在人群中的出现概率不足5%，就很难在大多数的传统研究中被发现。因为携带这种风险等位基因的个体实在少之又少。

3. 就变异的类型来说，与过去人们详细研究的单碱基突变相比，还有一类遗传变异对DNA影响更加显著，这就是所谓的拷贝数目变异（CNV）。CNV指的是一段DNA编码序列出现多次额外的重复（图3.7）。这类变异有的极为罕见，有的却十分常见。有的CNV跨度很大，可以包含一个或好几个基因。然而，迄今的大多数疾病研究，在测试时却把它们漏掉了。令人兴奋的是，我们可以肯定这类变异与患病风险有关。令人兴奋的还有另一方面，新的研究数据表明，这类变异可以很好地解释自闭症、精神分裂症的部分病例，尽管这些数据目前还存在一定争议。

4. 很早以前，人们就注意到另外一个可能性：在很多情况下，遗传风险因子间的相互作用似乎非常强，仅对单个因子进行研究不能完全解释这些疾病的整体风险。许多研究者正在探究所谓的"基因基因相互作用"，但收获甚少，仍然没有得出多少具有显著影响的证据。但这种分析本身就并不容易，很有可能我们的简单叠加假设就是错误的。

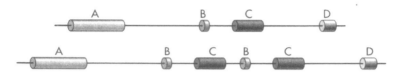

图3.7 拷贝数目变异(CNV)

上图所示为基因A、B、C、D 的单个拷贝；下图中的B和C基因各有一个额外的
拷贝。CNV在人类基因组中非常普遍，很可能是"基因组中的暗物质"的一部分

　　看样子，至少前3种解释非常重要。很有可能在三五年后，我们
对常见疾病遗传力的认识会更加透彻。一个启示性的例子是*PCSK9*
基因。*PCSK9*基因编码区的几个突变首先是在罕见的心血管病家系
中发现的，高胆固醇和心脏病在这些家系中表现为显性遗传。

　　研究发现，这些突变产生了一种活性过高的蛋白，而这种蛋白
导致人体血清胆固醇含量升高。得克萨斯州的研究者海伦·霍布斯
（Helen Hobbs）思想活跃，他研究了胆固醇水平的另一极端——低
LDL胆固醇（致病胆固醇）水平很低的人群，这些人一般不患心脏病。

　　结果证明，仅在1%～3%的人群中出现的*PCSK9*基因罕见变
异成功地解释了为什么低LDL胆固醇人患心脏病的风险降低了足足
88%。在这种情况下，这些变异实际上导致了基因功能的缺失。所以
就有点像"阴阳"之道：过多的*PCSK9*基因产物会导致心脏病，反之
则可能有预防作用。这是对"暗物质"第二种诠释的例证，即罕见变
异具有显著效应。

　　未来几年，遗传风险因子的预测将越来越准确，而这些信息是
否能使健康人更好防病的争论也越来越激烈。人们预测RBI方程中的

"R"（患病风险）的能力会稳步提高。同时，可能干预即"因素 I"也会增加 —— 只是增加的速度会因病而异。所以这句话显得越来越有意义："测试你自己的 DNA 吧！只是早晚而已。"

"直接面对客户"(DTC) 的遗传测试

1996 年的一天，美国卫生与公共服务部部长唐纳 · 夏拉拉（Donna Shalala）问我，如果没有医疗服务机构的参与，能不能让一个人直接得到自己基因组的第一手分析信息，以此预测自己将来的患病风险。

夏拉拉部长认为这是必然趋势。就像现在已不需要去医院做孕检，而只需走到药店货架前购买测孕试纸一样。我得承认，早在那时夏拉拉部长就比我更有远见。

我一直认为"直接面对客户"的遗传测试根本就是天方夜谭，在我有生之年是难以实现的。可是，感谢上帝！看看这十几年来翻天覆地的变化，我当初的想法已经被彻底颠覆了！正如"楔子"中所提，现在已经有 3 家公司可以为感兴趣的消费者直接提供 DNA 分析，让他们了解自己未来患上一大串常见疾病的风险。

这些公司中，有几家也可以提供一些明显与疾病无关的特征的"风险"信息，我们姑且称之为"娱乐基因组"。此外，这些公司还可以根据遗传变异，为消费者提供一些关于自己祖先起源地的推测信息。附录 E 列出了在此书撰写时，23 andMe、deCODE 和 Navigenics 三家公司中至少一家声称能够提供测试服务的疾病清单，同时还列出了非疾病性状遗传测试的信息。这些测试要价从399美元到2499美元不等。

一石激起千层浪，这些遗传测试的出现在新闻界引起强烈反响。《时代》周刊将2008年年度最佳发明奖就颁给了其中的一家公司——23andMe。23andMe的创始人还做客著名电视节目《奥普拉脱口秀》，向数以百万的观众描述什么是DNA测试，而这个节目的常客奥兹·默罕默德（Mehmet Oz）大夫也宣称，他自己的测试结果就相当有趣。

就这样说起来，基因测试还真简单。DNA存在于人体的所有细胞之中，测试过程甚至不需要抽取血样。deCODE公司用的是棉签，在嘴巴里左右上下刮几下就有足够细胞来提取DNA了；而23andMe和Navigenics也很简单，只需吐点儿唾液到给定的试管里，然后回寄过去就可以了。实验室工作完成以后，消费者会收到一个密码，登录到一个专门的私人网站，就可以查看自己的结果。考虑到那些可能看不明白测试结果的顾客，Navigenics还提供电话遗传咨询服务，而其他两家公司就只是简单地通过他们的网络教程，为顾客提供足够的信息，帮助顾客理解测试结果。

在《楔子》中，我描述了自己在DNA测试方面的亲身经历。但是，这些信息是否真的适用于其他人呢？这时，请牢记RBI规则！确实有一些事例表明，DNA测试能够提供一些有重大影响的潜在遗传信息，其中一个例子就是我们在本章之初提到的布林先生的故事，他的妻子沃西基是23andMe公司的创始人之一。

同样的故事也发生在杰弗里·古尔彻（Jeffrey Gulcher）——

deCODE公司的首席科学家身上。48岁的古尔彻身强力壮，决定亲身体验一下自己公司正在推销的DNA测试。

遗传测试的结果出来了，他不安地发现，自己患前列腺癌的风险是正常水平的1.9倍。回想起父亲68岁时患上了前列腺癌，这两件事一起，促使他立即向其主治医生寻求帮助。医生建议他先去做一个前列腺特异性抗原（PSA）检测，而该检测一般是不到50岁不做的。

PSA检测是测量血液中的一种物质，前列腺癌细胞出现时这种物质趋于增多。PSA检测的假阳性和假阴性都较高，许多人怀疑它的价值。古尔彻的PSA水平已经接近其年龄正常水平的上限了，但直肠检查表明他的前列腺中并没有肿块。如果古尔彻没有做过DNA测试，故事本来会就此结束。

毕竟患癌风险增加到了1.9倍，古尔彻还是去看了泌尿科医生。医生建议他做超声波指导的前列腺活检。活检技术现在已非常成熟，基本无痛，门诊室里就可以做。从古尔彻的左右两个前列腺叶中，总共取了12块活体组织。

检测结果不容乐观，12块组织（包括来自两个前列腺叶的）中有3块发现了癌变。前列腺癌的分级依据是癌细胞的恶性程度，即活检组织中出现的癌细胞的情况，称之为格利森评分（Gleason sore）。一般来说，格利森评分与癌的转移和早期死亡的可能性大致相关。古尔彻的前列腺癌格利森评分为6分，处于中度范围。

如何对待前列腺癌的争论从未停歇。毕竟一般而言，前列腺癌是一种进展缓慢的恶性肿瘤，在老年男性中非常普遍，大多数老年患者并非死于肿瘤，而是伴其而终。但是，对一个毕竟只有48岁，还期待好好再活40或50年的患者，仅仅观察等待是非常危险的。最近瑞典研究者将观察等待和前列腺根治术进行了比较，结果表明前列腺根治切除的青年男子存活率显著提高。

古尔彻决定接受前列腺根治术。而这时，他的病理标本显示癌细胞的恶性程度比当初活检时更高，格利森评分已上升为7。虽然根治术可能带来一些令人难堪的副作用，包括小便失禁和男性障碍，但古尔彻术后并没有出现这些麻烦。

古尔彻和我谈起了他的经历。说实在的，一开始我挺怀疑。作为deCODE的首席科学家，古尔彻毕竟难免有推销自家产品的嫌疑。然而，我发现古尔彻从他自己的亲身经历得出的结论还是理性的，他很快承认他的个人案例不能代表对遗传测试价值的全面评价。毕竟，大多数男性如果具有和他一样的遗传风险、一样的PSA水平、一样的直肠检测结果，也会一样正常地去做活检。但活检价格不菲，有时还会导致出血、感染之类的并发症。

古尔彻还告诉说，deCODE已经开展了一项大规模研究，以探究PSA检测结合遗传测试，是否比单独的PSA检测效果要好。我自己的感受是，像古尔彻这类例子会越来越多，保险公司最终也会看到为这种测试买单的好处，而不必为那些可以预防的疾病去支付后期治疗的巨额花费。

　　说真的，这种"直接面对客户"的遗传测试未卖先火。这种测试真的意义非凡，还只是骗人的万金油？这样的争议一度充斥大小媒体。各种医学、政策研究机构也分为正反两派，互不相让。

　　由于担心消费者可能会被这些信息误导，美国有的州已经开始禁止向公众推销DTC测试，理由是目前对遗传测试的质量监管不够，不能确保其准确性。

　　在美国，这些遗传测试的结果都是在检测实验室的"室内"得到的（即所谓"家中自设检测"），并不受食品药品管理局（FDA）任何实质性的强制监管。按遗传测试的行规，对实验室的唯一要求就是必须保证"分析的有效性"——从根本上来说，就是要把DNA分析做好。但是，为了从得到的测试信息中真正受益，消费者想弄清楚这些结果是否能够准确预测患病风险（即"临床有效性"），以及这些信息是否真的有用（即"临床实用性"）。然而目前对于这种"家中自设检测"，上述两个标准都还没有经过评议。经验就是：此时你，也只有你，可以评估你自己的RBI。

　　关键问题是，这一类关于疾病风险的信息，是否能使人人像古尔彻一样真的改变自己的保健行为呢？还是说大家多将它当作一种娱乐体验，没有什么长期的实际效果呢？

　　好几家医学中心正在进行研究：究竟哪些因素有多大可能性影响一个人将遗传风险信息纳入他的预防性保健计划之中。这样的一项研究——"多因素计划"，正在底特律对1000个人进行DNA测试来预测未来的患病风险,每人均检测成年后才得的8种常见疾病。参与者有男有女,有欧裔、非裔,也有亚裔,受教育水平也有高有低。对他们都进行了几个月的跟踪调查,来看测试结果对他们有什么样的影响,以及他们为了降低疾病风险采取了什么样的行动。

我有机会与其中一位受试者谈起她的经验。40岁的洛伊斯·克莱因(Lois Klein,化名)是这项研究的志愿者之一。她一直担心自己的身体状况,因此认为这是一个知道自己患病风险的好机会。血样取了几周之后,她收到了测试结果的邮件,随后还打电话向一名研究小组成员问了很多问题。对方确认她有患糖尿病和结肠癌的中度风险。克莱因将这一结果告诉了她的主治医生,医生为她做了葡萄糖耐受检测,检测结果正常。但是克莱因很受鼓舞,她制订了更有规律的锻炼计划,并且注意吃更多的水果和蔬菜。

一年之后,我和克莱因取得了联系。她说她一直坚持了下来。她清楚,自己原本也会选择同样的饮食和锻炼方式,但自己却从未做过。她说,是那额外的遗传信息使她有了更强的紧迫感来做出这些改变。

个人基因组 ——"买者当心,后果自负!"

DTC遗传测试尚在起步阶段,医学界一些经验丰富的权威专家坚持认为向消费者推广还为时过早。

但是,我不这么认为。

过去的 25 年里，我一直致力于把遗传学带入医学的主流。正是因为这样，对我来说，如果当事人自己都不该知道自己的遗传信息，实在是匪夷所思。真正的挑战，是要确保信息本身的有效性和准确性，并且能以易于理解的方式来告诉我们，什么是我们知道的，什么是我们不知道的。

美国医学遗传学院（The American College of Medical Genetics）是这个领域的主要医学专业组织，他们并不同意我的看法。他们认为根本不应该让公司直接对消费者进行遗传测试，只有专业的医疗保健人员才能安排做遗传测试。

但另一个主流的遗传学专业组织 —— 美国人类遗传学会（The American Society of Human Genetics），则持完全不同的观点。他们基本上支持 DTC，认为只要消费者被充分告知测试过程的局限性就行了。

无论是刮口颊还是吐口水，有兴趣者在做遗传测试之前，有如下12 件事应该先考虑清楚：

1. 目前，如果量化考虑 DTC 测试的遗传风险因子对疾病的影响，只能说是中度的。因此，对大多数疾病来说，测试结果对个人患病风险的改变并不大。但是，如果你做了 20 种疾病的风险测试，很可能至少有一个结果告诉你患上这种疾病的遗传风险，在人群中排名前 5%。

2. 一般来说，现在的这些测试并未结合考虑你的家族病史。家族病史是窥视一个人未来的健康状况的窗口。而如果没有结合家族病史的全面考虑，测试结果很可能会被严重误导。

3. DTC测试一般不会去关注那些不那么常见的遗传突变，而那些突变影响显著，带有高度的疾病风险。例如，现在DTC不会检测 *BRCA1/2*，或与亨廷顿病、脆性X综合征的相关基因所有可能的突变。如果你有某种遗传病的明显家族史，你应该去做这种病的专门检测，而不应该单单依赖DTC测试。

4. 如上所述，大多数常见疾病的很大一部分遗传因素还没有被发现。而当他们更多地被发现，并用于DNA分析时，许多疾病风险的个体预测将不可避免地要作大幅度修正。所以，如果你下定决心，现在就踏上基因组的自我探索之路，你应该清楚，这将是一场"持久战"，而不是"一锤子买卖"。

5. 尽管本章中提到的那3家公司都对数据质量严格把关，你仍然不得不考虑实验失误的可能性，尤其是样品混杂问题。因此，任何消费者在选择这些公司时，都应该得到该公司保证高品质的跟踪记录的有力证明。

6. 这些公司对DNA测试结果的解释并不是完全无足轻重的。同样一个DNA样品，不同的分析人员有可能给出不尽相同的测试结果。正如在楔子中提到的，我在3家公司都做过遗传测试，但收到的结果报告却大相径庭。各家公司采用的分析芯片实际检测的变异不同，得到的结果自然也不同。

7.目前,大多数DNA测试所得到的风险预测数据,都是基于北欧背景个体的研究,显然不能直接照搬到那些祖先来自世界其他地区的人群。如果硬要这么做,将导致预测的严重错误。

8.人们如果对RBI方程中的"干预"(I因素)缺乏缜密认识,就会极大限制其对很多疾病预测信息的利用。消费者获得风险信息后,应该对那些可能降低风险的干预的说法持谨慎态度,除非确有例证说明那些干预的应用效果。

9.像糖尿病、心脏病或高血压这类疾病,一些干预的建议乍听起来好像颇有道理,比方说你需要均衡营养、参加规律的锻炼、注意保持体重等。但仔细想想,难道花上几百美元做一个DNA测试,只是为了得到这样一些建议吗?也许有的时候,一个人的风险预测信息可能是他真正行动起来的强大动力,就像克莱因的案例一样。

10. 你最好先有心理准备,那些测试信息有可能不是完全透明,而是不知所云的,可能弄得你焦虑无比、茶饭不思,还可能弄得你不得不找专家咨询一番,来搞清楚到底是什么意思。那些享有盛誉的公司正在尽可能地使用浅显易懂的词汇来解释他们的风险信息,Navigenics公司甚至提供了遗传学专家的电话咨询服务。即使如此,你最好还是要做好心理准备 —— 要理解这些信息,你还需要帮助。在这方面,不要指望你的主治医生对个体化医学了如指掌,也不要指望他能给你什么建议。

11.如果你决定做DNA测试分析,应该考虑清楚你想怎样"分享"你的遗传信息,以及和什么人"分享"。虽然,美国最近已经立法,基于遗传预测信息的歧视,不管是在医疗保险还是在就业方面,都是非法的(见第4章)。但是在某些情况下(如购买长期医疗保险和人寿保险),患疾或残障的高风险可能会对你不利。虽然这些DTC公司都信誓旦旦,声称保护消费者的隐私,但你仍需仔细盘算一下自己的"共享"计划。

12.这里所提到的3家检测公司还是按照科学、严谨的态度做事的。但现在基因测试市场上鱼龙混杂,毫无道德原则的"野"公司在互联网上随处可见。因此,当你看到有的网站,宣称DNA测试可以帮助人们优化饮食结构,随后便打着弥补"缺陷"DNA的旗号,实则向消费者推销昂贵的营养补品时,就要特别留心了。"营养基因组学"才刚刚诞生,除了少数几个像PKU那样(还记得贝克吗?)的可靠例子以外,几乎没有什么信息能够支持这些所谓的"饮食建议"。很明显,有些公司是在欺骗消费者。

DTC测试 —— 敢问路在何方?

随着DNA分析技术的进展更加复杂也更加强劲,分析能力会从现在遍及基因组的100万个变异,扩大到一个人的全基因组DNA序列,而成本却降低至不到1000美元。这一切都有望在未来5年内实现。最大的挑战是如何诠释一个人的全基因组序列,因为某一个体携带的罕见突变可能有着难以确定的影响。但是,这个精灵已经出瓶。不久,海量的基因组信息必将成为我们大多数人享受的医疗保健的一部分。

用不了多久，我们就会找出大多数以前没有发现的遗传因子（"暗物质"），使得未来疾病的风险预测能力更加强大、更加准确。更重要的是，我们迫切地希望了解常见疾病的环境影响。毕竟我们在近期的任何时候，都不可能随心所欲地改变我们的基因组。我们干预疾病的希望，多半寄托在鉴定那些影响易感人群的环境风险因素并修饰这些环境因素之上。

我们需要更好的技术，来搜集有关环境影响的信息。虽然这种研究会很复杂，代价也很昂贵，但我们真正需要的是大规模的群体研究，对几十万甚至上百万人进行前瞻性的研究，来评估基因和环境间的相互作用。实际上，英国已经开始了这样的研究，"英国生物银行计划"（The UK BioBank Project）正在对500万个人进行遗传风险因子和医学信息的评估。然而，即使在这样的计划中，对环境的评估还是相对不够。

同样，日本、德国、爱沙尼亚以及整个冰岛都正开展这种前瞻性的研究。但到目前为止，从事研究的都只是各国的私营部门，并且数据也不是马上就可分享的。奇怪的是，传统上一直是生物医学研究领域投入最大的美国，目前并无大规模的、前瞻性的计划来研究遗传与环境对常见疾病的影响。

"美国基因与环境研究（AGES）"问世已经5年。这一计划是由一个60多位杰出科学家组成的专门小组设计的。他们认为这一研究对未来美国的公共健康事业具有不可估量的价值。但是，他们建议这项研究招募至少50万人，至少每4年体检1次，收集所有人的电子病例，进行包括全基因组测序在内的各种各样的实验室测试。据估计，这一计划每年需要4亿美元的预算。而到现在为止，美国政府还迟迟不愿掏腰包。

诚然，这不是一笔小钱。但是与2007年美国24000亿美元的医疗费用相比，4亿美元只相当于其中的0.017%。这又是一个历史性的关键时刻！就像20世纪80年代末围绕"人类基因组计划"启动时所讨论的一样，医学发展史上千载难逢的进步契机，需要科学界和政府的领导。

另一个关于遗传测试的公共政策值得注意。尽管消费者遗传测试监管的需要已经审议了10年，但到现在为止还没有什么东西来确保公众可以信赖这种测试。好消息是联邦贸易委员会（FTC）表明他们已经在密切关注这一领域了，下一步将取缔那些挂羊头卖狗肉的冒牌公司。但归根到底，真正需要的还是协调有序、健全规范的政府监管。

最重要的第一步是要建立一个公共数据库来管理所有的DTC遗传测试信息。这个数据库最好是由国家食品药品管理局（FDA）负责，并要求所有推销遗传测试的公司提供有预测价值的客观信息和已经知道的群体信息，并为所有声称的受益和可能的测试风险提供充分的科学证据。除此之外，为了让消费者更好地评估数据质量的可信度，数据库还应该公布做测试的实验室的执业资质等信息。

虽然人人都说这样一个公共数据库极具价值，但时至写作本书之际，建立这一数据库还没有迈出实质性的一步。

结语

个体化医学时代已经到来！尽管仍有很多重要的细节尚不清楚，但我们已经揭示了 DNA 中蕴藏的无比珍贵的信息。你的基因组是独一无二的，你想知道吗？

许多人对此非常好奇，希望自己延年益寿。好几个人已经做过 DNA 的深入测试，俨然成为这一新领域的先驱。但还有很多人对此疑虑重重，坚持道："别跟我谈了，这只会让我更加忧虑。如果真的要生病，就等生了再说吧！"

让我们来做一个心理实验：假设你已经知道你有以下几种疾病风险：35％的糖尿病风险、20％的结肠癌风险和38％的心脏病风险。再假设你已经知道这些预测信息好长一段时间了。那么，这些信息会把你推向抑郁的深渊？还是一直在你的脑海中徘徊，促使你勤加锻炼，合理饮食，并且把你一拖再拖的结肠镜检查提上日程呢？

我们都有自由的意愿和选择的权利。DNA 奥秘的揭示绝不会剥夺这种自由和权利，相反，它赋予我们自由做出更好选择的权利。

现在就参与个体化医学革命，我们能做什么？

1.准备好了，想知道你自己未来患病的遗传风险吗？欲知测试流程详情，请访问如下网站，浏览上面 的指导材料，研读它们提供的自学指南：

http://www.23andme.com

http://decodeme.com

http://navigenics.com

如果你下定决心去做遗传测试了，最好先与你的近亲谈谈，让他们知道你的决定，因为你的测试结果很可能与他们息息相关。

2.肥胖是高血压、糖尿病、中风、心脏病、关节炎和癌症的主要风险因子。尽管未臻完美，但通常我们还是会用体重指数BMI来评估肥胖水平。BMI值是体重（千克）除以身高（米）的平方之后得出的数值。想知道你自己的体重指数吗？你可以登录

http://nhlbisupport.com/bmi/

并迅速计算：如果你的BMI大于或等于25，那么，你就要赶紧节制饮食，加强锻炼了！如何开始呢？可参见

http://www.nhlbi.nih.gov/health/public/heart/obesity/lose_wt/control.htm

3.未来10年里你是否有严重心脏病发作的风险？美国马萨诸塞州的"Framingham计划"通过长期研究，已经确定了许多冠状动脉疾病的风险因子。你可以根据年龄、性别、胆固醇水平和血压，通过下面这个网站计算出自己患这种病的风险：

http://hp2010.nhlbinin.net/atpiii/calculator.asp? usetype=prof

但要注意的是，这种算法并未参考你的家族病史和任何遗传测试的结果，因此还可以有很大的改进空间。

赵美茹、武靖华译，
高扬、张琼、杨焕明校

第 4 章
癌症因人异

1992年，万圣节的前一天。在密歇根遗传诊所里聚集了一批人，肿瘤学家芭芭拉·威伯（Barbara Weber）、遗传咨询师芭芭拉·比泽克（Barbara Biesecker）、护士凯西·卡尔佐内（Kathy Calzone），还有我自己。我们即将在一个新的领域里开始新的探索。

与我们一起探索的还有一个大家庭的好多成员。他们此刻正坐在候诊室里，等着被告知他们中哪些成员罹患乳腺癌和卵巢癌的高度风险。他们以前从没有经历过这种事；坦率地说，我们对把握这种局面也胸中无数。

这样安排的诊所聚会前所未有，一切都开始于两年前。那是在美国人类遗传学学会的年会上，我参加了一次临时安排的晚间讲座。那天晚上，金（Mary-Clair King）博士出示了一个乳腺癌相关基因的证据，听众无不对此颇感震惊。直到那时那刻，还从未有人有什么证据，说明过这种高度遗传类型的乳腺癌可能会受单个基因的影响。听众中许多人持怀疑态度，但它却激起了我极大的兴趣，特别是因为就在几个月前，我的实验室宣布找到了一个与神经纤维瘤相关的基因，居然就在同一条17号染色体的同一区域。

　　我找到金博士，询问双方合作的可能性，她欣然同意。于是我们两个实验室开始了亲密的合作，试图锁定这一基因。可是，正如囊性纤维变性的研究一样，我们明白寻找这一基因的研究也一定会充满艰辛和挫折。事实固然如此。这一基因被命名为 *BRCA1*，意为乳腺癌基因 1 号。这个名字与那时她的实验室所在地刚好巧合：伯克利市（BR），加利福尼亚州（CA）。金博士非常高兴。

　　在数以百万计 DNA 碱基对的海洋里，要定位某个基因的精确位置不是一件容易的事。为了加快这一进程，我们需要收集尽可能多的、并且有多个成员患有早期乳腺癌的家族。就在金博士的研究发布不久，我们发现这些家庭中的成员通常也易患卵巢癌。所以，罹患两种癌症的家族成了研究的热点对象。

　　既是肿瘤学家又是科学家的威伯博士也加入了这项研究。我们开始在密歇根寻找这样的家庭。参与者都应当是匿名的，并且他们的参与只限于研究而非临床。所以，当几个月之后，"15 号家族"的众多成员在我们的遗传诊所聚会，我们确实感觉非常意外。

　　"15 号家族"无疑引人注目。图 4.1 展示了这一家族的家谱（应其家人要求，我未用真实姓名）。我们最早的接触是通过多莉（Dolly）联系的，她在 48 岁时被诊断出乳腺癌。10 年后，她眼睁睁地看着她的两个女儿珍妮特（Janet）和露西（Lucy）也步其后尘。最终，露西输掉了与病魔的抗争。而多莉的妹妹马泰（Mattie）也患上了乳腺癌。马泰有 3 个女儿，其中两个，帕梅拉（Pamela）和贝思（Beth），在 30 岁前就死于乳腺癌。帕梅拉同时还患有卵巢癌。由于害怕自己会遭遇同样的厄运,三女儿杰西(Jessie)选择了预防性乳房切除术。

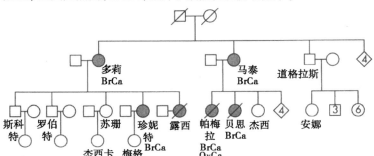

图4.1 密歇根15号家族的医学家谱。其中多位女性患有乳腺癌和卵巢癌。方格表示男性, 圆圈表示女性

多莉共有6个兄弟姐妹。绝大部分亲属毗邻而居,常有走动。他们想知道在他们的女眷身上到底发生了什么。在这一愿望的驱使和多莉的敦促下,"15号家族"参与了我们的研究项目,他们向我们提供了血液样本,并准许我们查阅他们的病历。我们的工作进行得非常深入,甚至追查到了已经去世的家庭成员的组织切片样本 —— 这些样本一直保存在医院的实验室里 —— 这为我们做DNA分析提供了可能。

到1992年的夏末,已经可以明确"15号家族"的17号染色体发生了突变。作为该区域的遗传学标记,该突变完全可以用来预测谁已经患上了癌症。随着被分析的DNA样本越来越多,这一结果作为统计学上偶然事件的可能性也越来越小。

在此期间,多莉仅存的未患病的女儿苏珊(Susan)对自己的处境颇感不安。她曾经目睹她的姐姐露西死于转移性乳腺癌,她的另一个姐姐珍妮特则刚刚经历了确诊、手术和化疗。苏珊担忧自己身上也会发现肿块，这样的情景在她脑海里挥之不去。此外，她也为自己11岁的女儿杰西卡（Jessica）感到深切的忧虑。

　　考虑到自己面临的高风险，苏珊计划好了去做预防性乳房切除术，就像她的表姐那样。尽管这种方式显得比较极端，面对她家族里众多成员身上发生过的不幸命运，这似乎是她降低风险的最佳选择。

　　就在此时，一件惊人的巧合发生了。苏珊被安排去密歇根大学的一位肿瘤学家那里接受诊断，而她就这样在诊所里遇见了威伯博士。听完她的故事和要求做手术的理由，威伯博士意识到苏珊一定是"15号家族"的成员。她随即意识到，我们实验室的最新成果也许可以帮助确定是否有必要做这个大手术。

　　通过查阅实验结果，威伯博士得出了结论，尽管 *BRAC1* 基因突变殃及了她的母亲和两个姐姐，但苏珊本人并没有继承该突变。她患乳腺癌或者卵巢癌的概率不比其他任何女性高。

　　威伯博士给我打了电话。对于这个研究项目，我们从来没有想到进展会如此迅速。我们也没预见到这样的情况，对（基因）信息的需求如此迫切。但选择正确的做法不容商榷。

　　苏珊、她患病的姐姐珍妮特、还有苏珊的丈夫都坐下来了，威伯博士向他们解释：研究的结果表明，苏珊没有必要做原定的切除手术。

苏珊呆住了。之后，她回忆当时的感觉，就像在做梦。起先，她很难相信这一结论，但最终还是如释重负地流下了眼泪。

这件事发生在8月底。当苏珊和珍妮特带着这个消息回到家中，其他家人很快认识到这个故事背后的重大意义。他们理智地意识到，家庭里的其他成员或许也能够搞清楚自己的患病风险。回到医学中心，我们已经为此在做准备工作。我们坚持要求从所有的家庭成员中抽取新的血样，以便再次分析DNA，对结果全部进行核实，保证万无一失。

起初，我们打算分别和各个家庭的成员单独会面。但是很明显，这个和睦亲密的家族想要一起经历这个过程。所以在1992年10月30日，"15号家族"的20余名成员齐集候诊室。此时，我们的团队正在对咨询流程仔细检查。我们料到又会有意想不到的事情发生。

来诊所的不仅仅是这个家族中的女性成员。*BRCA1*也可由男性遗传。这些男性成员患上前列腺癌、胰腺癌和男性乳腺癌的风险只是略微增加。但是，他们会把这种突变遗传给其女儿，从而导致她们患乳腺癌和卵巢癌的概率分别高达80%和50%。

跟大多数家庭一样，"15号家族"的成员们并未认真考虑过父系遗传的可能性。这些家庭成员一个一个地被分别带到咨询室，讨论他们是否真正愿意获知测试结果。所有成员的回答都是肯定的。然后，我们向每名成员出示了其测试结果，并对他们解释了这些结果的意义。苏珊的两个哥哥——斯科特和罗伯特都携带有*BRCA1*突变。这两人都有女儿，因此他们马上对自己女儿的命运忧心忡忡。罗伯特要求立即对他女儿进行检测。但是我们认为，对未满18岁的对象进行 *BRCA1* 检测是不合适的，对此他非常恼火。

令人痛苦的一幕发生在珍妮特的女儿梅格（Meg）身上。她已经成年了，可以承受结果。珍妮特一直期盼，也为此祈祷，这个家族性的诅咒能放过她的女儿。可是事与愿违，梅格的结果是阳性的。

我自己咨询的另一名家庭成员则遭遇了另一种痛苦，她就是马泰的女儿杰西。数年前她目睹了自己的两个姐姐死于乳腺癌，因而做了预防性的乳腺切除手术。然而DNA检测的结果显示，杰西并没有继承这种基因突变：她的手术原本是多余的。当我告诉她这个消息时，我的心都提到嗓子眼了。而杰西听到这个消息时却显得非常镇静。她仍然认为当时手术是那时所能做的最佳选择。何况，她自己的女儿现在不用再担心罹患乳腺癌啦，她对此深感欣慰。

最富有戏剧性的故事是恐怕要算安娜（Anna）了。安娜的父亲道格拉斯（Douglas）是多莉和马泰的弟弟。他很忧虑，因为他见证了姐妹们跟乳腺癌的争斗。可他又很轻松，自认为这个麻烦和自己的女儿们并无关系。安娜也抱着同样的观点。那天她来诊所，完全是为了鼓励她的姐妹们，而对获知关乎自己的信息并没有任何思想准备。

然而事实摆在眼前。当道格拉斯带着惊骇的表情从咨询室出来时，他明白了自己携带 *BRCA1* 突变基因，因此他的10个子女中，每个人都有50％的可能性继承了该突变。他的孩子中有7个是女儿，而她们之中3人被查出携带该突变基因。安娜就是这三人之一。得知这一消息，她意识到，那折磨过她的两个姨妈和四位表姐的乳腺癌，现在也正在向她逼近。她今年39岁了，但从来没有自我检查过，也从没有做过乳房扫描。

急于立刻查明真相的安娜要求当天下午能否做一次乳房扫描。威伯博士帮她做了安排。检查的结果初看并未显示什么异常，但是当放射科医生得知安娜潜在的高患癌风险时，便又补拍了一张片子，结果在安娜身上发现一块令人不安的阴影。几天之后，切片检查带来了令人可怕的结果：安娜得了癌症。

就在这么几天之内，安娜从认为家族的患癌史跟自己毫不相干，到明白自己的高度风险，再到遗传检测为阳性，到癌症的最后确诊。她意识到另一侧乳房也具有同样的高危性，于是选择了双侧乳房切除术，并接受了化疗。

那天在医学遗传学诊室所发生的一切，已经过去了17年。最近，我向珍妮特询问了"15号家族"后来的情况。珍妮特本人情况一直不错。但她告诉了我这个家庭许多令人心寒的事情。她的小弟弟斯科特尽管既不吸烟也不酗酒，但还是在43岁时被确诊为食道癌。虽然从统计学角度来看，这种癌症跟 BRCA1 突变不存在关联，但它们的联系仍然不容忽视。

珍妮特还告诉了我关于她姨妈马泰的令人伤心的故事。马泰挺过了乳腺癌，也已经预先切除了卵巢，可还是在6年前患上了卵巢癌。这种可能性是存在的，因为即使只遗留下一小部分组织，还是足以导致这种恶性肿瘤的发生；而这最终夺取了她的生命。让这个家庭雪上加霜的是，马泰的一个儿子在55岁时死于结肠癌，而她的一个孙女在35岁时被查出患有乳腺癌。

尽管突变检测呈阳性，珍妮特的女儿梅格到目前为止还没有恶性肿瘤的迹象。然而，她不久也要做卵巢切除手术，有可能的话还要做双侧乳房切除，并在之后不久接受重塑手术。

我问珍妮特她是如何面对这些灾难的。她是位内心坚强的女性，只是简单地回答说这一切都别无选择。纵使一切如此不幸，她还是说，能了解患癌风险的遗传学基础，并且为突变携带者提供选择，哪怕做出这些选择是非常艰难的，都是件令人庆幸的事。她指出她的家族中一部分人的生命因此获得拯救。例如，安娜至今没有患癌。而要不是那次意料之外的早期确诊，她本来也是极有可能遭遇不幸的。

癌症：一种基因组疾病

关于癌症起源的理论大多产生于20世纪。但是，直到20世纪80年代，分子遗传学的兴起才开始给出真正的答案。在当时，很多癌症研究都集中在逆转录病毒上，这些病毒能够引发其他动物的癌症。这些病毒的研究得出了令人惊讶的结果：它们携带的癌症基因，事实上是正常动物基因组中存在的那些基因被激活了。这一工作是由麦克黑尔·毕晓普（Michael Bishop）和哈罗德·瓦缪斯（Harold Varmus）完成的，他们俩也因此获得了诺贝尔奖。他们的研究表明，我们的基因组里含有在细胞生长过程中起着重要作用的特殊基因。如果这些平时规规矩矩的基因不幸发生了突变，就成了坏基因，致使细胞无限制生长并最终导致癌症。

虽然人体的任何组织几乎都可能得癌症，产生极其不同的症状和后果，但所有癌症的根本机制都是DNA序列的损坏。这种损坏触发了某些信号，导致细胞无限制生长，就如同一辆没有刹车、失去控制的汽车。这些突变了的细胞在本不该生长时生长，并破坏邻近组织。更糟糕的是，这些细胞可能进入血液循环或者淋巴系统，经行周身，并且形成转移癌灶，这通常是致死的原因。

明确DNA突变在癌症中所扮演的角色，以及更深入地了解这些突变的迫切需求，促使另一位诺贝尔奖得主杜尔贝科（Renato Dullbecco）在1986年首次发出倡议书，呼吁测定人类全基因组的序列。杜尔贝科指出，如果我们想要充分地认识癌症，以便有效地预防和治疗癌症，我们需要拿到人类的整部"指令全书"，既包括正常组织，也包括癌症细胞。现在，20多年过去了，杜尔贝科的梦想正在变为现实。

重整旗鼓，向癌症宣战，无疑艰难复杂，但又十分激动人心。基因组学所驱动的战略和战术的改变，所孕育的新的真知灼见，正在解读生命的语言，颠覆我们的健康观念。癌症就是这样一个重要的领域。

到目前为止，大多数与癌症相关的基因可分为3类：第一类被称为癌基因（又称原癌基因，oncogenes）。这些基因编码的蛋白质在正常情况下会促进细胞生长。鉴于我们都是由一个单细胞受精卵长成的，这些基因显然在发育过程中至关重要。这些基因在机体损伤后的修复以及维持健康所需要的正常细胞更新过程也起着关键作用。

通常，癌基因受到严格的调控，只有在合适的情况下，才会产生生长信号。然而，如果癌基因发生突变，则能够解除这些生长信号与正常的抑制分子之间的偶联。这就像你的汽车加速装置现在被卡住（而保持不断加速）一样（图 4.2 A）。例如，在人类基因组中首次发现的癌症基因是一个叫作 *RAS* 的原癌基因。在 *RAS* 编码区域一个碱基发生突变，就能导致编码的蛋白在"激活"状态下被卡住（从而保持"激活"状况）。*RAS* 的突变体在结肠癌和膀胱癌中占很高的比例。

第二类癌症相关基因被称为抑癌基因（tumor supressors）。如果原癌基因是"阳"，抑癌基因就是"阴"。它是刹车踏板，而不是加速器。这些抑癌基因的正常功能是当细胞生长需要抑制时，就能延缓细胞的生长。但是，如果这些抑癌基因发生突变而失活，那么就会丧失这种限制性的功能。

关于抑癌基因，重要的一点是要考虑到我们人类的基因组是双倍体。即使一对抑癌基因中的一个拷贝失活，另一个仍然能起作用，所以通常影响不会很明显。但是如果第二个拷贝也失活了，那么麻烦随之而来。就像前轮刹车片坏了，但后轮刹车片还能用的话，你还能把车停下来，不至于撞上什么东西。但是如果前后轮刹车片都坏了，麻烦就大了（图 4.2 B）。

最著名的抑癌基因是 p53，有时还有人称之为"基因组卫士"。正常情况下，DNA 受到任何损伤时，p53 就会被激活，以便在损伤被修

A. 癌基因的激活，犹如汽车的加速器被卡住而不断加速：

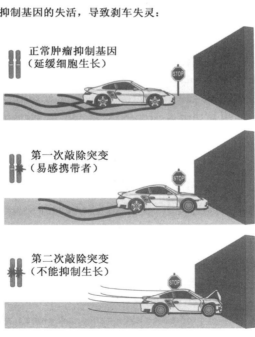

正常癌基因
（需要时促进细胞生长）

癌基因的激活突变
（在错误的时候加速细胞生长）

B. 肿瘤抑制基因的失活，导致刹车失灵：

正常肿瘤抑制基因
（延缓细胞生长）

第一次敲除突变
（易感携带者）

第二次敲除突变
（不能抑制生长）

图4.2　特定基因中的突变能导致细胞生长失控

复好之前停止细胞复制过程。如果损伤严重到无法被修复，细胞就会主动自杀，从而避免受损的DNA在子代细胞中蔓延。导致"15号家族"以及我本人的家族浩劫的*BRCA1*基因也是一种抑癌基因。

第三类影响癌症的基因编码一种涉及DNA"纠错"的蛋白质。如果癌症是一种基于突变的基因组疾病，不难看到，如果丧失了有效的校正就会增加患癌的风险。这确实是事实，特别是那一组参与"DNA错配修复"（mismatch repair）的蛋白质。这些蛋白质就像你的文字处理程序中的拼写校对系统一样有效。DNA复制以后，这些蛋白质就会检查双螺旋的两条链是否如同预期一样完美配对。如果有错配，这些修复酶就会纠正它，使DNA序列保持正确。这套拼写校对系统如果出了问题，就会放纵基因组中发生多种形式的错误。当然，这些错误的影响大部分是负面或者只是中性的。但是当这些突变发生在抑癌基因或者原癌基因中，罹患癌症的风险将急剧增加。

编码DNA错配修复系统的基因包括：*MLH1*, *MSH2*以及*MLH3*。应当看到，这些基因的突变可以导致相当高的结肠癌和子宫癌患癌风险。

癌症：一个多步骤的过程

不论原癌基因还是抑癌基因，如果它们的一个突变就能导致渐进性的恶性肿瘤，地球上早就没人存活至今了。毕竟，要在400万亿个细胞（你的身体的细胞总数）中，复制60亿个DNA碱基对，出错的概率是很高的，我们每人每天都发生很多次的突变。即使我们之中有1/3的人将最终死于癌症，可是我们中的大多数人都能莫名其妙地逃过此劫。人们越来越清楚地认识到，把一个表现良好的正常细胞转化为完全恶性的肿瘤细胞，需要许多这种突变的积累。如图4.3所示，

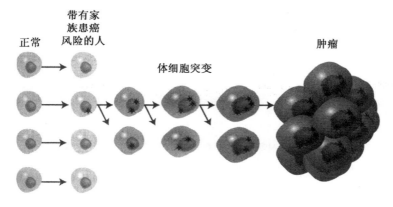

图4.3 癌症是一个多步骤的过程，在恶性肿瘤发生之前，需要突变的积累

只有在突变连续积累之后，结果才会是恶性的。

这张图也许能够阐明为何遗传因素会增加风险。就像"15号家族"中那些携带有*BRCA1*突变的个体一样，体内所有细胞都已经携带"第一步突变"的个体，也比普通人离癌症更近一步。然而值得注意的是，癌细胞中的大部分突变并不是遗传的，而是在该个体的一生中逐步获得的。正如我们将要看到的，环境在突变的获得中起着重要作用。但是，即使没有任何环境干涉，DNA复制的过程中存在的背景错误率也意味着突变终将会发生。

再谈 *BRCA1*

乳癌和卵巢癌的最终发生需要经历一系列事件。这就能解释为什么不是所有的"15号家族"的*BRCA1*携带者都会发病。有的个体能有办法在一生中，让获得的突变不能达到足够的数量，从而使恶性肿瘤不会产生。

*BRCA1*的故事很能说明问题，我们学到了关于遗传性癌症的好多事情。*BRCA1*基因的那些突变，以及在数年之后发现的另一个相似的基因*BRCA2*的突变，可以解释这种最常见的家族性癌症综合征。

尽管金和我的实验室都进行了艰苦的努力，*BRCA1*基因最终在1993年被麦克·施可尼格（Mark Skolnick）及其在一家名为Myriad Genetics的公司的同事所发现并鉴定。继续他们的工作，我们证明了"15号家族"中的患癌成员都携带*BRCA1*的一个特定突变：仅仅是编码区域有4个碱基的缺失。我依然认为此发现意义重大。考虑到人类基因组的大小——30亿个碱基对——仅仅是缺失了4个碱基这样微小的改变，就能给珍妮特、安娜和其他亲人带来如此毁灭性的打击，确实令人震惊不已。

随着*BRCA1*和*BRCA2*基因被鉴定，用来鉴定它们的特定突变的DNA检测也成为可能。Myriad Genetics公司毫不迟疑地推出了相关的实验室检测服务。然而，这一情况一直备受争议。具体来说，Myriad Genetics就*BRCA1*和*BRCA2*申请并获准了一项专利，此举使他们将这一发现用于诊断方面享有垄断地位。Myriad Genetics对其专利权的保护无所不用其极，任何其他实验室只要试图提供检测服务，他们都会提出法律诉讼。结果造成了美国境内所有的开展 *BRCA1/2* 基因诊断的竞争对手都被逐出市场。因此 Myriad Genetics 对这一检测有着绝对的垄断地位，使得今天许多有乳癌和卵巢癌家族史的女士别无选择。

尽管 Myriad Genetics 提供的检测准确度很高，而且由于没有任何市场竞争，检测价格一直居高不下（约3500美元），使很多本想做检查的人望洋兴叹。对于那些高危对象，经常会有第三方愿意支付这一笔费用；但是许多人都不太情愿申请保险，因为他们担心如果检测结果为阳性，他们的健康保险公司可能会做出歧视性的举措。

读到这里，你可能不相信：竟然能有人把我们每个人都拥有的基因、把我们人类与生俱来的权利申请成专利。而在20世纪90年代，确实出现了一股申请基因专利的淘金热潮。大概1/3的人类基因已经被提出专利申请。有不少这样的专利现在已经获准。

在法律上，支持基因专利的论点是，申请专利的基因不能说是自然状态的东西，而是实验研究的一种产物。这些基因被剪接、插入了重组DNA载体、随后被测序和分析。美国专利和商标局（PTO）在将其类比于化工类专利的基础上，选择接受了支持专利的论点，认为基因属于"实体成分"（composition of matter），是可以受到专利保护的。其结果是，政府决定将专利作为奖赏，鼓励人们发现的努力。这一决定最近已经受到了来自美国人权自由联盟的挑战，他们提交了诉讼，以期使 Myriad 公司的专利无效。

过去15年间，就人类基因组的专利是否合适这一问题，双方互不相让，争论愈演愈烈。为判断这些论点，有必要了解专利法制定的初衷：它不仅仅是为了让发明者致富，而更多的是要提供一套激励机制。对具有潜在公益价值的发明，使发明者获得必要的投资，把发明转化成有用的、可以市场化的产品。专利的有效性为市场营造的垄断是一个有限期限（17～20年），允许发明者对开发投入进行补偿，甚至从中获利。

然而，以上论点如何适用于人类基因的专利尚不得而知。也许某个基因的发现，可以直接引出一条有望治疗某种疾病的途径，那么这种发现可能适用于上述概念。因为从基础科学发现，到治疗药剂的获准乃至使用和推广，是一条漫长的道路，不但要经过很多年的努力，还需要数亿美元的投入。如果没有专利保护，生物技术或者制药公司将无法开展诸如此类的治疗性研发。

另外，如果说到诊断应用，我认为上述论点则有失偏颇。鉴定一个特定突变所需要的DNA测序和基因分型技术已经取得很大进展，而在今后将更加准确也更加合算。因此，关于采用激励手段以促进企业开发DNA诊断技术的说法缺乏说服力。在这种情况下，我们很多人都认为，把竞争引入市场，鼓励提高质量和降低价格，将更符合公众利益。

由于认可这些原则，我自己的实验室，还有徐立之（Lap-CheeTsui）的实验室，在1989年坚持把CF基因的发现在"不排他"的基础上，与任何对检测服务感兴趣的实验室分享。许多法律学专家认为此举乃是关于如何保障公众利益的一个绝佳示范。

此外，我把我个人由于CF基因的发现而获得的专利费悉数捐献给了CF基金会，用以支持有关治疗的进一步研究。作为人类基因组计划的负责人，我采取了一系列的措施来抵制无理的基因专利，坚持人类DNA的所有信息都应当立即公之于众。

人类基因组"指令全书"是我们共有的，所含有的信息是至关重要的，要理解这些信息的真正用途，尚需要大量的进一步研究。而在早期就开始专利化，犹如在通往发现之路上设立许多本不必要的收费站，势必会限制基因组科学的发展。

患癌风险 —— 知乎？不知乎？

*BRCA1/2*检测的广泛普及，许多有乳腺癌或卵巢癌家族史的女性都趋之若鹜，希望得到相关信息。当我们于1992年与"15号家族"结缘时，我们还不能完全确定要给那些突变携带者什么样的建议。但是自从那时起，通过认真策划研究，我们已经得到了很多信息。随着新的数据不断涌现，这些建议和结论继续完善和改进。在这种情况下，任何人都需要定期向专家咨询。然而，有些结论还是普遍适用的，现归纳如下：

  * 携带*BRCA1*或者*BRCA2*基因突变的女性，应当就其乳腺癌和卵巢癌的高度风险进行咨询。对于各种外科的、非外科的选择，应当把情况说明清楚，并留出充足的时间进行讨论和答疑；

　　* 对于选择观察等待的女性，建议其考虑定期接受核磁共振扫描。其他情况下，只做乳腺扫描也许是合适的，但可能不足以检出这些具高度患癌风险女性的早期征兆。

　　* 如果风险涉及卵巢癌，那么观察等待就明显靠不住了。CA-125 的血液检测能提示有无卵巢癌，但这通常已是癌细胞扩散之后。卵巢的阴道超声检查也曾流行，但是对卵巢癌的早期检出帮助也不大。

　　* 对于分娩后的经产妇女，应该认真考虑预防性的卵巢手术切除。这样可以将卵巢癌的风险降至几乎为零。重要的是，由于输卵管也可能成为癌灶，手术时也要一并切除。这种手术会导致停经，不过在大多数情况下可以通过激素得以控制。

　　* 可能最艰难的抉择是预防性乳腺切除。只要做得好，这也可以把日后患乳腺癌的风险降至几乎为零。许多女性面对这一极端的手段时都会犹豫退缩，这是可以理解的。然而，所有女性在这种情况下都应当享有对于乳房再造手术过程的知情权。目前，再造术可以与切除术同时进行，并且大多数女患者认为整形效果还是令人满意的。

　　* 携带 BRCA1 或 BRCA2 的男性的患癌风险终身都相对较低。但其罹患前列腺癌和胰腺癌的概率有所增加。带有 BRCA2 基因突变的男性也有患男性乳癌的风险，应当进行相应的咨询和认真的监控。

　　* 如果没有机会知晓所有潜在的后果，任何人都不应当进行癌症易感性的 DNA 检测，或者说其他任何一种疾病易感性的检测。提供这

种检测之前的教育重任，落在了那些直接为客户提供检测的公司的肩上；到目前为止他们在这方面的表现参差不齐。

这种检测前教育必须包括心理疏导。教育受试者在得知自己有着患上一种严重疾病的高度风险，应如何面对心理上的冲击。大多数研究显示，经过为期数月的心理调整，大多数人都能恢复常态，能够坦然面对，即使是风险极高的那些疾病，如BRCA1，老年痴呆，以及亨廷顿病。然而，即使检测结果为阴性，也有可能引发心理问题。例如，苏珊就有这样的体会，由于众多家人患有癌症，以至于她在BRCA1检测阴性后，在很长一段时间里都生活在一种"幸存者的愧疚"之中。

遗传歧视 —— 在伤口上撒把盐？

过去，许多人担心的主要问题一直是遗传歧视的危险，尤其是在健康保险和就业方面。如果检测指出未来患病的易感性增加了，就可能受到歧视。这种担忧已经导致很多人放弃了遗传检测。一些人或者宁可自掏腰包，另一些人或者使用匿名，有的更是双管齐下，以求遗传信息不会被记录在医疗档案里。这种情况对我们的健康有毁灭性的影响，一个发生在几年前的令人揪心的故事正好说明了这一点。

我认识一位生活在芝加哥的女医生，她有严重的乳腺癌和卵巢癌家族史，而且她有德系犹太人血统（Ashkenazi Jewish）。她知道自己的族裔BRCA1突变的风险比一般人群要高一些，所以私底下自费进行了检测。检测结果出来了，她得知自己确实携带BRCA1突变。她把这件事告诉了她的保健医生，但同时要求不要将该结果写进她的病历。

尽管1996年的健康保险管理与责任法案（HIPAA）已经将集团性健康保险单中的基因歧视列为非法，她还是觉得可能需要单独的应对策略，她不想去冒不予保险的风险。

　　大约一年之后，她感到下腹疼痛。出于对可能是卵巢癌的忧虑，她找医生进行咨询。医生安排她做了超声检查。放射科的医生不知道她携带*BRCA1*突变，所以只是做了例行检查，并认为是正常的。随着不适感逐渐消失，这位女士也相信她只是对正常的疼痛反应过于敏感。

　　但是，一年之后，疼痛再次发作，这次持续时间更长。于是她又做了一次超声波检查。令她自己和她的医生震惊的是，检查结果显示她已经到了卵巢癌4期。这次考虑了她有高度风险情况，于是对最初的那次超声检查结果做了回顾性的核查，表明在一侧卵巢有个微小的可能患癌的迹象，而这本应当在一年前就能够诊断的，那时病灶还比较局限。这件事可谓一起真正意义上的悲剧，就因为担心被歧视，结果耽误了时机而危及生命。

　　早在20世纪90年代，就已有人提出关注遗传歧视问题的迫切性。我们一班人及其声援团体 —— 特别是热衷于*BRCA1/2*检测的乳腺癌支持组织 —— 一起呼吁，希望通过联邦立法来杜绝健康保险和求职方面的基因歧视。纽约的路易斯·斯劳特（Louise Slaughter）议员对此立即做出回应，在1996年第一次提出了这方面的立法问题。其原则显而易见：我们没有一个人可以选择我们的DNA，我们的DNA更不应当成为歧视我们的理由 —— 如同我们不应该因肤色而遭受歧视一样。

要让国会的参众两院通过一项行文理想的法案并使之签署成为法律，即使"人类基因组计划"的通过也显得容易多了。来自强势的健康保险行业和许多雇主组织 [最著名的是美国商会 (Chamber of Commerce)] 的反对，使得很多法案迟迟没有进展。直到2007年4月25日，众议院才通过了一项法案。既是巧合又颇具诗意的是，4月25日正好是"DNA日"！在传统上，全美中小学校在这一天都要举行庆祝活动，纪念沃森和克里克在1953年的这一天发表DNA双螺旋。这真是一份特别的节日礼物！

直至2008年4月24日（又一个DNA日的前一天），参议院通过了关于反对遗传歧视的相关法案；之后不久，众议院也通过了这一立法。

2008年5月14日，在白宫总统椭圆形办公室里，在我们几个人的围绕之中，布什总统签署了这一法令。

这场胜利，我们总共花费了12年。

如果这一立法能早几年出台，我的那位在芝加哥的朋友或许能逃过卵巢癌4期之劫。

遗传性癌症 —— 还有几许？

遗传性乳腺癌和卵巢癌已经吸引了公众的高度注意，因为患者的全家都受到了严重的影响。但是，还有很多别的癌症也一样高度遗传。

此外，还有那些有明显家族史的癌症，特别是那些发病相对较早的癌症，都激励我们开展进一步的研究。

在高度遗传的恶性肿瘤的名单上，还有那些内分泌系统的肿瘤如多发性内分泌腺瘤（multiple endocrine neoplasia），少儿眼科的肿瘤如视网膜母细胞瘤（retinoblastoma），肾脏、胰脏的遗传性肿瘤，神经系统的肿瘤如 von Hippel Lindau 综合征，以及相对常见的神经纤维瘤（NF1）。

大概每3000人就有一个人患有NF1，呈显性遗传。相关的基因具有很高的突变率，因此很多新病例并没有家族史。该病的特征是患者皮肤上出现良性的无突起的褐色斑点，即所谓"咖啡-奶油"（"café au lait"）病斑，同时出现特征性的皮肤肉瘤即神经纤维瘤，通常在青春期出现。这些病斑和肿瘤数量会极度增加而毁坏容貌。有的时候还更糟，肿瘤可能长得很快很大，直至损害肌体功能。此外，如果瘤子长在眼部神经上，还会造成学习能力的丧失。

我的实验室在1990年就鉴定了NF1基因，随后的研究目标是利用该基因正常生物学功能方面的知识，开发有效的靶治疗手段。然而直到现在，这些努力尚未获得重大进展。

在乳腺癌和卵巢癌之后，最重要的遗传性癌症可能就是结肠癌了。与身体其他部位不同，结肠可以很方便地用现代的结肠镜来检查。此外，结肠癌的发生有一个近乎模式化的过程，从良性息肉发展到局部癌病灶，再发展到浸润性癌症。这个过程需要数年时间。因此，严密的医疗监察，以及手术切除息肉，都可以挽救那些高危患者的生命。

另外一种显性遗传的肿瘤是家族性腺瘤性息肉（FAP）。患者的结肠中充满了成千上万块息肉，早在童年就开始发生。这种情况下，很难将这些息肉逐一手术摘除，必须切除整个结肠。不认识这一点，很可能会导致悲剧，差不多无一例外会发展成癌症，通常是在40岁左右。若非必要，当然没有人希望做结肠切除术。但是，为了挽救患者的生命，维持基本正常的生活，这样的外科手术是可以做的，在任何一个FAP家庭中被发现长了息肉的人都会倾向于接受手术。

当然，FAP还是相对罕见，类似的一种结肠癌则普遍得多，其严重性更需充分认识。这种结肠癌高度遗传，虽然息肉并不多，恶性程度却很高。它以第一个描述它的亨利·林奇（Henry Lynch）医生命名的，即称之为林奇综合征。

另一个描述得更为明确、但读起来不那么顺口的是"遗传性非息肉性结肠癌"（HNPCC）。这一种癌症也是显性遗传的，突变携带者患上结肠癌的风险约为60％，患子宫癌的风险为30％。

鉴定HNPCC的遗传起因，即 *MLH1*、*MSH2* 或者 *MLH3* 基因突变，可以说是个引人入胜的侦探故事。这些基因所编码的蛋白质是基因组"拼写检查"系统的组成部分。这些基因在人体的所有组织中都表达，但是到现在还不清楚为什么基因突变单单在结肠和子宫中造成如此严重的危害。也许机体其他部位存在一些别的譬如补偿因子的东西。

从 HNPCC 的深入研究中，已经得出了重要的指导性意见：如何鉴定那些携带了这样一个突变的家系，为那些高危遗传风险携带者提供什么样的干预。特别是当你有一个或几个嫡亲属在 55 岁或者更年轻时患上结肠癌时，那么你就需要考虑对你的家庭做一次调查。此时，应该接受 *MLH1*、*MSH2* 和 *MLH3* 的遗传检测，对那些已经诊断为癌症的患者，尤为必要。一旦发现了某个位点的突变被检测出来，其他家庭成员就应该对该突变位点进行检测，只要他们对遗传信息感兴趣。检测结果为阳性的，都需要在 25 岁或 30 岁时开始做结肠镜检查，并且每年都一定要认真复查。而不能像普通个体那样，从 50 岁开始每隔 5 年或者 10 年才做一次检查。女性 HNPCC 突变携带者同时应该做常规子宫内膜取样检查，并且在生育后考虑做子宫切除术以避免子宫癌的发生。

对这一遗传性癌症的认识，以及行之有效的治疗方法的建立，已经可以防止此前那样的灾难性后果，挽救了很多人的生命。吉姆·格林（Jim Green）便是其中之一。

吉姆（非真名）清楚地记得 HNPCC 是怎么找上他们家门的。当他听到电话那头的声音的那一时刻，就预感到灾难要发生了。

他的弟弟史蒂夫（Steve）本是一个爱开玩笑的人，但这次他的声音听起来极其严肃。史蒂夫在电话里说："吉姆，我打电话是要告诉你，我被查出来患有结肠癌了。因为我只有 32 岁，这意味着我们家很有可能有其他人，也会在年轻时患上结肠癌，你也一样。"

吉姆吓坏了。他想起他的外祖母好像也得过什么癌，但是家里人以前很少谈到此事。他弟弟史蒂夫平时身体健康，还是一个海军军官，怎么可能在这么年轻的时候患上癌症呢？

几个月之后，事实开始浮出水面。吉姆和史蒂夫的外祖母确实患有子宫癌，但是随后又有了结肠癌。外祖母的兄弟姐妹中，有两人也死于癌症，外祖母的母亲也是。吉姆和史蒂夫的母亲，尽管看起来还健康，却代表了这一家的遗传联系，即承继了他们外祖母的这个基因。

史蒂夫决定一查到底，他做了结肠癌检测，期望能够找到病因的线索。他在 Mayo Clinic 和 Johns Hopkins 医院分别作了 DNA 分析，最后发现他的 *MSH2* 基因带有遗传性的缺失突变。这意味着整个家族都有风险，但是特定突变位点的发现提示可以对其他家庭成员进行检测。

吉姆也决定做检测。不知怎的，他老是认为他的检测会是阳性，结果果然不出所料。但是他决定积极面对，因此他立刻开始每年一次的结肠镜检查。最初两三次的检查都是正常的。然而，一年以后发现了两个息肉，马上手术切除。这些息肉可能会变成恶性肿瘤，就如他弟弟那样。幸运的是，吉姆的医疗保险能够支付大部分的费用。

吉姆现在最关心的是他的孩子们。他有两个儿子和一个女儿，都不到10岁。他们已经开始询问为什么他们的父亲每年都要去医院做检查。吉姆意识到，不久以后他将要向孩子们解释这可能也会和他们相关，但同时也有必要保留孩子们自己做选择的权利。未满18岁的青少年一般不能做遗传检测。

　　这个家庭故事曾给了吉姆一段焦虑不安的人生体验。但是他现在说这件事让整个家庭变得更加亲密，他和他弟弟目前都表现得非常出色。

癌症遗传因子 —— 弱作用

　　大部分的癌症并不像讨论的这些例子那样，就那么一个突变在癌症发生中起了关键作用。事实上，携带 *BRCA1/2* 或者 HNPCC 基因突变的个体分别只有 5％～10％ 的概率会患上乳腺癌和结肠癌。但是，其他的 90％～95％ 并不是完全不受遗传的影响。

　　最近的研究发现，使用我们在第 3 章中讨论的 "遍基因组关联分析" 的策略，已经鉴定了一长串相对常见的变异，涉及的基因相互毫不相关，其中每一个变异都会增加某一特定类型的癌症的易感风险。这样的变异已经在乳腺癌、前列腺癌、结肠癌等癌症中发现，其他癌症可望很快会有更多的发现。

　　虽然这些新近发现的遗传风险因子，如果把它对癌症的作用进行定量，只能起弱作用，但是因为大部分人都携带这些遗传因子，它们对于癌症的总体作用可能是很大的。你已经在古尔彻身上看到过这样的例子了。检测这些遗传因子帮助古尔彻发现了一种潜在致命的前列腺癌。这些新发现的遗传变异会部分增加某些癌症的发病风险。那么，一旦检测出这些变异，个体将如何转变到健康的行为模式以减少未来的患病风险呢？这方面的知识一直比较匮乏，而这已成为当前一个重要的研究课题。

癌症是基因组病，但大部分癌症突变不是遗传的

如图4.3所示，一个正常细胞要变成完全恶性的肿瘤细胞，需要经过很多步骤。绝大部分突变发生在出生之后，一个人一生中的某个时间点。一个随后发生的影响细胞生长的突变，无论出现在癌基因或肿瘤抑制基因上，还是出现在DNA错配修复基因上，都会使这一细胞具备比它周围的细胞生长要快一些的潜力。这个过程有点儿像生物进化的"适者生存"，这些突变不断积累，少数具有这些突变的细胞比他们周围的细胞获得了生长优势。幸运的是，机体的免疫系统和其他防御系统能够识别大部分早期癌症并终止其发展，从而避免了癌症的发生。只有那些能够逃脱监控的癌细胞才会威胁生命。

这些突变是从哪里来的呢？有人试图推测所有的突变都是外在影响造成的，并猜想在完全自然的状态下，人类本身是不会发生这样的差错的。这种想法基本上可以肯定是错误的：DNA的复制过程中随机产生的差错可以说是生命的一部分。实际上，想想每一次细胞分裂时，都有超过62亿个DNA碱基需要复制，我们就知道我们面对的只是微乎其微的生物学紊乱和伤害而已。在你发觉之前，你的大部分细胞都已经完成了很多复制步骤。

不管怎样，不能把所有的突变都归咎于坏运气。这可真是错误的。一个重要的影响来自环境。在所有导致癌症的环境因素中，吸烟是第一号最危险的因素。吸烟直接伤及口腔、食道和肺部的DNA，并且还会提高胰脏、膀胱、结肠和其他部位的致癌概率。它是致变的行家。吸烟显著提高肺癌风险的证据无可置疑：大约有87%的肺癌病例

直接与吸烟有关。在美国，因吸烟导致肺癌死亡的人数，相当于每天坠落一架大型喷气式客机，而且这个数字还不包含吸烟间接导致的肺气肿和心脏病死亡的人数。大部分的喉部和口腔癌症也都是由吸烟引起的。

平均来说，吸烟者会减寿12年。香烟中包含了不止一种而实实在在是很多种的引起DNA损伤而导致突变的化学物质。这些物质，称之为致癌剂，同样存在于所谓的"无烟"烟草中。因此，那些喜欢咀嚼烟草和吸鼻烟的人，罹患口腔癌的风险较高。

对于绝大部分人来说，任何遗传因素所带来的癌症风险都绝对远远比不上吸烟所带来的危害更严重。虽然这一风险完全可以避免，但是让民众戒烟无疑是个巨大的挑战。年轻人或因为同行同伴的压力，或因为对电影中所塑造的英雄形象的效仿，或被无处不在的烟草广告所吸引，沾上了吸烟这一危险的习惯，很快便形成了对尼古丁的依赖，成为瘾君子。

这种生理上的成瘾，以及生命无限的感觉，让年轻人在一定岁数之前都普遍对戒烟不感兴趣。就这点来说，成瘾之后，戒断极难。但是，即使对有几十年重度吸烟史的人来说，戒烟也是非常有益的。在戒烟10～15年后，患心脏病的风险就和从来不抽烟的人一样了，患肺癌的风险也会下降一半。

如果你是一个吸烟者，对于你自己未来的健康来说，再也没有什么比戒烟更为重要！在本章的最后，我们会列出一些资源，这些资源已经帮助超过3000万美国人成功戒烟。你也可以成为他们中的一员！

在烈日之下，如果没有防晒措施，皮肤的暴露部位会吸收紫外辐射，以一种特别的方式造成DNA损伤。对于儿童来说，这种暴露的影响特别危险，因为这会增加未来罹患黑色素瘤的风险，一种恶性程度特别高的皮肤肿瘤。儿科医生现在特别建议，要防止儿童接受强烈的阳光照射，避免皮肤晒伤或晒得过黑。

那些每天从外太空攻击我们的宇宙射线，也会诱导突变发生，并且日积月累。医学上用于诊断的射线也会导致DNA损伤，射线的剂量一般都会控制在可能的最低水平，这样造成的风险就微乎其微了。治疗癌症用的射线会造成自相矛盾的结果，它既可以立刻杀死癌细胞，又可能提高几年以后引发别的继发癌症的风险。

虽然对于工业化学品已经给予足够的关注，但是在世界上很多地方，他们可能为当地的癌症高发（在很多方面）扮演了极其重要的角色，而且通常很难找到具体的罪魁祸首。有机化合物苯是一个例外。在机体内，苯可以被身体激活，形成致癌物质，增加白血病的风险。其他化合物也具有致癌作用，包括石棉和放射性化合物（譬如铀）。

即使是其他生物自然产生的有机物也可能致癌。一个典型的例子就是一种真菌产生的毒素，叫黄曲霉素，这是一种潜在的肝癌致癌因素。这种毒素有时候会在发霉的花生等食物中出现，这些食物因为长时间的储存导致真菌的污染。

癌症发生的其他饮食因素至今还在激烈的争论之中。一些专家充满激情，强烈建议使用特别食谱来降低癌症的风险。长时期的、大样本的研究结果明确告诉我们，大量食用水果和蔬菜，减少红肉的摄取，都可能降低患癌的风险。但是这一保护作用的真正原因尚未完全清楚。

在亚洲，胃癌的高发一直被认为和饮食有关，特别是和鱼的烹调方法有关。最近，发现在胃里面，生存着一种叫幽门螺旋杆菌（Helicobacter pylori）的细菌，可能是亚洲胃癌的最主要原因。（已经比较清楚，也和胃溃疡发病有关）

其他重要的致癌因素，因其可以预防而变得特别重要。这些因素包括一组致癌病毒。妇女患的宫颈癌绝大多数都是由人乳头瘤病毒（HPV）引起的。这种病毒差不多全是通过性接触而感染的。癌症的发生与病毒有关，这种认识已经革命性地改变了我们对疾病的看法，并已开始了接种疫苗的大规模公共卫生努力，以防止这种致命性癌症的发生。临床试验已经证明HPV疫苗的高度有效性，并且在女孩子开始性行为之前使用效果最好。也有人坚持认为，男孩子也需要接受免疫，因为男性也一样能够携带和传播HPV，尽管他们自己并没有一样高的风险罹患癌症。其他与癌症密切相关的病毒包括HCV病毒与肝癌、EB病毒与头颈癌，这些癌症的预防和干预效果都不如HPV，特别是在亚洲。

全面了解，努力攻克

在过去50年中，癌症治疗已经有了长足的进展。举几个例子：如曾经致命的儿童急性白血病，现在可以通过强化化疗，治愈率已达到85%～90%，虽然应该承认这样的治疗毒性很大。同样，霍奇金病（Hodgkin's disease），一种常见于年轻人的特殊淋巴瘤，现在也差不多都能治好，即使它已经扩散到全身的多处淋巴结。

另一实例，兰斯·阿姆斯特朗（Lance Amstrong）的故事使我们无不动容并深受鼓舞。阿姆斯特朗是环法自行车赛的7次冠军得主，他的睾丸癌已经完全被治愈。他患上的可是一种高度恶性的睾丸癌，并且已经扩散到他全身多个部位包括大脑。

虽然有这么多让人感动的成功实例，但更多的是让人心碎的手术、放疗和化疗失败的例子。从40年前开始的"抗癌战争"，大多数癌症的治疗现在依旧采用老方法。是的，我们针对癌细胞快速生长的特性来攻击它们以求取疗效，但同时这也给正常生长的细胞造成了严重的间接伤害，特别是对骨髓和胃肠道的损伤。我们的癌症治疗方案还是太像地毯式轰炸。

我们需要聪明的炸弹。但是只有当我们准确地锁定目标的时候，我们的炸弹才会变得聪明。直到现在，我们依旧没有搞清楚什么才是真正理想的攻击目标。

前沿战事

正是使用同一工具，以前取得了"人类基因组计划"的成功，现在要用来解读多种癌症细胞的全基因组DNA序列。如果癌症确实是基因组疾病的话，要揭开它的奥秘，我们最需要的工具就是高通量、高精度和低成本的DNA测序仪。现在，我们手里已经拥有了这样的工具。

在高通量DNA测序之前，我们已经鉴定了一种或多种癌症中的大约300个基因，都携带有重要的突变。但是这些发现，仅仅是通过研究基因组中少数几个基因所获得的。

令人欢欣鼓舞的是更为全面的综合性的研究途径。一个叫作"癌症基因组图谱"（The Cancer Genome Atlas, TCGA）的计划近期已经启动。该计划是由美国国家癌症研究所（National Cancer Institute, NCI）和我以前领导的美国国家人类基因组研究所（National Human Genome Research Institute, NHGRI）共同发起的。与此前的研究策略相比，该计划将提供更为全面的癌症基因组信息。

作为第一步的"先遣计划"，目前集中研究3种恶性肿瘤：脑瘤，卵巢癌和肺癌。其目标是采用所有最新颖、最强大的基因组研究工具，对每种肿瘤的数百份样本进行测序，从而收录每一种癌症的全部突变。TCGA 的第一批数据来自脑癌中的恶性肿瘤，即多型胶质细胞瘤的研究。研究结果让人震惊，发现了好多个新的基因，以前根本不知道会在癌症中起什么作用。颇有讽刺意味的是，其中之一就是NF1基因。尽管这个基因是20年前在我的实验室里发现的，然而从来没有人想到该基因和脑癌相关。还有一个基因，ERBB2，在脑癌中的突变方式，提示某些类型的靶标治疗可能会对某种亚型的脑癌患者非常有效，尽管以前从未尝试过采用这些靶标来治疗脑癌。

差不多同时，一个200余个肺癌（特指腺癌亚型）的研究，发现了好多以前没有发现的新的靶基因，尽管此前对这种亚型已经开展了数十年的研究。还有一些乳腺癌、结肠癌和胰腺癌的研究同样给我们带来惊喜，这样的新发现势如潮涌，在未来几年内还会澎湃而至。

第一例完成全基因组测序的癌症是一种特殊类型的白血病：这可不是选择几个基因进行测序，而是测定整个基因组的全序列。研究结果刚刚发表，为我们提供了一些重要的深入的新见解。

这种详尽的研究策略，正在帮助我们描绘从正常细胞演变为恶性细胞的全过程，发现了大量的突变。这些证据还提示我们，一些发生在不同患者身上的肿瘤，因为显微镜下看起来很相像，因而以前被我们认为是同质的，在DNA水平上可能完全不同，提示患者的预后和对治疗的反应也会有所不同。其中一些发现已经应用于临床实践，就如第1章里面提到的卡伦的案例。通过对她的乳腺癌基因表达的分析，可以预测她乳腺癌复发的概率很低，因此不必再进行有害无益的化疗。

从分子发现到"魔力弹头"

毫无疑问，第一个癌基因的发现，使我们明白了癌症是一种DNA疾病。这25年以来，我们对于癌症的基本认识已经有了长足的进步。癌症患者、服务提供者和研究者都毫无例外，都热切地期盼这些新发现能尽快地催生出高效而又无毒的高度特异的治疗办法。

也许，这听起来有点儿像科幻小说，但是好多例子说明，这个梦想正在变成现实，并且很有希望成为全新一代癌症药物的主要方式。这种希望所带来的前景或许能从朱迪·奥勒姆（Judy Orem）的故事中得以一窥。

　　朱迪在1995年被诊断患有慢性髓性白血病（CML）。当时，血液检验显示，她的白细胞数为66000，大约是正常水平的10倍。她的祖母死于同一疾病，她的母亲也患有另一种白血病，因此朱迪知道情况非常不妙。最开始她采用干扰素疗法，这让她觉得自己像得了一场重感冒。像这样化疗了一年后，她又开始服用另一种药物。尽管如此，她的病情仍然在持续恶化。

　　1998年秋天，朱迪被告知她的生命只剩下几个月了。她与家人特地安排了一次到新西兰的旅行；朱迪希望在生命抵达尽头之前，给家人留下一些美好的回忆。她把这次旅行看作临终告别之旅。

　　就在这时，她认识了早先在"白血病和淋巴瘤协会"听说过的布莱恩·德鲁克（Brian Druker）医生。他向她介绍了一种新的实验性药物——格列卫（Gleevec），并且说她符合进行临床试验的条件——但前提是她必须先停止服用所有其他药物。

　　旅行归来之后，为了能就近参加临床试验，朱迪在俄勒冈州（Oregon）的奥斯威戈湖畔（Lake Oswego）租了一套公寓。在她之前只有8人接受了格列卫的治疗，她是第九人。朱迪发起组织了一个后援小组，该小组为参与试验的其他患者撰写通讯，他们还定期与德鲁克医生会面。这个后援小组的会议后来成了反映受试者遇到问题的有用形式。例如，有些患者反映服药后会反胃。后来搞清楚了，如果进食时服药，就不会出现这个问题。

过了没几个月，朱迪就感到身体开始日益恢复。她既高兴又惊讶地得知，仅仅过了5个月，她的白细胞数就回落到了正常水平，同时，她体内的白血病细胞的染色体标记，也就是所谓的"费城染色体"，已经跌至骨髓细胞总数的5%。

没人能预测这种良性反应能持续多久。但是随着日子一天天过去，又是几个月啦，朱迪发现她的生活正在重回正轨。接下来的每一年时光，都像是一件令人惊奇的礼物。现在，距她开始治疗已经10年了，虽然非常敏感的分子测试仍能找到恶性肿瘤细胞的一点儿痕迹，她的"费城染色体"却已经检测不到了。她希望无限期地继续服用这种药物。我和她谈话时，她正在幸福地照料她的两个孙子。"我以为我根本见不到他们呢，"她说，"现在我当祖母的每一天都是上帝的恩赐。"

我问她关于白血病治疗的进展，有哪些事情是她最希望让人们知道的。她毫不犹豫地说："真正的希望就在那里。"

这种将朱迪从鬼门关拉回来的药物有什么秘密呢？

故事要从几十年前说起。20世纪60年代，珍妮特·罗利（Janet Rowley）博士和她的同事们想方设法，来直接观察人类染色体。结果显示，与朱迪患有同样疾病（CML）的绝大多数个体都存在染色体的特征性重排。特别是在白血病细胞中，9号染色体的一部分和22号染色体的一部分连接在一起，形成一个小小的衍生染色体，也就是前文提到过的"费城染色体"。这种染色体因为首先发现它的研究人员住在费城而得名。

随着分子生物学的发展，这两条染色体的特殊易位被证实出现在几乎所有CML患者体内。这一易位将9号染色体上一个叫BCR的基因的一部分与22号染色体上一个叫ABL的基因的一部分连接起来，其结果是这两个基因融合成了一种新的基因，又叫作嵌合体。它能编码一种在任何正常细胞中都不会出现的嵌合蛋白。

这显然不是件好事，因为这种蛋白能使正常白细胞增殖失控，这种临床现象就被我们称为白血病（意为"白色的血细胞"）。恶性白细胞的无限增殖会将骨髓中的其他成分排挤出去，同时还会浸润其他器官。如不加以阻止，将最终导致死亡。因为这种嵌合体蛋白在正常细胞中不会出现，所以它是药物研发的绝佳药靶。任何能阻止这种蛋白质合成的化合物都可望有效治疗CML，并且几乎不产生副作用。

就这样，德鲁克医生，一个大学的研究者，和诺华（Novartis）公司，一个制药巨头，建立了一种有趣的合作关系。他们想看看能不能鉴定阻止这种蛋白质功能的小分子化合物，而鉴定的方法与第2章和附录D中记载的关于囊性纤维化的方法类似。德鲁克和诺华公司确定了一长串候选化合物清单，其中一种化合物在细胞培养实验中表现得十分有效，甚至对白血病小鼠模型也能奏效。但是，所有这些间接证据都还不足以准确预测药物在患者体内将如何作用。

在格列卫的初步临床试验中，32名时日无多的晚期白血病患者接受了口服剂量的药物，朱迪就是其中之一。让大家都感到又惊又喜的是，其中31名患者（包括朱迪）的白细胞数立即开始下降，其症状在短短数周内得到极大缓解，并且大多数人存活至今。事实上，格列卫治疗CML的最新的回顾性研究指出，患者中95％的人都能获得为期至少5年的存活期，虽然必须持续服药。这种药的副作用似乎相对较少，可以口服，每日一次，很容易被接受。

但是格列卫仍然有个大问题。因为在这个领域没有其他竞争对手，再加上诺华制药公司期望收回研究投入，服用格列卫的患者每年不得不支付4万美元以维持治疗。尽管"第三方付款人"通常能够支付这一费用，但仍有超过4600多万美国公民根本就没有任何健康保险。这一局面，无疑为向更多需要者提供这种救命灵丹提出了严峻的挑战。

德鲁克成为朱迪的医生完全是机缘巧合。但是在美国食品和药物管理局（FDA）批准格列卫作为CML的首选治疗方案后，所有医院的肿瘤大夫都可以开出处方了。

有趣的是，人们已经开始研究格列卫的其他用途了。这一种嵌合蛋白显然只存在于CML患者的癌细胞中，但是一些相关蛋白在其他肿瘤中也具有活性，并且具有极为相似的结合位点。

看似完全无关的癌症间的分子关系如何变成救命良方？我的朋友马文·弗雷泽（Marvin Frazier）的故事提供了一个生动的例子。

那是在1998年，"国际人类基因组计划"的领袖们聚集在百慕大，

对"解读人类DNA'指令全书'中的每一个'字母'"这一雄心勃勃的
目标进行早期进展评估。作为美国方面的领导者,我必须时刻将注意
力集中在这一手头事务上。尽管如此,那天我还是对小组里流传的消
息感到震惊和沮丧:我们一位没有与会的同事,弗雷泽,美国能源部
基因组计划的重要领导者,刚刚被诊断出患有巨大腹部肿瘤,癌细胞
已经转移到肝脏,病情将迅速恶化。大家都给他写了发自内心的慰问
的话,同时也以为可能再也不会在以后的学术会议上看到他的身影了。

　　在接下来的两年里,为了部分切除这个庞大的胃肠道间质瘤
(GIST),弗雷泽接受了4次大型腹腔手术。尽管又是手术又是强度化
疗,但是病情仍在无情地恶化。确诊两年后,弗雷泽绝望了。他大量
吸食镇静剂以缓解难以忍受的疼痛,并且和家人一起开始准备后事。
但是有一次,弗雷泽在网上搜索时发现了一条新信息:至少在某些情
况下,GIST与癌基因*KIT*的激活有关。弗雷泽知道这一基因的产物与
格列卫的靶标属于同一类分子,因此尽管看上去不怎么靠谱,格列卫
仍然有可能帮上忙。

　　虽然弗雪泽严重的晚期癌症让任何实际疗效都似乎遥不可及,他
还是参加了一项非常早期的临床试验。仅仅一周之内,他的疼痛就开
始缓解,不用依赖镇静剂了。一个月之内,一次扫描显示他的肿瘤已
经缩小了一半。随着时间的推移,他体内的肿瘤变得越来越难以感知
了。又过了数周后,弗雷泽回到了工作岗位。

　　我很高兴在那之后我还能有很多次与弗雷泽讨论科学的机会。他
很清楚他的癌症很可能没有完全治愈。事实上,首次服用格列卫7年

后，他的肿瘤又有点儿开始生长了，他不得不求助于更大剂量的药物，以及一种有望解决潜在耐药性的新化合物。但是弗雷泽对生命中的每一天都心怀感激，也十分希望他的故事能给那些认为自己被判死亡的患者带去希望。

弗雷泽的故事让人们开始重点关注未来的癌症分型，这种分型或许将不再取决于涉及的器官，或是癌细胞在显微镜下的形态，或是癌细胞扩散的部位，而是基于癌症相关基因的详尽分子特征。

癌症的个体化诊疗

我们对于癌症的理解已经走过了漫长的历程。我们现在知道癌症是一种基因组疾病，并且是由特定基因上的突变导致细胞异常增生所引起的。已鉴定和编录的与某种类型肿瘤相关的特定基因越来越多。

基于这些信息，我们有了靶标治疗的新思路，同时我们也认识到每个肿瘤都与其他肿瘤有着一定的差别。

基于这些信息，我们已经开始进行肿瘤的分子水平的重新分类了。有时候，在那些我们曾经认为没什么关联的肿瘤，根据分子水平的共有异常而把它们联系起来。越来越多的病例表明，和以往的任何工具相比，这些信息可以对癌症做出更为精准的预后，它甚至能协助设计个体化的治疗方案，而不是像以往那样对所有患者"一刀切"。

我们不难预见这一技术的光明前景。在不那么遥远的将来，我们

可以在分子水平上阐述每一种癌症的详尽特征，很快还将包括全基因
组 DNA 序列。每一种癌症的所有的基因突变也将被阐明。通过将与癌
症相关的生物学通路与针对这些通路的药物整合起来，一定能获得非
常有效的个体化治疗方案。

　　因此，在未来很可能会出现基于新型药物的综合疗法。这是因为，
一般来说癌症都会有多个通路发生异常，所以最佳方案应该是以尽可
能多的生物学通路为治疗靶标。

　　癌症个体化治疗的时代已经来临。这里要讲的最后一个戏剧性的
故事，是关于这种新疗法是如何拯救凯特·罗宾斯（Kate Robbins）的
生命的。

　　2002 年的夏末，罗宾斯开始写"死亡日记"。她被诊断已有癌转
移。尽管经历了两次大手术，又是放疗又是化疗，她的癌症仍然迅速
恶化。于是她决定把自己每天的事记录下来，作为留给她 9 岁的女儿
和 11 岁的儿子的记忆。她写下了女儿对马的钟爱，也写下了儿子对少
年棒球联盟的激情。写作是一个痛苦的过程，但能帮助她宣泄情感。

　　罗宾斯被诊断出癌症的那一天正是情人节。罗宾斯自己是护士。
她的丈夫、放射科医生马克（Mark）从她不断的头痛开始时就已经担
心了，磁共振（MRI）扫描真的发现是脑瘤。在进行脑手术之前的检查
时，发现她的右肺有一大肿块。第一个看到扫描结果的，居然是她那
当放射科医生的丈夫，也是她丈夫把这一情况告诉了她。很显然，她
的脑瘤是从肺部转移过来的。只有 44 岁的罗宾斯是个素食主义者，

从不抽烟或是吸毒,发生癌转移简直令人难以置信。

　　罗宾斯不甘于就此接受这一让人绝望的事实,而是决定用乐观的方式应对这一挑战。她接受了脑部手术、胸腔手术,以及好多个疗程的高强度放疗和化疗。尽管如此,癌细胞还是在那一年的夏末转移到了她的胰腺和肝脏。她就是从那时起开始写"死亡日记"的,不过她仍然没有放弃。当一种名为易瑞沙(Iressa)的新药有望进入临床试验的时候,她立即抓住了这个机会。她的想法是,就算治不好自己的病,说不定也能帮上别人。

　　她从2003年年初开始每日服用一片易瑞沙。她瘦了40磅,虚弱无力,而且对这些看似像维生素一样的药片感到有些失望 —— 这东西真能产生她想要的疗效吗?然而一个月后的一次CT扫描显示,她的肿瘤已经趋于稳定。她感到身体也强壮了些。令人惊奇的是,到5月,她身上的一部分肿瘤已经消失了。她和她的主治医生,来自麻省总医院的汤姆·林奇(Tom Lynch)大夫,都对这一戏剧性的显著变化表示惊叹,因为别的患者在服用此药后并不是都能产生这样的疗效。

　　答案逐渐显露出来:这种药物能够特异性地阻断表皮生长因子受体(*EGFR*)的作用,这种蛋白质在某些癌症中被激活。测序发现,罗宾斯的肺中的这一基因有一个极为特殊的突变,这一突变使这个基因对易瑞沙的作用特别敏感。在这次临床试验中,大约有10%的患者被发现有类似的突变,他们都对易瑞沙有很强的阳性反应。其余约九成的患者则没有这种突变,因此通常对易瑞沙没有反应。

　　这是一个个体化医疗的生动例子。在这里，罗宾斯抽中了DNA头彩。

　　这毕竟是一个新的领域。没人知道罗宾斯身上的疗效能持续多久。在过去的6年里，罗宾斯每两个月做一次扫描，她的肺、肝和胰腺中都已经找不到肿瘤存在的证据。唯一让她伤脑筋的是脑部的癌转移残余，因为血脑屏障而逃脱了药物的作用。作为人类的一个正常生物学功能，血脑屏障能防止许多药物在脑部富集。

　　虽然没有完全剔除罗宾斯的脑转移瘤，但它们发展得十分缓慢，如有必要也可以通过手术解决。当我跟罗宾斯谈话时，她将自己的故事娓娓道来，并对来之不易的新生怀有感恩之心。她很高兴自己的儿子已经进了大学，女儿也已上了高中。她的"死亡日记"在5年前就歇笔了。

　　这个故事对我们的药品审批制度是具有讽刺意味的。基于像罗宾斯这样的效果很好的报告，FDA在2003年就已许可将易瑞沙用于肺癌的治疗。但是FDA坚持认为有必要进行一次大规模的随机试验，以对易瑞沙和肺癌的标准疗法在疗效上进行比较。

　　对那次涉及几百名受试对象的试验，综合全部患者的情况，易瑞沙并未显示出任何优于标准疗法之处，FDA因此在2005年撤销了它的许可。幸运的是，FDA同意那些像罗宾斯一样已经受益于易瑞沙的人继续服用该药。其他国家也在继续提供易瑞沙。

前不久在日本进行了一次试验，在被证实*EGFR*基因有突变的患者中，63％呈阳性反应。显然我们应该吸取教训：当癌症的个体化诊疗变得日益可行的时候，FDA系统在审批药物时，有必要将这些特殊的遗传数据纳入考虑范围。一种药物或许对90％的癌症患者都无效，但是可以拯救10％的人的生命。如果通过DNA分析，能够将这部分患者鉴别出来，这种药就应该尽快拿到许可证，并开始提供给这一部分患者。

在决定医疗干预的成本效益时，考虑个体差异是十分重要的。当不断上升的全美医疗成本使得进行"比较效益研究"的呼声越来越高的时候，这种重要性就愈发凸显了。

这一研究的支持者认为，不管有没有证据证明其疗效，我们都无法为所有人支付所有的医疗干预。相反，他们认为，应该把某一特定情况下的可提供的医疗干预进行比较研究。根据这些研究结果，将来，只有那些具备最佳整体疗效的方案才能按常规报销。但是，如果这种比较研究没有考虑个体差异，则会对个体化医学的前景造成相当大的危害，就像在上述故事里，FDA撤销易瑞沙的许可那样。某一特定的医疗干预，可能对某一群人疗效显著，而对另一群人要差得多，只有在方案设计中包括识别不同人群的DNA研究，"比较效益研究"才具有科学意义。

当罗宾斯在2002年被首次确诊时，她曾试图寻找那些肺癌转移后还能长期存活的人。令她心惊的是没人能挨过两年。如果我们考虑有了癌症的靶标治疗后，她本人对寻找所有可能手段的坚持不懈，以及一点点好运气，罗宾斯现在已经成了她自己要寻找的人。

结语

　　在所有我们自己和家人闻之色变的疾病中，癌症仍为首恶。这个恶棍像夜半小偷一样无声潜入，偷走了我们长寿和幸福的希望，留下的只有虚弱无力、食欲缺乏、疼痛难忍，甚至英年早逝。现有的癌症治疗，放疗也好，化疗也罢，都有非常严重的副作用。这已经不是秘密，因为这些疗法攻击的不仅是疯长的癌细胞，同时也杀害了体内的正常细胞。

　　幸运的是，缉拿罪魁祸首并将其绳之以法的斗争已旗开得胜。在基因组中发现遗传的和获得的突变的能力，使我们知道了越来越多的"变坏了的基因"，也更准确地知道这些"坏基因"是如何为非作歹的。与此同时，对它们的研究也使我们有机会更加有效地挫败它们的进攻，比如将收拾犯罪残局转变为预防犯罪发生。就像我们在这一章里看到的案例那样，"法律与秩序"已经成为现实。

　　总之，人类基因组是一部个体化的医学教科书，你从解读你的DNA里学到的是你的养生之道，"灵丹妙药"，为你专备。人类基因组又是一部个体化的历史教科书，你从解读你的DNA里学到的是家族健康史，传奇故事，无不在案。人类基因组还是一部个体化的自我教科书，你从解读你的DNA里学到的是对你自己的认识，何为自身，何为亲人。

对于如此彻底的认知改变，你准备好了吗？

现在就参与个体化医学革命，我们能做什么？

1. 这里的一些忠告，见于基因组革命之前，时至今日仍然适用。如果你抽烟，那么戒烟就是降低罹患癌症、心脏病以及肺气肿风险的最重要的方法。抽烟成瘾，戒除困难，可求助 http://www.cancer.gov/cancertopics/smoking，参照上面许许多多的好建议（包括国家癌症研究所提供的免费个人辅导），这些建议已经帮助数百万人戒掉了烟瘾。

2. 许多女性为她们患上乳腺癌的风险而忧心忡忡，因为每8个女性中就有1个在某个特定年龄段患上乳腺癌。对 *BRCA1/2* 这样的遗传风险因子的检测为鉴别乳腺癌高危人群提供了机会。如果你想在家族史、年龄、乳腺异常史、月经初潮年龄，以及头胎年龄（如果有的话）的基础上评估你患上乳腺癌的风险，请访问 http://www.cancer.gov/cancertopics/factsheet/estimating-breast-cancer-risk。如果你的风险大大高于1/8，请立即咨询你的医生。欲知关于 *BRCA1/2* 测试的更多信息，请访问 http://www.cancer.gov/cancertopics/ factsheet/Risk/BRCA。

3. 结直肠癌是另一种能够进行早期诊断从而提供最佳治愈时机的癌症。目前的建议是所有50岁以上的人都定期接受肠镜检查。国家癌症研究所最近发布了一款在线工具，它能让用户在家族史、饮食习惯、运动量、吸烟史的基础上评估患病风险。网址是：http://www.

cancer.gov/colorectalcancerrisk/ 。

4. 如果你有癌症的家族史，或以前的基因检测和早期预警症候提示你有高度风险，请向你的医生咨询，并确保你已经用上了所有的监控和早期检测手段。若想及时了解最新的癌症预防和遗传学进展，请访问 http://www.cancer.gov/ cancertopics/prevention-genetics-causes 。

陈洪亮、余玄、董方帅译，
王威、胡学达、杨焕明校

第 5 章
种族可相关

在51岁那年，韦恩·约瑟夫（Wayne Joseph）已经是一位相当成功的黑人职业者。他努力工作，以便使自己和家人能过上体面的生活。他在一所黑人中学任教，娶了一位黑人为妻，将他的儿子和女儿（取名可娅，Kenya）抚养成人，他们都以自己的黑人血统感到骄傲。他通过不懈努力，突破了这所公立高中学校的等级体系，使其成为这所学校的校长和非裔美国人社团的中坚。但是同时，他渴望有一天种族不再像当时那样备受关注，他在《新闻周刊》上发表的一篇有些争议的文章《为什么我会惧怕"黑人历史纪念月"》中提出：对于黑人而言，推动建设一个不分肤色的社会比实现个人成就更有意义。

一天，约瑟夫看到了一个名叫AncestryByDNA公司的广告并动了心。该公司声称能够帮助他找到他的撒哈拉以南非洲（sub-Saharan African）的血统。他想，这还可以成为他的另一篇好文章的题材，他报名参加了。

结果出来了，约瑟夫为之震惊。他的DNA分析报告显示，印欧人（Indo-European）占他的血统的57%，美洲土著占39%，东亚人占4%，但非洲人的血统为"0%"。

约瑟夫曾听说他的母亲的家族有些人具"混合肤色",但是"0％"的非洲血统又怎么说呢?他要求公司检查样品是否被弄混——实际上并没有。

于是,他认为他一定是被领养的——他问他的母亲,她立即予以坚决否认。约瑟夫找到了他的出生证明;在种族一栏填的是"黑人"。同时他的咖啡色的皮肤也清楚无误地支持这个说法。

但是,当他更多地了解他的家族在新奥尔良的历史后,事情清楚了,越来越多的有趣证据说明他的家族具有不同的来源——而且真的可能完全没有非洲的血统。

周围的人们对这件事的反应是怎么也不相信。"他们还是想让我维持现状。"约瑟夫告诉我。而他的母亲说:"我仍然是一名有色人妇女,我老了,也不想变了。"约瑟夫的兄弟仍然认为自己是黑人,因为他还没有做过DNA检测。约瑟夫的儿子和女儿也感到震惊。而他的一些黑人朋友嘲弄他几年前发表在《新闻周刊》上的文章,他们说:"我们早该知道你不是真的黑人。"那些不愿听从他的行为指导的中学生有了借口,"在我们眼里,他从来就不是黑人。"最有戏剧性的是,约瑟夫的第二任妻子是个白人,她说:"你就应该是黑人!为嫁你,我和我母亲都闹翻了。"

此事已经过去了5年,约瑟夫也逐渐适应了他的身份——但是他说,使他得益的,仅仅是他获知这一消息时已经51岁了。假设在30年前的话,他"估计需要心理治疗"。他发现自己的身份不到9个月,他的母亲，他的妻子和他最好的朋友都相继去世了。约瑟夫特别注意到，没有一个人在死前谈论他们的种族。和死亡相比，这都无关紧要了。

约瑟夫试图以自己DNA检测的亲身经历，告诉他的黑人中学的学生们种族并不意味着什么 —— 但是种族的认同感根深蒂固，几乎所有人都不愿意放弃这种特殊的归属。

种族到底意味着什么？

这究竟是怎么一回事？

DNA真的可以打开一扇通向祖先的窗户？其结果精确可信？对于传统的种族分类，DNA又能告诉我们什么？

几乎我们所有人在童年时就能感受到不同族群在身体上的区别。而后不久，我们就会发觉烙在我们身上的一些社会标签，如肤色、发色、发质（卷曲与否等）、脸部特征、语言、祖先或者文化等。就像希根布特（Evelyn Brooks Higginbotham）恰如其分地表述的那样，"当我们讨论种族的概念的时候，大多数人都认为一目了然，清清楚楚，但是当我们要对种族下明确定义的时候，大多数人就立刻觉得含糊不清，难以下手。"

或许最好的办法是你亲自做一个这样的实验。如果强迫你即刻对种族，人类的种族，写下一个定义，你打算怎么写？

"种族"这个词确实有这样的科学定义：地理上、生殖上隔离的群体，这个群体具有的某些特征，出现频率要比同一物种的其他群体高得多。

这实在算不上是一个清晰的定义！因为对于人类而言，除了哪些特征哪些群体符合种族的定义的问题之外，还有一个麻烦 —— 几乎没有什么例外，人类从来没有过被长时间在地理上隔离的群体。如果你从中国东部一直往西走到葡萄牙的海边，你不会遇到任何可以按其身体特征截然区分的个体，你也不会发现任何相互婚配的绝对障碍。

尽管如此，在17世纪将植物和动物进行分类的生物学家也试图对人类按种族的定义进行分类。

将人类分成4个种族：美洲人（Americaeus）、欧洲人（Europeaus）、亚洲人（Asiaticus）和非洲人（Africanus）。林奈（Linnaeus）给每一个种族安上的特征强烈地反映了他所处的时代和地位的偏见：欧洲人据说是"聪明伶俐，善于创造，绅士作风，法治社会"，而非洲人被描述成"诡计多端，怠惰懒散，粗心大意，唯命是从"。

更加糟糕的是，约翰·布鲁门巴哈（Johann Blumenbach）在林奈分类的基础上，臆造了"高加索人（Caucasian）"这个词来描述白色皮肤的个体，由此开始了无穷无尽的困惑和麻烦。从来没有任何证据证明白皮肤的人起源于高加索山脉，而布鲁门巴哈选择这个术语只是由于那个地方的人的外貌最具吸引力；更为糟糕的是，布鲁门巴哈接过了林奈鼓吹的人类种族"水平分类"的说法，将人类种族进行"垂直分类"，而高加索人是进化的最高端。

这样的种族分类完全没有任何科学和正义可言。今天所有的人类都是从共同祖先那里分支而来，而每一分支都经历了同样长的时间。但是，布鲁门巴哈的观点已经植根于欧洲人的思维，在后来长达3个世纪的过程中，阻碍了人与人之间的相互理解，直到今天还阴魂不散。

用斯蒂芬·古尔德（Stephen Gould）的话来说，"人类多样性的解释从地理分布改为等级制度，是西方科学史上最致命的转变。除了铁路和核弹外，还有什么能比'种族'对人类的集体生活产生更为重要的实际影响？而且这一影响几乎完全是负面的。"

现在的种族分类是否有什么生物学依据呢？最明确的回答就是没有 —— 现在的种族分类毫无依据！"非裔美国人（African American）"就是这样一个含糊羞涩、词不达意的标签 —— 今天很多肤色深黑的人们，就像约瑟夫，与非洲并没有任何联系。我们的DNA确实可以告诉我们地理上的祖先，人类DNA的一些变异是我们的祖先在地球上迁徙的历史记录。但是，现在一些营销DNA检测的商业公司应用这些变异，包括那家为约瑟夫做检测的公司，居然提供了这样不可思议的报告。

在我们的社会里，特别是美国，种族的概念并不单单意味着生物学的祖先，而是承载着更多的内涵。那些种族的称号，如"非裔美国人"（African-American）、"阿拉斯加土著"（Alaska Native）或"亚洲人"（Asian），包含了更多更为重要的非生物学的元素，如历史、语言

和文化。在本章里，我们将讨论这其中的一些话题，再回来探讨它们
与个体化医学相关或不相关的问题。

高度相似：人类的所有DNA序列

不管我们的祖先来自这个世界的哪个角落，我们任意两个人之间
的DNA序列的99.6%近乎相同。相对于动物界的其他物种，人类的相
似超乎寻常：大多数其他物种的DNA序列多样性要比人类高得多。已
发现大多数人类的遗传变异在不同地理分布的群体中都存在。这些差
异中，大概只有不到10%对于预测我们属于哪个群体可能有点儿用处。

我至今仍能回想起第一次与克林顿总统分享人类的相似性的信
息。自当政以来，他一直对"人类基因组计划"非常感兴趣。(他说知
道这一点，可以帮助他"拥抱内心的书呆子")克林顿认识到了DNA
相似性的深刻社会意义，立马向科索沃的塞尔维亚人和克罗地亚人阐
述他们的种族战争本质上的不合理性。我不能确定他的观点对那些人
产生了多大的影响，但是他真的说到点子上了。

假如我们人类固执地坚持种族歧视，甚至不惜为之发动战争相互
杀戮，就像塞尔维亚人和克罗地亚人那样，北爱尔兰的新教徒和天主
教徒那样，以及卢旺达的胡图族和图西族那样，我们也不能用生物学
作为辩护的理由。

人类个体之间DNA水平上的高度相似，反映了人类在地球出现
的历史相对较短。群体遗传学家分析了遍及全球的人类基因组的变异，

得出的结论是现今地球上的60亿现代人（智人，Homo sapiens），都
是大约1万名共同祖先的后代。这些人类的先祖生活在10万~15万年
前，最有可能在非洲东部。大多数在现代人类群体中可以检测到的变
异，都存在于这1万名先祖中，但是在成群结队、四处迁徙的过程中，
这些变异发生了变动和重组。

　　智人属（homo）的其他分支都已经灭绝了，如显然在50万年前才
与我们现代人类分离的尼安德特人（Neanderthals）。尽管在3万年前，
尼安德特人与我们现代人类祖先显然共同生活在欧洲。最近对尼安
德特人基因组（分离自古代遗骨）DNA序列进行了成功的分析，并没
有发现现代人类和尼安德特人在遗传上相互混杂的证据。

遗传变异：在全世界人群中频率不一

　　尽管我们今天发现的多数常见变异都已见于我们的共同祖先，但
是在人类离开东非后，DNA多样性的分布并不均一。图5.1是基于
DNA证据的现代人类极为可能的迁徙路线。早期，也许只有为数不多
的人类祖先成群结队走出非洲，迁入欧洲和亚洲。其中一位祖先碰巧
携带了非洲人群中相对罕见的突变，这一突变后来在新的大陆上变得
更为常见。这个现象被称为"始祖效应（founder effect）"。它不仅可以
解释某些遗传变异频率的显著差异，而且为人类的后代提供了自身祖
先的标记。

　　除此之外，一种被称为"遗传漂变"（genetic drift）的现象也会随
着时间的推移，造成某些特定变异频率的随机缓慢改变。纯粹是由于

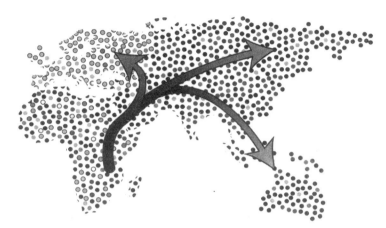

图5.1　走出非洲后的3万多年里人类遗传变异的流向。非洲仍然存有最大限度的变异,移居欧洲和亚洲的群体也携带了一部分

这种随机效应,一个在东非祖先中频率仅为20%的突变体,在亚洲人中的频率就可能为40%。虽然单个这样的变异很难告诉我们某一个个体的祖先,但是收集大量的变异以及它们的偏离分布,就可能对这一个体的世系做出统计学上的可靠估计。那些个体离开非洲后发生的新突变的程度,也可以为群体的历史提供有价值的信息。

选择 —— 塑造了人类基因组

细细回顾5万年以来人类进化史上的重要事件,我们不难发现进化给人类留下了持续的、深远的印记,即使是在较近的年代。在很多时候,自然选择的压力来自于外部物理环境。人类的肤色就是最显而易见的例子。

确凿的证据表明现代人类（Homo sapiens）的祖先肤色都是黑色的。事实上，皮肤色素对于我们的这些早期定居在赤道附近和漫游在热带稀树草原上的无毛个体是必需的 —— 它可以抵御紫外线的伤害。没有深色的皮肤，很多人年纪轻轻就会患上皮肤癌并造成灾难性的后果。

20世纪90年代，我曾作为一名志愿医生，在尼日利亚照管好几个得了皮肤癌的白化病患者。我是在医院里看到他们的，还不到20来岁，皮肤癌非常严重，就是由于缺少了皮肤色素。

然而另一方面，深色皮肤也使那些走出非洲向北迁徙的人们遇到了麻烦，他们难以维持维生素D的合适水平。维生素D的合成是一个需要透过皮肤吸收阳光的过程。因此，深色皮肤的人在阳光较少的地方易于缺乏维生素D，从而患上佝偻病（rickets）。糟糕的是，严重情况下，佝偻病会导致骨骼扭曲，并有很高的概率引起妊娠和分娩困难，并对母亲和胎儿生命都造成严重的威胁。因此，具有较浅肤色的个体在北方气候中有更大的生殖优势，最终使浅色皮肤在人群中成为主要的表型特征。

最近，在欧洲人中已经发现了致使这种肤色变化的主要分子起因。SLC24A5基因对皮肤和头发主要色素 —— 黑色素（melanin）的产生起着非常重要的作用。在非洲人，以及大多数脊椎动物中，该基因具有完整的功能。但是，几乎100％欧洲人的SLC24A5基因都有一个突变，严重影响了这一蛋白的功能。几乎可以这么说，所有白色皮肤的欧洲人（包括我自己）都是突变体！有趣的是，亚洲人的SLC24A5功能完整，但是另外一些基因却有了突变。结果是他们的皮肤颜色较浅，却保留了黑色的头发。

人类的饮食也是一种自然选择的压力。成人消化乳糖（lactose）的能力就是一个最具代表性的例子。证据揭示，我们共同的非洲祖先在 2 岁左右就不再有消化乳糖的能力。也就是说，他们此时在肠道内合成的乳糖酶（lactase）的量将不足以分解奶水里的乳糖。由于乳糖酶缺陷，成人如果摄入过量的奶水，将会引起腹胀、腹泻，无法吸收奶水中的糖类营养。

但是，在欧洲、中东和东非，一些人群在农业发展过程中渐渐学会了驯化牛和羊，并开始喝牛奶和羊奶。这样，那些能够消化乳糖的人就有生存优势，以致当地的现代人群中多数成年人都可以合成乳糖酶。

这种发育过程中变化的分子基础已被阐明。多数北欧人的乳糖酶基因调控区有一个特异的突变，从而使该基因在整个成年期都保持"开放"。一些喝奶的非洲部落，如麦赛人（Maasai），也同样保持乳糖酶的表达，研究表明其原因出于另外一个不同的突变。这是近代人类受到自然选择作用的最好的例子。像这样的两个不同的群体中的两个不同的突变，却产生了相同的结果的现象，被称为"趋同进化"（convergent evolution）。

另外一种还在继续作用于人类基因组的强大的自然选择压力是抵御感染的需求。我们之前已经提到，镰状细胞突变在西非人群中广泛分布，是由于镰状细胞这一性状对疟疾的保护作用。事实上，同样的突变也在地中海周边地区人群中发现，并且与几千年来疟原虫的全球分布完全一致。在其他疟疾高发区，另外一些"有益"的突变在人群中的频率很高，这也是突变携带者抵御这种高度感染的血液寄生虫而免于早年夭折的保护机制。

在西非，自然选择作用于人类基因组的证据，还包括拉沙热病（Lassa fever）的抗性基因。有人猜测，HIV/艾滋病在全球的流行也将留下它的印迹，因为那些在遗传上具有抗感染倾向的人们更有可能留下后代。

所有这些都是非常小的差异，包括那些10%能反映地域根源差异的变异。

那么，那些更有争议的差异又怎么说？像竞技能力和智力，是否也有地理环境选择压力相关的变异呢？是的，现在已经清楚，身材体征与体育竞技能力肯定相关 —— 麦赛人（Maassi）的后裔传统上身材高大，相对于他们的近邻非洲俾格米人（African Pygmies），在篮球等运动方面更容易取得成功。然而在智力方面，现在还没有任何证据说明遗传因素会造成世界上不同人群智力的不同。

DNA —— 推测我们的祖先

如果你递给我4份DNA样品，并告诉我这些样本取自4个人，一个住在日本，一个来自西班牙，另一个来自尼日利亚，第四个是一位住在亚利桑那的美洲土著。我可以到实验室去，花点儿时间来做DNA

分析，差不多可以肯定地告诉你，哪一个样品来自哪一个人。结论的正确性依赖于每一个体的祖先要在哪个地理区域生活一段时间，只有那些DNA才能反映始祖的特点。

但是，假如你给我一份高尔夫球手泰格·伍兹（Tiger Woods）的DNA样品，那就给我出大难题啦！据伍兹自己说，他有1/4的中国血统，1/4的泰国血统，1/4的非裔美国人血统，1/8的美洲土著人血统和1/8的荷兰人血统。不管如何，只要检测足够的DNA变异，已知这些变异在全球不同人群中的频率不同，我就能够对他的"多重祖先"做出一个大致合理的推测。本章开始讲的约瑟夫，就是通过这样的DNA分析来推测他自己的"多重"混合祖先。虽然他的报告中的百分比可能有些偏差，但基本结论还是对的。

然而在另一些例子里，推测祖先的商业公司有点儿走在科学的前面。有几个检测公司甚至声称可以告知非裔美国人，他们的那些沦为奴隶的祖先来自非洲的哪个村子。只有在非洲本土在过去几千年里很少发生迁移的情况下，这种说法才会是正确的。要得到这么精确的地理结论还需要全面收集非洲大陆所有土著村落的DNA样品，到目前还没有这样的样品。

DNA分析用来推测祖先的准确性已有了很大的提高，这一技术虽饱受争议，却也在司法鉴定中找到了新的用武之地。

最近，路易斯安那州的执法人员正在审理一件连环谋杀案。他们从犯罪现场取到了这个罪犯遗留下来的一点儿东西并提取了DNA。

目击者对犯罪嫌疑人的形体特征描述不一致，有的报告是白人，有的说是黑人。用美国联邦调查局（FBI）的心理学侦探方案，官方把嫌疑人确定为一名25～35岁的白人男性。

一家名为DNA Print的DNA诊断公司也应邀而来。他们分析了现场得到的DNA样品，推测嫌疑人有85％的南撒哈拉非洲的血统和15％的美洲土著的血统，应为一肤色深黑者。于是，警方把调查的目光移向了别的嫌疑人。最后，一名黑人男性落网，他的DNA与犯罪现场收集的DNA完全配对。最终，他在庭审时被定为谋杀罪，现还在无期徒刑囚禁中。

有人会说这是一个对警察很有价值的辅助工具，因为它有助于抓捕和定罪。但是，鉴于我们据此还不能给出准确的预测，人们也在设想另外一种完全不同的情况 —— 这样的信息可能误导执法者并骚扰无辜者。

随着时间的推移，这种类型的"DNA图谱"（DNA profiling）可能会越来越普遍。科学家正在努力鉴定与脸部特征、毛发质地和身材高度相关的DNA变异。在将来，很有可能警方的"人像艺术家"会像现在依赖目击者的描述那样依赖DNA样品。

自相矛盾 —— 人类的种族分类

考虑到造就人类的历史长河中不同群体之间的基因流，想要准确地界定一组个体，并将其和人类的其他群体分开，在科学上显然是靠不住的。人类在前 10 万年的历史有时被画成一棵分枝的树，所有分枝都相互分隔。我们更像是花园格架而不像树，或者说像一株藤蔓，才是比较贴切的比喻。

　　但是，很多社会在其长期的传统背景下，在特殊的社会偏见驱使下，将人类分为一个个互不相干的亚群。恐怕没有一个地方，"种族化"能比美国社会更为明显、后果更为严重。可以说，废奴运动已150年了，奴隶制的罪恶幽灵仍在回荡。

　　基于种族分类的对奴隶的歧视首先直接表现为"滴血法则（one-drop rule）"，这在早期美国历史上屡见不鲜。白人农场主强迫或诱使黑人女奴生下的孩子被认定是黑人奴隶，虽然这些孩子有一半的白人血统。这种认定可以使农场主得到经济上的好处，同时也维护了白人优越的种族哲学。

　　极端的"滴血法则"是任何一个人，只要祖祖辈辈中有一个黑人，就被认定为黑人。现在我们知道，我们所有人都是非洲的黑人祖先的后代，所以"滴血法则"的依据荒谬透顶。但是，上百年了，它一直被一个群体用来维护对另一个群体的经济和社会优越地位的手段。

　　有史以来，美国政府对种族问题的处理非常混乱。几十年间，美国的人口普查采用了多种不同的方法，试图进行种族分类。如今，为了人口普查的目的，预算管理办公室（OMB）列出了5个不同的种族：美洲印第安人/阿拉斯加土著、亚裔、黑人即非裔美国人、夏威夷土著/太平洋岛民、白人。此外，还要看一个人是否归属于拉美裔/拉丁裔，并将该民族标签置于5个种族之上。人们可以自行认定自己的种族和族群，并可以选择一个以上的种族或族群。现在，"山姆大叔"的"高帽顶层"已经认识到这样的分类没有任何科学依据。预算管理办公室声明说，"这不能解释成将生物学或遗传学作为主要参照"。

环顾我们的世界，就可以明显看到种族分类是何等随意。在美国历史上，由于奴隶制和"滴血法则"的影响，像奥巴马总统这样具有50％非洲黑人和50％欧洲白人血统的人，也被认定为是黑人或者非裔美国人。但是在巴西，只有具明显非裔血统，并且肤色很深的人才会被认定是黑人。所以，假设奥巴马在那里，肯定会被认定是白人。这个例子无可置疑地说明，所有这些种族分类的术语都是毫无意义的！

健康差异

既然种族划分的生物学基础很不可靠，它又是历史上种族歧视的标志，我们是否应该立即并永远舍弃种族这一概念呢？

毫无疑问，这样的决定有助于消除种族歧视。但在医学上却存在一种重要的观点，告诉我们为什么不能这样做，至少现在不能这样做，这就是健康差异（Health Disparities）。

健康差异是指：在一个特定的人群中，某种疾病的发生率、发病率和致死率，相对于一般群体来说要高得多。这方面有很多长期困扰人们的事例，这里暂且举几个例子。

比起欧洲人和亚洲人来，前列腺癌在男性非裔美国人中的发病率和致死率要高得多。2型糖尿病虽然在所有群体中均越来越常见，但在美洲土著和非裔美国人中特别高发、也特别严重。在美国西南部，50％的比马印第安人（Pima Indians）在50岁时诊断患有2型糖尿病。亚洲人的胃癌发病率显著高于欧洲人或非洲人。大肠炎（Crohn's disease，又译克罗恩病）在欧洲人中更为多见，远远多于其他群体。如果我们相信我们作为人类大家族的一个成员，我们的目标是提高全人类的健康水平，忽视健康差异就是不可原谅的。

其结果是，不管我们喜欢与否，至少在目前一段时间里，我们需要继续考虑别的划分人群的方法，一直到我们发现了健康差异的真正原因，并且有了纠正的方法。

然而我们不应该认为健康差异完全是由遗传变异引起的。如同前面指出的，人群间的遗传差异很小，一些与DNA无关的因素可能起了更加重要的作用。这些环境因素包括社会经济地位、受教育的机会、与有毒物质的接触、所享受的医疗条件、文化行为、饮食起居，甚至歧视带来的精神压力等，都可能引发疾病。弄清这些导致健康差异的多重因素，是当今生物医学研究的一个首要目标。

毋庸置疑，非遗传因素可以解释好多健康差异的起因。而在另外一些例子中，遗传是引起健康差异的主要因素。这一点，我们在囊肿性纤维化（患者主要为欧洲人），镰状细胞贫血症（患者主要为非洲人），泰－萨克斯病（Tay-Sachs disease, 患者主要为德系犹太人）等罕见的隐性遗传病的案例中已经深入讨论过。这些疾病在特定地域的高发，可以用"始祖效应"和"自然选择"来解释。

　　至少有这样一个常见病的例子，生物学差异的基础可以直接解释健康差异：深色皮肤可以防止任何类型的皮肤癌，包括高度恶性的黑色素瘤，这就可以明确解释为什么欧裔的发病率远远高于非裔美国人和南亚人。（需要指出的是，美国的黑人也会得皮肤癌，更容易转移且预后很差）

　　令人沮丧而又不解的是，尽管很多疾病的健康差异已经得到很好的证实，但它们的生物学基础至今仍不甚了了。我自己怀疑遗传因素在健康差异中的作用相对很小。但是，至少有一个例子说明遗传因素的影响非常显著 —— 前列腺癌。非裔美国男性的前列腺癌发病率全球最高，其死亡率是欧洲男性的两倍。很多假说都归咎于饮食、医疗条件和社会压力，但是这些因素都不能令人信服地支持那些假说。

　　近来，遗传分析检测出一些常见DNA变异，与所有人群的前列腺癌的风险增高可能相关。第3章中，我们已经读到了古尔彻的案例，通过这些变异的DNA检测而发现他患上前列腺癌的风险增高。

　　一簇这样的风险变异位于8号染色体上一个长约100万碱基对的区段域。这簇变异至少包含7个独立的高危变异，而每个变异都会使患上前列腺癌的风险提高10～30个百分点。令研究者吃惊的是，所有7个风险变异在非裔美国男性中的概率要比男性欧洲人或亚洲人高得多。这就说明了8号染色体上的这个区域，在很大程度上可以解释欧洲人和非裔美国人对于前列腺癌的健康差异。

如果得到确证的话，这将是第一个实例，说明一种常见疾病的健康差异可能是由遗传因素决定的。环境因素的作用也同样可能，尽管作用的途径还有待阐明（见图5.2自我认定的种族与健康状况之间的复杂联系图）。

种族 —— 个体化医学的标记？

几年前，一位开业医生在《纽约时报》(*New York Times*)的论坛版上发表了一篇文章，引起了轩然大波。

这篇文章题为《一个医生的种族貌相》(*I am a Racially Profiling Doctor*)，作者是萨里·萨特尔(Sally Satel)大夫。她在文中解释她是如何应用"种族"背景，来决定给她的患者开什么药物来治疗心脏病、抑郁症、肝炎感染或止痛。对于每个实例，她都引用了已公开发表的数据，说明非裔美国人和欧洲人对医疗干预的反应确有不同。因此，她认为她提供的"种族貌相(racial profiling)"的治疗方式是有据可循的(evidence-based)，旨在为她的所有患者都带来最大的医学帮助。

这在逻辑上有点儿道理。至少没人会反对萨特尔大夫，因为她是根据她的观察，指出她的白人患者患上恶性黑色素瘤的可能性，要比她的深色皮肤的非裔美国人高得多。要说有什么问题，那是她的这种基于种族的治疗应用于其他疾病时，得出的结论很可能只是根据种族间相对微小的差异，而对这个患者完全无关紧要。

让我们再细看图5.2。人群健康差异的存在，表明该图的上部

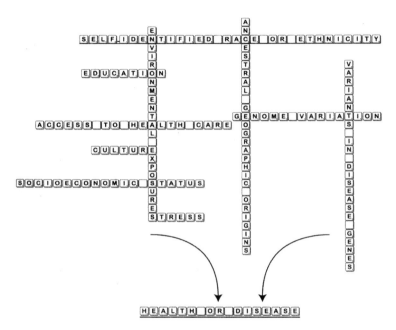

图5.2 显示了自我认定的种族或族群归属和健康状况的可能联系途径，包括环境和遗传因素，对不同疾病的影响不尽相同

（自我认定的种族或族群）和下部（健康状况）确有联系。要想真正帮助患者并使个体化治疗更为有效，我们需要更多关注那些中间步骤。因此，种族虽可作为某些更显著或更相近的因素的标记，但这是一个糟糕的标记，它提供的信息不充分，并因此可能实际上限制了更好的医疗措施的效能。

　　不幸的是，我们还没有确定环境和遗传的中间因素对很多健康差异的作用。现在这个时候，在很多方面我们没有别的更好的选择，我们仍需要考虑萨特尔大夫的推荐。然而，医学健康系统应该一起承担责任，尽快克服种族标记的不完善和其可能带来的歧视，并找出真正影响健康的每一个因素。家族病史是其中非常重要但又常被忽视的因素，它能提供比民族和族群更加具体的指导。

种族和处方

有关基于种族的医学的复杂性及其误解的一个特别具有指导意义的实例是 BiDil（必敌）的故事。这是一种治疗充血性心力衰竭（congestive heart failure）的药物，也是美国食品及药物管理局（FDA）专门为非裔美国人批准的第一个药物。它的问世，有人为之欢呼，也有人为之惊讶。

BiDil 实际上是结合了两种使用了几十年，且成本很低的仿制药。把两种药合二为一、用 BiDil 的这一药名和专利商标出售，价格顿时不菲。这种药物可以使血管扩张，降低心衰时泵血的阻力。通过这种"后置消减（afterload reduction）"途径治疗心衰的科学依据非常充分，临床研究早在 20 世纪 70 年代就已开始。20 世纪 80 年代，这种复合药物的两个临床试验是在几百个男性退伍军人身上做的，有证据显示总体死亡率有所降低。然而治疗组和对照组并没有令人信服的统计学差异。FDA 没有批准这种复合药物，申报求批的那家公司也放弃了这个项目。

10 年之后，另一个公司（NitroMed）捡起了这个复合药物。这个公司的兴趣，来自对当初那个临床试验数据的重新分析。分析表明，该药实际上对黑人退伍军人有显著的疗效，但这在黑人和白人一起组合的研究中没有充分显示。这些信息被用来作为这种复合药物 —— 现在定名为 BiDil —— 重新申请专利的理由，此时旧的专利已经临近过期。

美国专利局最后颁发了这个专利，第一个种族特异性药物的专利。接下来，NitroMed 申请将专门向黑人心衰患者销售这种药物的许可。FDA 的回答是除非要有新的更大规模的，只是在非裔美国人身上做的临床试验，来证明 BiDil 确实有效，才能给予批准。

1000 多名患有充血性心力衰竭的非裔美国人应召参与了这项临床试验，规模大大超过了 20 世纪 80 年代的那一次试验。结果非常振奋人心，以致试验提前完成：服用 BiDil 两年后，男性和女性黑人的死亡率下降了 43%。

在这些结果的基础上，这家公司迅速完成了 BiDil 用于治疗美国黑人充血性心衰的申请。FDA 批准了，并在药品标签中加上了这样一句话："本药作为心力衰竭标准治疗的辅助药物，用于自我认定为黑人的患者，特此说明。"

真是前所未有。在此之前，大多数新药的临床试验都是在白人身上做的，FDA 也从来没有在标签上注明他们批准的药物对其他人群不起作用。

FDA 的决定引起了截然不同的反应。很多黑人，包括一些黑人教授，视其为第一个专门为他们开发的治疗严重疾病的药物，并为之欢呼："终于来了！"但是黑人社团的另外一些人则认为这是种族主义的产物，完全没有科学依据，只会造成一个不幸的错误印象：自我认定是非裔美国人，等于在生物学上把自己区别于其他人群。

现在我们回顾最初在混合人群中做的临床试验，其问题可能是样本量还没有足够大，因而不能肯定这种药是否对非黑人患者也有好处。唯一的、规模足够大的、确定性的临床试验只是在非裔美国人身上做的。所以说这种药物对其他群体不起作用，并不是真正合理的。

最令人担忧的是，这个故事的很多细节使人怀疑其经济利益超过了医学的价值。毕竟，一个基于种族的专利的颁布，使专利的覆盖期延长了好多年。这阻止了能使患者省钱不少的仿制药的开发。由于BiDil 就是将两种便宜的仿制药按比例混合的复合药物，这不仅使盈利困难，也使向那些收治非裔美国人的医生推销这种药物更加麻烦。确实，如果一个医生愿意开两张处方，而且患者也愿意多服用几片药片的话，一模一样的治疗，却可以省很多钱。

可能是出于这种复杂的情况，BiDil 的销售没有达到 NitroMed 的预期。但是，开发种族特异性的药物是可能的，这一印象却挥之不去。很多人，包括我自己在内，都认为 BiDil 的故事给我们留下了一份不幸的遗产。

结语

从严格的生物学意义上讲，人类并不存在种族之分。我们代表着绚丽多彩的多样性的完美延续。我们现代人类都是由一群非洲黑人共同祖先繁衍而来，至今也不过几千代而已。毫无疑问，我们是一个大家庭。我们每个人的DNA"指令全书"中都铭刻着过去10万年历史的印记。这一点可以通过深入研究我们特定的遗传变异来证明。

此外，由于遗传因素在几乎所有疾病中都起作用，遗传变异并不在全世界均一分布，至少我们将来患病的部分风险，可能与我们祖辈在过去几千年里的居住地存在某种联系。因此，对DNA的仔细研究，对于我们了解健康差异是必要的，但这并不能为把一群人定义为生物学上不同的"种族"辩护。

更为重要的是，通常说的"种族"包含了太多的非生物学的内涵，如文化、历史和社会地位等。我们都希望最终能看到"种族"从人类社会中被剔除。但是如果我们现在就过于执着或操之过急，有可能使我们忽视了健康差异，也可能冒犯了很多人。对那些人来说，自我认定的种族是他们个人身份的重要部分。

个体化医学的目标必定是尽快鉴定每一个人的与患病直接有关的风险因子，不管是环境的还是遗传的。医学中的"种族貌相"，即使在当前是完全出于善意，我们也应该回想过去，把它当作阴暗的、不准确的以及可能带有偏见的代名词。

现在就参与个体化医学革命，我们能做什么？

1. 2008年，18个遗传学家、社会科学家、律师和伦理学家联合发表了"种族和遗传学的10条戒律"。详见网站：

http://www.newscientist.com/article/dn14345-commandments-of-race-and-genetics-issued.html.

2.为了在更深层面上探讨祖先测试的科学，《国家地理》杂志和IBM共同资助"遗传地理计划"，旨在从全球各地收集成千上万的个体样本，重建人类的DNA史。详见网站：

http://video.nationalgeographic.com/video/player/specials/in-the-field-specials/grand-central-genographic.html.

3.美国人类遗传学学会关于祖先测试科学的声明，详见网站：http://ashg.org/pdf/ASHGAncestryTestingStatement_FINAL.pdf

阿叁、胡学达译，
阿叁、杨焕明校

第 6 章
基因与病原

42岁，难以想象戴维斯（Uri Davis，化名）会在刚刚步入中年之时便身患两种绝症。但是，不幸的确降临了。这个生活在柏林的美国人继艾滋病之后，又被诊断患有急性白血病。和许多20世纪90年代后的艾滋病患者一样，得益于"三联药物疗法"，他的艾滋病感染情况尚处于稳定可控的状态。但是对于新患上的严重的白血病，化疗却显得无能为力。看上去戴维斯已经无路可走了。

戴维斯的主治医生，亨特（Gero Hutter）大夫，针对他的特殊困境，酝酿了一个"一箭双雕"、兼治两病的方案。这同时也是一个风险很大的方案。假设化疗失败，干细胞移植就成为唯一可行的白血病疗法，虽然导致并发症的风险很高，甚至有生命之忧。然而，亨特大夫又有了一个主意。他开始详细研究80位配型相容的干细胞捐献者，试图从中找到一位近乎理想的捐献者。第61号捐献者符合各方面的要求而被选中。

移植之时，戴维斯的抗艾滋病药物必须全部停用，因为这些药物在移植初期可能会破坏脆弱的干细胞。按照最初的治疗方案，戴维斯将不得不在移植结束的短时间内恢复用药，以免艾滋病毒卷土重来。

戴维斯在进行干细胞移植后再也没有服用过抗病毒药物。移植后的两年，戴维斯体内再也没有检出HIV。尽管部分病毒仍有可能隐藏在身体的某个地方。为此医院召开了一个会议来讨论这一案例，结论是戴维斯的艾滋病已获得"功能性治愈"。

到底发生了什么？为什么研究者把戴维斯的案例称为"原理证明（proof of principle）"——证明了一种全新的艾滋病疗法在原理上是可行的？这些又与遗传学和个体化医学有什么关系？

为了回答这些问题，我们需要深入探究人类生物学的一个错综复杂的组成部分——免疫系统。

你的基因 —— 抗击病原物的卫士

虽然你听了会感到不舒服，你的身体每时每刻都在微生物的汪洋大海之中。其中，大部分是益生菌，小部分是致病菌。一旦走错了地方，差不多所有这些微生物都有可能引发严重的感染。绝大多数情况下，你和亿万个存活于你的皮肤、口腔和胃肠道内的微生物平安相处。

幸运的是，进化已经设计了你的身体，能够非常有效地限制微生物的侵袭和致病的机会。绝大多数情况下，你的血液是完全无菌的。（存在一些例外情况——牙科手术后，你血液中的细菌顿时爆发，但是很快就被清除）皮肤、口鼻、胃肠道和阴道提供了防御感染的物理屏障。另外，你还拥有一整套复杂精细的免疫应答系统。由各种免疫细胞和蛋白介导的免疫反应足以让你应对那些经常发生的微生物侵袭。

　　一点儿也不值得惊奇，我们所有的生物学功能都是由基因组编码的，你的20000个基因中会有相当一部分与免疫反应有关。此外，由于我们所有的基因事实上几乎都存在遗传差异。不难理解，我们出生时免疫系统并不完全相同，我们的遗传差异影响着我们对于特定疾病的易感或耐受程度。

HIV/艾滋病与基因组医学

　　20世纪中叶，曾出现过这样一种盲目的乐观：传染病的灾祸将会绝迹。有效控制细菌的抗生素，抗击高危病毒的疫苗（如脊髓灰质炎疫苗）的发明和推广，为人类描绘了这样一个将来：病原细菌和病毒都不会再给人类带来太大的麻烦。

　　这种乐观很快就幻灭了。由于新药研发后，细菌仍在肆虐，耐抗生素的问题很快就凸显了出来。其中最具灾难性的是，1981年出现了一种奇怪的免疫系统消耗性疾病，随后逐渐蔓延至全世界并全面流行，现在已造成2500万人死亡。这就是HIV（人类免疫缺陷病毒）引起的艾滋病（AIDS，获得性免疫缺陷综合征）。

　　艾滋病首先是在美国加州的青年男性同性恋者身上发现的。这些人出现多种罕见的感染症状，一部分人还患有一种罕见的肿瘤（Kaposi's肉瘤）。所有这些都表明这些人的免疫系统完全衰竭。随后，病因锁定为一种病毒。这种疾病可通过以下方式传播：性接触

（同性和异性），血液制品或针头的交叉使用，以及分娩时的母婴传播。

　　这种病毒恶魔般的狡猾。它的遗传信息由RNA编码，而不是DNA。病毒进入细胞后，在一种病毒自身携带的酶的作用下，RNA被逆转录成DNA。然后，病毒DNA插入到受感染细胞的基因组进行自我复制。大部分受感染的细胞是T细胞，是人类免疫系统的主要组成部分。因此，随着病毒的持续感染，免疫系统被逐渐摧毁。更糟糕的是，病毒具有快速突变的能力，从而"变换伪装"以不被识别，反复冲破人体自然免疫系统的防线。

　　深入的流行病学研究表明，艾滋病病毒的祖先在黑猩猩体内已经存在了很长时间。很有可能，从1884年到1924年间的某个时候，大肆捕食黑猩猩导致艾滋病病毒传染到人类。

　　未经治疗的艾滋病患者从HIV感染到死亡的平均时间大概是10年。在20世纪80年代和90年代初期，艾滋病患者几无生还的可能。为了应对艾滋病疫情的迅速蔓延，为HIV感染者寻找有效的治疗手段，一种前所未有的公立和私营机构的合作模式诞生了。这个研究计划开发了一种"高效抗逆转录病毒疗法"（HAART）。为了避免病毒对单一药物过快产生耐药性，这个方法联合使用好几种抗病毒药物，结果显著降低了患者的死亡率。

　　现在，艾滋病在一些有相应治疗条件的国家已经是一种非致死性的慢性疾病。然而，使用这些药物并不能治愈艾滋病，如果停止治疗就很快再度复发。尽管投入了巨大的人力和物力来研发HIV疫苗，结果却令人沮丧。失败的主要原因是机体对具有快速突变能力的病毒缺乏足够的免疫应答。

这一情况发人深省，目前降低HIV/艾滋病传播的最有效的策略是预防。于是，全世界展开了性行为安全的教育，特别是鼓励人们使用安全套以降低HIV的传播。但是，这些努力也仅仅取得了部分效果。由于HAART的成功，令人忧虑的高风险性行为在发达国家再度死灰复燃。

HIV/艾滋病仍在持续流行，研究人员惊奇地发现，偶尔会有一些个体反复感染病毒但从未发病。这些个体中有一些是有很多性伴侣的男同性恋者。而其中最引人注目的是一些血友病患者，由于当时还未有艾滋病病毒的筛查手段，他们曾经一次性输入了几百单位的HIV感染的血液制品。

身患艾滋病和血友病两种绝症的境况特别悲惨。血友病导致关节和内脏器官的反复出血。这种遗传病是X连锁的，通常患病的是男性。通过输入捐献者的特定血液成分可以有效地控制病情。这为男性患者提供了他们自己遗传上缺失的凝血因子。但是，为了制备足够浓度的血液制品，需要很多捐献者提供血液。这样，如果一个捐献者感染了HIV，就会把病毒传给很多被输血者。在20世纪80年代早期，血液制品安全筛查尚未开始，这就给血友病患者带来了灾难性的后果，许多人因此被HIV感染而死亡。

但是，有一些血友病患者反复接触HIV却没有被感染。研究人员提出了这样的假说：这些人一定具有某种遗传上的抵抗力。这有可能为其他人预防艾滋病提供了一个重要的线索。于是，科学探索从这里启航了。

与此同时，另外几个小组在研究HIV如何感染一种特殊类型的免疫细胞时发现，病毒首先要通过一个"对接"过程，和位于这种特殊细胞表面的一组蛋白结合，才能进入细胞（图6.1）。其中一个这样的蛋白称之为CCR5，同所有蛋白一样，是由一个人类的基因编码的。当研究人员开始研究对艾滋病具有抵抗力的血友病患者的CCR5基因时，他们惊喜地发现，这些患者中的很多人的这个基因有一个"性质严重"的突变：缺失了32个碱基对。

蛋白质是由氨基酸组成的，3个DNA碱基对为任一个特定的氨基酸编码。拿语言做个比方，DNA的"单词长度"为3，即每个单词由3个字母组成。这里，一个DNA碱基对可看成一个字母，一串单词组成一个句子，可看成一个蛋白质。句子长度可以是6，9，12，15，… 个字母，分别包括了2，3，4，5，… 个单词。由于32不能被3整除，32个碱基对的缺失将造成非常严重的后果。我们称之为"移码突变"，因为随后的读码框无一不发生错位。如果你的DNA发生了这样一个突变，其后面的"句子"就完全丧失原意。事实上，后续的研究表明，所谓的CCR5 △ 32突变导致CCR5蛋白的完全缺失。

许多具HIV抗性的人实际上都从父母双方各遗传得到一个缺陷基因，因此这些人完全没有正常的基因。只有1%的欧洲人（非洲人和亚洲人几乎没有）CCR5蛋白完全缺陷，他们得以免受大多数株系的

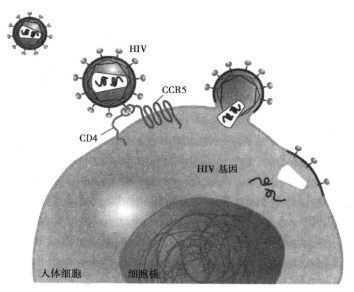

图6.1 恶魔般狡猾的艾滋病病毒（HIV）"对接"到正常免疫细胞表面蛋白
CD4和CCR5上，然后才能进入细胞。随后它不断复制自己，逐步摧毁细胞。这
个过程的直观的模拟动画参见www.boehringer-ingelheim.com/hiv/art/art_videos.htm

HIV感染。后续研究证明，还有其他几个基因也可以起到一定程度的
保护作用，但没有一个比CCR5作用更强。12％～16％的欧洲人有1
个缺失拷贝和1个正常拷贝。他们都获得了部分的保护，表现为被HIV
感染的两至三年后才完全发病。

令人吃惊的是，CCR5蛋白完全缺陷的人看上去是正常的。尽管
最近的研究表明，他们可能比其他人更容易感染西尼罗河病毒（West
Nile virus）。可是，这个突变是如何出现的？选择它能不能使北欧人在
进化过程中有助于耐受别的感染？

　　一种观点认为，这个突变可能在14世纪使很多人免遭黑死病（鼠疫）之祸。欧洲30%~60%的人死于黑死病。但是，死于青铜时代（2900年前）的德国人尸骨的DNA分析显示，那时Δ32突变就已经存在，且与今天的分布频率大致相同。另一种观点认为，该突变的优势在于能够耐受天花病毒。但这些假设都尚未得到证实。

　　现在让我们回到戴维斯的故事。亨特大夫在知道CCR5和Δ32突变后，开始寻找含有两个拷贝的突变基因的干细胞捐献者。他的假说是，如果这些干细胞能成功移植入戴维斯体内，捐献者的免疫细胞就会耐受HIV的侵袭。他成功了！当干细胞在戴维斯体内成功存活后，他身体内的HIV消失了。亨特大夫大为惊喜。这极富戏剧性地说明阻断艾滋病患者的CCR5也许能永远清除其体内的HIV病毒。

　　戴维斯的案例引发了热烈的科学讨论。不少像诺贝尔奖获得者大卫·巴尔提摩（David Baltimore）这样的HIV/艾滋病权威，都声称这个病例证明了基因疗法治疗艾滋病的原理是可行的。他的想法是：从患者体内抽取干细胞或骨髓，然后用重组DNA载体来关闭CCR5基因，再将处理后的干细胞或骨髓植回患者。相比较未经处理的干细胞或骨髓，这些改造过的干细胞或骨髓具有选择性的生存优势。现在它仍然是一种假说，但这是最近几年最有希望的治疗方案之一，尽管实行起来可能会遇到很多技术上的困难。

　　一些制药公司也根据这些观察结果开发了一些能够与正常人的CCR5蛋白结合的药物，以阻止病毒和细胞"对接"。其中一种药物叫作Selzendry（通用名maraviroc），于2007年被美国FDA批准用于治疗艾滋病，看起来很有希望。

HIV的故事揭示了病原体和宿主相互作用的很多特点，特别是遗传的作用。对其他传染病的仔细研究也发现很多类似之处。

疟疾

20年前我曾以教会医生的身份前往尼日利亚，目睹了这种寄生虫病的肆虐。由疟原虫、蚊子和人类组成的恶性循环造成了现今最严重的灾祸。一个生活在疫区的人经常会被蚊子叮咬，特别是在夜里，他一生会经历数百次感染。疟疾使人类付出了巨大的代价。

一次在尼日利亚，我和女儿都被感染了疟疾，深刻感受了这种疾病所带来的极度虚弱，后来多亏了有效的药物治疗才得以康复。然而，更多的人却没有这般幸运。受到医疗条件的限制，疫情泛滥的国家无法开展及时有效的防治措施。成人经反复感染会产生一定的免疫力，但儿童特别易感，而且往往等不到免疫力产生就死亡了。在撒哈拉以南的非洲，每年因疟疾而死亡的100万人中，大部分是儿童。

也跟HIV一样，遗传因子对重度感染疟原虫的概率有重要的影响。我们前面已经说到，在疟疾疫区，镰状细胞突变的频率很高，携带一个拷贝突变基因的人相对不易感染疟疾。但是，这并不是唯一一个在疟疾流行区受选择的突变。还有一种血液病，β-地中海贫血，在地中海周边地区特别常见，也和红细胞的血红蛋白生成有关。疟原虫喜欢寄居在红细胞内。携带突变基因的β-地中海贫血的患者似乎也能耐受疟疾。在东南亚，一种相关疾病，α–地中海贫血的发病率很高，或许也能相对耐受疟疾。

此外，一些人的红细胞里缺少一种特殊的酶 —— 葡萄糖-6-磷酸脱氢酶 —— 或者该酶含量很低，他们感染疟疾后症状相对较轻。因为编码该酶的基因在 X 染色体上，突变最常见于男性。这些人一般症状很轻，但在摄入某些营养物质（如蚕豆）时就需要这种酶，不然的话会导致一种很麻烦的贫血。许多药物也能给携带这一突变的男性带来很大的副作用。

目前，开发新的防治疟疾的手段被寄予厚望。一方面，开展公共卫生工作，如在晚上使用蚊帐来防止蚊虫叮咬；另一方面，基于分子生物学和遗传学知识设计的新药物已脱颖而出。现在已经测定了多种不同疟原虫的全基因组序列，这就有可能确定疟原虫基因组中的保守区，该区域最有希望用于制备疫苗。这些基因组序列也有助于开发新的抗疟疾药物。目前这方面的工作正在取得实质性的进展。就在最近，一种疟疾疫苗在降低感染率方面显示了巨大的潜力。将来，我们也许能让这种疾病绝迹。

结核

1977 年，我还在北卡罗来纳州的查普尔山（Chapel hill）当实习医生。一天，我被紧急叫到门诊部。患者是一名来自外地的工人，他晕倒在浴室中，被发现时周围有一大摊血迹。我们迅速将他转移至重症监护室，给他输液以试图恢复他的血压，并调配血液用于输血。我不明白为什么一个年轻人会发生如此严重的内脏大出血。在重症监护病房，患者恢复了意识，他剧烈的咳嗽让没有戴口罩的我避之不及。数月后，皮肤测试显示我被传染了结核。

这位患者在我们病区掀起了轩然大波。患者消化道大出血的原因是结核分枝杆菌已经扩散至他的全身，从脾动脉一直到结肠都被侵蚀。在我与他接触时，他的肺部已含有大量的结核空洞，所以我被传染上几条"红绸鱼"（我们实习生对结核分枝杆菌的谑称）也就在所难免了。

许多人认为结核已成为历史。结核肆虐了几个世纪，夺走了许多人的生命，另有为数众多的感染者不得不在疗养院中度过余生，人们给予了极大关注和努力，但治疗的手段仍很有限。20世纪40年代，抗生素的使用为结核的防治带来了巨大的改变和希望。但是由于结核分枝杆菌生长非常缓慢，且能隐藏在肺部小囊泡中，治疗经常需要花好几个月的时间。我自己就服用了整整一年的异烟肼（INH）。

结核分枝杆菌更倾向于感染免疫力低下的人。随着HIV/艾滋病的发病率越来越高，结核又有卷土重来的趋势。我们更为忧虑的是，越来越多的细菌对几乎所有的抗结核药物都有抗性。

目前，众多的研究团队正致力于开发抗结核的新型抗生素和疫苗。基因组学的策略，即致力于获得大量的结核菌不同菌株的全DNA序列，将最有希望发现结核分枝杆菌的命门所在。同时，研究者们也在寻找宿主的和疾病易感性相关的遗传因子。最近，这方面的研究已取得丰硕的成果，一个称之为*SLC11A1*的基因的一种常见遗传变异，已发现对结核的易感性有一定的作用。另一个基因TLR2，有助于抑制感染。那些具有TLR2的一个突变体而使基因功能下降的个体，对最致命的结核——结核性脑膜炎表现出易感性。如同HIV/艾滋病一样，这些宿主因素的发现，为开发新的结核病防治策略提供了重要的线索。

流感

1918—1919年的西班牙大流感是人类近代史上最严重的全球疫情。在病毒肆虐的两年时间内，全世界约有1/3的人口被感染，5000万至1亿人死亡。在这之前和之后也有很多次流感疫情，但那次大暴发的病毒株的毒性却是空前绝后。

与包含HIV在内的大多数病毒一样，流感病毒也能通过逐步的自身突变来改变其生物学特性。可以推断，1918年的流感病毒很可能因突变而获得了特殊的毒性，并使其从正常宿主（鸟类）到人类之间的传递更为容易。但是，遗传因子与患者的生存可能不无相关。犹他州的研究者调查了这些流感患者的家系记录和死亡证书，即使结合考虑他们的相似环境，仍发现流感死亡者的亲属也容易死于流感。目前尚未弄清这一情况背后的遗传易感性的真正本质。由于犹他州的家系记录保存完好，我们可以通过对亲属的研究来重建死者的DNA序列。我们最终会弄清楚其本质的。

在过去四五年间，每个人都揪心于又一波流感大流行是否马上出现。一株命名为H5N1的流感病毒导致禽类大量死亡，特别是鸡（在东南亚）遭了殃。这种病毒偶尔也能使那些经常接触病禽的人致病。

目前已报道了250多个死亡病例。更恐怖的是,禽流感病毒基因组中一两个位点的突变,就可能出现大范围人传人的可怕情景。迄今为止,只有36个病例是由原发禽流感患者传染给其他家庭成员的。令人感兴趣的是,其中只有4例被感染者是配偶而非遗传相关者。所有其余受传染者均为遗传相关者。这说明他们也许有着某种共同的基因突变体,使其对H5N1特别易感。发现这些变异体的遗传本质是当务之急,这将为预防和治疗禽流感提供重要的线索,以防疫情的再次暴发。

另一个例子同样说明了流感病毒的不可预测性。2009年3月,在墨西哥,一株新的流感病毒迅速蔓延。这场流感疫情事发突然,让所有人都大吃一惊。这种特殊的毒株,分类上称为H1N1,是由以前在禽—猪—人之间循环感染的流感病毒基因组片段极不寻常地重组而成的。因此,称其为猪流感对我们的朋友 —— 家猪也有失公允。该病毒迅速蔓延到许多国家,人和人之间的传染能力非常之强。然而直到如今,该病毒的致死率并没有比一般流感要高,人们相信不会重现1918年的场景。当然,在未来数月内,谁也不敢保证新型流感病毒的致死率不会陡然上升。因此,研究者正在制备这一病毒的特异性疫苗,以应对可能的疫情。

人类微生物组计划

作为本章的最后考虑,请允许我向大家介绍一个新的科学研究领域。这个领域很可能对未来的个体化医学产生深远的影响。这项计划研究的不是人类的基因组,而是存在于我们身上和体内的所有微生物的基因组。事实上,这些微生物的数量远远多于我们的细胞数量:人体大约由400万亿个细胞组成，而如果把我们皮肤上，口腔和鼻腔里，以及消化道内的微生物统统算起来，微生物的总数将达到1000万亿。这些微生物细胞不仅数量多于人体的细胞，而且种类极其多样。它们的基因总数远远超过人类基因数量的保守估计——2万余个。

完全可以想象，人类作为超级生物，与体内的这些微生物存在一种共生关系。在数百万年的进化过程中，它们已经适应了我们，我们也已经适应了它们，其结果是在绝大多数正常情况下，我们体内的微生物对我们的健康有所裨益。

但是这种共生关系有可能被扰乱。大多数研究者都认为，这种扰乱可能导致的疾病，比我们目前知道的实例要多得多。其主要问题是许多微生物无法在实验室里分离并加以研究。看样子它们只能在人类宿主体内舒舒服服地生长繁衍。目前，我们对体内正常微生物组受到扰乱，并在实际上引起多种疾病也仅有浮光掠影的了解。

胃溃疡是近年发现的一个令人惊讶的例子。数十年来，胃溃疡一直被认为是胃酸过多刺激胃黏膜造成的，并归咎于胃胁迫作用。服用抗酸胃药和温和饮食的治疗却经常无效。最近的研究结果表明，胃溃疡的罪魁祸首事实上是一种叫幽门螺旋杆菌（Helicobacter pylori）的细菌。因此，胃溃疡的合理治疗应该使用抗生素而不是使用抗酸胃药。

我非常怀疑，是否还有很多其他疾病在很大程度上是由人体微生物组的扰乱引起的，归于此类的有慢性牙龈炎（gingivitis），大肠炎（Crohn病和溃疡性结肠炎）以及其他消化道、皮肤和阴道感染等。

　　高通量低成本DNA测序技术的发展，为研究人体微生物组在健康和疾病中的作用开辟了新的途径。虽然很多微生物不能在实验室里培养，但是它们照样有DNA。对取自身体不同部位的材料进行DNA深度测序，我们依然能够推断这些微生物的存在。另一项非常有趣的研究表明，湿疹，一种常见的儿科皮肤病，与皮肤微生物组的变化之间的相关性，要比人们预期的大得多。

　　令人特别吃惊的另一发现是，肠道微生物的构成可能对肥胖症的发生起了关键的作用。最近的研究表明，肠道中微生物的构成在胖瘦人群之间有着显著的差别。小鼠实验表明，将胖小鼠体内的微生物转移到瘦小鼠体内，会导致瘦小鼠体重增加。这表明微生物以某种协同的方式，参与和决定热量的利用效率。这些结果激励了生物医学研究者，改变肠道微生物群落的构成有可能发展成为一种新的减肥策略。

未来

　　与之前章节不同，目前，可用于感染性疾病风险预测的基因检测还少之又少。针对艾滋病易感性的CCR5基因Δ32突变检测是为数不多的此类检测之一。但是，该检测的价值目前还有待讨论。事实上，当同性恋杂志上刊登这个突变基因检测的广告时，警告质疑之声就不绝于耳。这些质疑就包括这样一种担心：那些拥有两个拷贝的CCR5基因Δ32突变的人可能对艾滋病的警惕性降低，从而放纵他们高风险的性行为。明显地，这将是一个盲目的选择，因为CCR5基因Δ32突变并不能提供对其他性传播疾病的保护。

人群对传染病的遗传易感性存在个体差异。可以负责任地说，这种差异在未来个体化医学的发展上将会发挥作用。主要体现在如下几个方面：

1.在未来数年内，全基因组测序可以发现多种与疾病易感性相关的风险因子。发现这些风险因子，极有价值。举个例子，如果你即将去疟疾疫区旅行，这项技术使你能够预知自己被感染的风险有多大。

2.对人群的疫苗应答水平进行评估将切实可行。接种一定剂量的针对某一病原体的疫苗后，每个人的应答水平不完全一样。遗传因子与之有很大的关联。未来，基于个体的遗传多样性，我们能够优化出个体化的接种疫苗的剂量和频率。

3.分析个人微生物组将可能成为疾病诊断的一个重要组成部分。这些疾病包括皮疹、阴道感染和肠道不适。不只如此，不久的将来，通过分析身体各部位的微生物组样本来预防各种疾病将不再是痴人说梦。

4.未来，假如你受到某种感染，医生可能根据你和病原体的基因组序列分析来开药方子，正如CCR5和HIV的例子。

5.药物还将是治疗大部分感染性疾病的首选，尽管个体对药物的反应存在差异。遗传检测将会发挥日益重要的作用，最终目标是选择合适剂量的合适药物用在合适的患者身上。我将在第9章详细阐述这些内容。

　　我们对传染病的探索从经典孟德尔遗传学开始，至今已走过了漫漫征程。但是，我们面对的前路更加艰险。考虑一下这个问题：你的性格特征，比如你是否更喜欢冒险还是倾向于忧郁，也是由你的基因决定的吗？

现在就参与个体化医学革命，我们能做什么？

　　预防传染病的个体化措施包括：了解和实践性行为的安全原则。目前尚不能治愈艾滋病，其他性传递疾病也可能非常严重而难以治疗。因此，最好的策略是尽可能地避免感染。要获取这一方面还有其他医学方面的可靠信息，美国国立医学图书馆的MedlinePlu是个信得过的地方。安全性行为的建议可访问Http://www.nlm.nih.gov/MEDLINEPLUS/ENCY/ ARTICLE/001949.HTM。

靳大卫译，
董博、杨焕明校

第 7 章
基因和大脑

你也许听到过媒体那些轰动性的报道，说什么脑病，甚至个性、性格或行为特征居然与特定的基因有关系。这很容易让人陷入一种误区，那就是我们做的任何事都可以找到简单的遗传学解释。给一个小测验吧！

问题1：酗酒、亨廷顿病、精神世界、忧郁、性取向、婚姻忠诚度和智商中，其中哪一个，几乎完完全全是由基因决定的？

（提示：其中只有一个是的，即几乎完全是由基因决定的。）

问题2：其中哪一个，遗传因子起了一定的作用？

（提示：这是一本关于遗传的书！）

我进医学院时，重组DNA才刚刚问世。这种对DNA片段进行重组的可能性使科学界激动不已，却使公众深表担忧。带着刚拿到的化学博士学位，我为DNA分子的美丽和优雅所倾倒，几个月内就决定上医学院，主修遗传学。

然而，医学遗传学仍然是门晦涩难懂的学科。我找到医学院里的一位教授，他对普通疾病的遗传学津津乐道。我整天缠住他不放。一天下午，我问他是否有一种成年型疾病和遗传绝对毫无关系。他回答说，或许有不少，但最有说服力的例子就是帕金森病，已经有大量的研究清楚表明它和遗传绝对无关。老年发病的症状，零星的散发病例，足以表明帕金森病完全是由某些未知的环境因素导致的，他如是说。

20年迅速过去了。到1994年，我作为国立卫生研究院下属的国家人类基因组研究所的所长，接触到一些帕金森病的研究者。由于实在找不到帕金森病的病因而感到沮丧，他们考虑用遗传学的研究途径也许有用。

回想起过去那位教授说的话，我当时认为这是个死胡同。但我的朋友，同所的罗伯特·纳斯包姆（Robert Nussbaum）博士对此非常感兴趣。

此后还不到一年的一天，我在他的实验室站着，听他讲一堆数据，证明帕金森病是有明确的遗传起因的。这些数据来自意大利和希腊的好多家族。这些家族中，很多患者发病可不那么晚，早则四十多岁，晚的也只有五十来岁。另外，他们的症状也很典型：颤抖、僵硬、缺乏面部表情、活动困难、容易摔倒，最终依靠轮椅或卧床不起。帕金森病在这些家系中的遗传方式，表明一定存在一个显性的单基因突变。

这就是纳斯包姆实验室的发现！在一个叫作 α-synuclein 的基因编码区的中间位置，仅仅一个"字母"拼写出错，仅仅一个氨基酸因而发生了一个不那么起眼的改变，却足以让携有此"拼写出错"者患上这种灾难性的疾病。

此后不久，我们就清楚了。α-synuclein蛋白是导致大脑的一个特殊部位 ——"黑质"中神经元的退化的主要因素。这在所有帕金森病患者中都会出现。脑子这一部位的神经元能够分泌一种神经递质 ——"多巴胺"。而主流的帕金森病治疗方法，就是用"L-dopa"这种药物来替代缺失的多巴胺。

实际上，α-synuclein基因发生的突变，也只是帕金森病的罕见诱因。所以，你可以将α-synuclein基因突变之于帕金森病与*BRCA1*突变之于乳腺癌的关系做一类比，这些突变导致疾病仅仅占很小一部分病例。那其他情况呢？后来对其他家族的研究已经发现，基因组里至少13个不同位置的微小改变会增加帕金森病的患病风险，其中最常见的一种就是在谷歌创始人布林（Sergey Brin）和他母亲身上发现的*LRRK2*突变（见第3章）。

我那医学院的遗传学教授真的完全错了吗？帕金森病真的完全是遗传的，而环境因素毫不重要吗？请别匆匆忙忙下结论。就在我和医学院教授进行这场讨论的那一年，一件令人震惊的事发生了，并且就发生在几百英里之外的另一个研究所里。

1976年，巴里·金德斯（Barry Kidston）刚23岁，是马里兰大学化学专业的研究生。现在互联网上仍然能找到他高中时的照片，金德斯就像那些20世纪70年代崭露头角的年轻科学家一样，头发蓬乱，戴着牛角边框眼镜。但是很明显，他对化学的兴趣不只是在学术上。金德斯尝试合成一种叫作MPPP的化合物 —— 迷幻药度冷丁的类似物，只是为己所用。金德斯为自己注射了这个东西，原本希望能带来类似海洛因的高度兴奋。然而他明显铸成了大错，3天后他出现了帕金森病的一切症状。这一情况非同寻常，国家精神健康研究所（NIMH）立即开始了调查，并且在金德斯进行合成时使用的玻璃器皿中，发现了痕量的另一种相关化学物 —— MPTP。NIMH的调查人员怀疑MPTP对人脑中分泌多巴胺的神经细胞是有毒性的，但是又不能证明MPTP对实验大鼠能造成任何毒害。经不起长期的、严重的神经疾病的折磨，金德斯又毒瘾上身不能自拔，最终死于可卡因过量。

6年后，发生了相同的事：在加利福尼亚的一个急症室里，7名年轻的吸毒者表现出急性帕金森病的症状。这次，调查人员很快就追到了他们使用的那种非法药物的来源：一种在车库里生产的、在道内被称之为"中国白"的毒品。人们再一次发现了MPTP的明显污染。这次，实验是用灵长类做的，结果表明MPTP能够诱发严重的帕金森病的症状。（又一个教训：在很多方面大鼠是人体试验的有用替代品，但可不完全是！）

MPTP中毒导致帕金森病是非常罕见的。但是上面的两个故事 —— α-synuclein基因突变的意大利和希腊家族，以及金德斯铸成大错的化学实验 —— 很好地界定了帕金森病病谱的两个极端，从完全的遗传起因到完全的环境诱因。大多数病例介于两者之间。从这个角度看，帕金森病可以成为几乎所有人类常见疾病的模式。在不可逆的器官损伤发生之前，早期的风险检测是极为重要的。在我们对个体医学有了更加全面和深入的认识以后，只有将每一病例，在这种疾病的遗传起因到环境诱因之间的"病因谱"中加以合适的定位，才能设计出最为有效的治疗方案。

最复杂的器官

伍迪·艾伦（Woody Allen）说：大脑是我第二喜欢的器官。在地球上的所有生物中，人的大脑是最复杂的器官。人脑中据估计有500亿~1000亿个神经细胞，通过约10万亿个神经通路相互传递信号。就那么2万来个人类基因，就藏在那一本不超过30亿个字母的DNA"天书"之中，居然含有生成这样一个神奇器官的所有指令，这仍然使那些从更深层次研究大脑的人们感到神奇和震惊。

大脑表达几乎所有这2万个基因，在人的一生中，几乎没有一个基因在大脑中始终是关闭的。大脑不同部位的基因表达非常微妙，人们才刚刚开始这一研究。大脑的发育过程中，各种基因表达或关闭不早不晚，一秒不差，犹如一段优美的舞蹈。这就是大脑有如此难以置信的复杂解剖构造的原因之一。事实上，大脑的许多基因并不只表达一种蛋白，而是通过"替换性剪切"表达几种不同的蛋白，这进一步提高了大脑的复杂性。有这样一个神奇的基因，据估计，在大脑里可以产生38000多种不同的蛋白！

人脑"硬件"的发育并非完全是由基因决定的。在人体的所有器官中，人脑是受环境影响最大的。在儿童时期，外部刺激对脑的正常发育是必需的，能够对神经接头的"接上"或"断开"产生深远的影响。即便在成人期，学习新知识的经验也能引起神经通路的变化。疾病和毒品同样会损伤这些神经通路。

大脑的高度复杂，个体遗传变异的多样，环境因素的巨大影响，毫无疑问，导致任何两个人——即便是同卵双胞胎——的大脑都是截然不同的。然而不幸的是，也就是其中的这样一些不同，导致了这样一些严重的疾病。

神经退行性疾病

20世纪30年代，我的父亲曾是民间音乐的收藏者。50年代，在我还是一个小孩子时，传统民间音乐家们常常喜欢聚集在我们在弗吉尼亚州 Shenandoah 山谷的农场里。我很早就爱上了伍迪·古斯瑞（Woody Gutherie）的歌，他是美国最有名的民歌歌手。然而，在我还在孩提时代，他却已经过早地离开了歌坛。他逐渐受到一种神秘病痛的折磨，表现为怪异的、抽搐性的、不受控制的肢体动作。最终身体每况愈下，于1967年撒手人寰。

他得的是亨廷顿病，原来叫作亨廷顿舞蹈症。在伍迪只有15岁时，他的母亲就死于这种病。伍迪的两个女儿后来也患上了这种病。至今，只有他的儿子阿罗（Arlo），一位靠自身努力成功的著名歌手幸免于难。

亨廷顿病是成人发病的显性遗传的经典例子。对一位患者而言，他的每一个孩子有50%的概率会遗传这一基因突变并患上这种疾病（见图2.3），发病的平均年龄是37岁。1993年，一项合作研究发现了这种病的致病突变，我的实验室也参与其中。从那以后，人们投入了大量精力，来寻求更加有效的治疗方案。然而到目前为止，尽管有一些有希望的苗头，研究者仍在努力寻求期待已久的新的突破。

亨廷顿病仅仅是高度遗传的一大类神经退行性疾病中的一种。这类疾病大多罕见。其中的另一种，腓骨肌萎缩症（C-M-T）已经在本书的"楔子"部分被提及，我的岳父得了这种病，并且可能遗传给了我的妻子。除此以外，还有更多的复杂神经疾病，其遗传问题通常并不那么容易理解，尽管遗传因素毫无疑问在起作用。我们已经讨论过的帕金森病就是其中之一。另外就是老年痴呆症，我们将在"基因与衰老"一章中加以探讨。

主要精神疾病

大脑作为人体最复杂的器官，如果发生功能损伤，导致的是五花八门的怪诞行为和人间悲剧。更悲惨的是，在过去精神疾病常常被妖魔化，给患者和他们的家庭带来了更重的负担。由于精神病患者通常很年轻，所以精神病应该看成是发育中的进展性疾病，而不是神经系统的退变性疾病。精神疾病仍然是医学研究最有挑战性的前沿，因为它的病因研究、诊断方法和治疗策略还远远谈不上尽善尽美。

我们将介绍4种特殊的精神疾病，然后将简要概括这些疾病可能病因的人类基因组研究的进展。

精神分裂症

与你从小说和电影中看到的可不一样，精神分裂症这种病绝对不是患者的"人格分裂"（那种病叫作"多重人格病"）。在现实生活中，这是一种常见疾病（大约100人中就有1人患病），其症状为幻觉、错觉，以及无序的非正常思维。精神分裂症更加准确的版本出现在电影《美丽心灵》中，尽管用的是浪漫主义的描述方式。这部电影可以说是1994年诺贝尔奖得主数学家纳什（John Nash）的传记片。不幸的是，大多数的精神分裂症患者都比纳什更惨。尽管50年来，一些更加麻烦的疾病都已经有了治疗方案，并使许多患者离开了精神病医院，但这些治疗方案仍不能解决认知问题，并离治愈差得很远。有家难回的精神分裂症患者越来越多，是我们对这种灾难性疾病无能为力、仍乏良策的集体性失败的真实写照。

癫狂忧郁症/双极失常症（双极人格失常症）

凯·杰米森（Kay Jamison）博士在她那本感人作品《玩火者》的第1章中，引用了诗人乔治·戈登·拜伦（George Gordon Byron）伯爵的名言：

此等能人，不疯即癫。

一旦兴奋，欣喜如狂。

转眼感伤，难以自拔。

或重或轻，无一幸免。

在这本书中，自己作为患者的杰米森博士分析了几个世纪以来文学和艺术领域的大家们。结论是，他们中的相当一部分患有双极失常症。尽管在癫狂状态下，创造力会达到顶峰。但是，之后的无尽悲伤却会使他们坠入无法为常人理解的黑暗深渊，几乎所有人都难以逃脱自杀的结局。这种病大概累及我们社会各界人士的1%。尽管锂疗法对控制极端情绪有一定的效果，但人们还是对它知之甚少。

重度抑郁症

几乎所有人在偶尔受到人生打击时，都会经历条件性的抑郁。但是重度抑郁症的发作却并非由任何积累因素所引起，患者会经历长时间的悲伤、暴躁、失眠、胃口不佳和对快乐无动于衷，时间会超过两周，严重影响工作和人际关系。重度抑郁症是最为常见的精神疾病，超过12％的男性和20％的女性在一生中都可能有此症状。重度抑郁症的病因不一，很难确定，对治疗的反应也不一样，很难预测。尽管如此，几乎所有这种抑郁症的患者，一旦确诊，预后还是不错的。

自闭孤独症

自闭孤独症患者的悲剧，惨不忍睹。当前，大约150名儿童中，就有一名被诊断为患有此病，而男孩的患病比例是女孩的4倍。在过去30年中，被诊断为自闭孤独症的患者越来越多。然而，这一趋势究竟是反映了自闭孤独症患者的发病率现在真的比过去显著提高了，还只是因为随着家长和医护工作人员对自闭孤独症意识的提高，发现了原来没有注意的患者呢？一直都存在着很大的争议。自闭孤独症的发病一般在3岁之前，其症状是病孩与人沟通和社会交往出现问题，行为出现单调和重复的现象。从发病时间的提前和发病率的显著提高来看，人们很担心疫苗，尤其是那些含有防腐剂硫柳汞的疫苗，与自闭孤独症的发病不无相关。然而，那些著名专家反复的、客观的分析结果却没有证明有什么相关。举一个例子，从1991年开始，英国的疫苗中就彻底不再有硫柳汞了，却同美国一样，英国的自闭孤独症患者仍一直在增加。在自闭孤独症保护社团的口诛笔伐之下，自闭孤独症和疫苗关系的争议有增无减，以至于尽管有客观研究的结果，人们也难弄清真相。自闭孤独症儿童的父母竭力需求答案的情绪可以理解，但是这种不靠谱的理论的传播和流行已经影响到了儿童疫苗接种，麻疹的重新出现就是恶果。

主要精神疾病的遗传因子

对于所有这些主要的精神疾病 —— 精神分裂症、癫狂忧郁症、重度抑郁症和自闭孤独症 —— 而言，有可靠的证据表明遗传因子起了重要作用。自然界的实验 —— 同卵双胞胎的研究显示，这4种精神疾病都和遗传高度相关。精神分裂症的同卵双胞胎有50%的概率被诊断为患有此病，而异卵双胞胎则只有15%的概率。对于癫狂忧郁症而言，同卵双生患者的遗传相关度为60%，重度抑郁症为40%。根据自闭孤独症的准确定义和相关研究，相关度高达90%。也许有人会提出异议，认为这种高度相关并非由遗传DNA本身引起，而是由于双胞胎拥有相同的子宫生长环境。但是事实上，异卵双胞胎在同样的子宫环境中蹲了9个月，却有着远低得多的相关度，揭示了遗传因子的关键影响。

到目前为止，尽管有了"泛基因组关联研究技术（GWAS）"这一研究常见变异的那些技术及其应用（我们第3章已描述），这4种疾病的相关突变很可能仍然是基因组中的未知"暗物质"。一些发现已经被证实：对于精神分裂症，*ZNF804A*基因的一个变异会略微提高患病风险；也有研究提示*ANK3*基因和*CACNA1C*基因可能与癫狂忧郁症有关，而*SHANK3*基因和*CAD10*基因可能和自闭孤独症有关。然而，所有这些发现还不能解释就那么百分之几的风险仅仅占了风险相关突变的一小部分。

也许，从进化的角度来考虑，我们应该早就为这一结果做好思想准备。记住，GWAS仅仅能用来检测人群的常见突变，而一种能够显著降低生殖健康的遗传突变是不可能在人群中常见的。很明显，患上自闭孤独症和精神分裂症会显著降低做父母的可能性。根据这种情况，大概可以预测，自闭孤独症和精神分裂症的遗传因子反而是相对罕见的，而通常是新发生的突变导致精神疾病患病风险的提高，但它们会在几代后从人群中消失。

正在积累的证据表明，这一模型也许是正确的。特别值得指出的是，那些已知是"拷贝数变异"（CNV，见图3.7）的基因组大规模重排，在自闭孤独症和精神分裂症患者中鉴定的发生频率显著高于正常个体。在CNV中，重复片段的拷贝数要么增加，要么减少，基因组中的这些区域被改变了。在一些情况下，这些数目变异的拷贝很大，大到能引起整个基因的重复或缺失，显著影响功能的可能性就更大了。鉴于大脑是最复杂的器官，这种基因组重排可能对神经系统产生非常严重的后果，也许就不奇怪了。

要解开这一谜团，我们需要的是这些疾病患者的全基因组序列。只有全基因组序列才有助于发现新近发生的、影响很大的拷贝数目变异和其他罕见突变。这个工作不完成，我们就很难肯定地说这些精神疾病实际上是否代表很多不同病变的集大成者，是否要开始这些疾病的共同分子基础研究，以使我们更好地理解、预防和治疗这些精神疾病。

同时，那些对精神疾病的遗传诊断和易感性基因检测感兴趣的人们必须注意到，尽管可靠性还是个疑问，但市场上已经出现一些这样的检测了。比方说，一个叫作Psynomics的公司正将一个癫狂忧郁症易感性的DNA检测推向市场，声称他们提供的信息将有助于不确定病例的确诊。然而，这种检测是建立在*GRK3*基因的突变基础上的，这个突变有何影响，迄今没有得到大规模研究的验证。这样的检测结果已被证明毫无用处。更为糟糕的是，这种未经验证的检测，一旦被患者或医生在某种不确定的情况下做出严肃的诊断时，有百弊而只有一利。这就是为什么基因检测需要更多监管的又一有力佐证。

行为遗传学

对那些既非那么罕见，也没有那么大的破坏性的个人性状和行为又怎么办呢？遗传因子同样也在其中起重要作用。甚至，其中一些性状可能涉及我们的医疗保健系统，可能影响我们对个体化医疗建议的态度，也可能成为一些公司直接向消费者推销的DNA检测。这些性状中，很多肯定是不同年龄段的人都很想知道的。我们决不是要治疗个性、性格，也不是不要自由意愿。我们要做的是，了解个性的遗传基础，以更好地发挥自由意愿。

生活打击造成的抑郁

　　临床上的重度抑郁症已经在上面讨论过了。但是，那些情境性抑郁呢？很明显，从失恋、死亡、疾病或失业的打击中恢复过来的能力，每个人都是不一样的。基因是不是也在起作用呢？

　　这种情况的特殊事例越来越多。对新西兰20多岁的年轻人进行的一项调查显示，17％的人在早年有过抑郁的经历。研究人员发现血清素（serotonin）—— 一种大脑中产生良好感觉的化学物质 —— 的个体差异可能起到了某种作用。有趣的是，在研究大脑中的血清素转运蛋白的基因变异时，他们发现拥有两套拷贝的所谓"短等位基因"的人产生抑郁的概率明显增高。"短等位基因"是一种会降低血清素吸收的变异。更具有争议的是，研究发现有"短等位基因"且童年遭受过虐待的人对抑郁症更为易感。

　　如果这个结论是正确的（迄今还无法确定是否正确，由于近来其他实验都不能重复此结果），这也许是环境在我们基因的遗传基础上发挥作用的一个例子，其方式正像马特·里德利（Matt Ridley）在他的引人入胜的书《先天与后天（*Nature via Nurture*）》中所详细描写的那样。令人信服的是，里德利客观地叙述了基因和环境之间的关系："基因既不是木偶师，也不是一张蓝图。基因不只是遗传的载体。基因活跃在生命之中，有时打开，有时关闭 —— 它们对周围环境做出反应。基因发出指令，在子宫里打造了躯体和大脑，但转眼便对它们的作品进行毁灭和重建 —— 它们对自己的经验做出反应。它们既是我们行动的原因，又是我们行动的后果。基因无比强大，基因不可战胜。'后天论'一方的附和者已经被基因所慑服，忘记了一条应谨记的基本准则：基因站在他们一边。"

里德利写下这些话时，基因对生活打击的应激反应中的作用尚未发现，然而他逼真地描写了实实在在的情况。

酒精依赖

在我们的社会里，酗酒造成了说不尽的悲剧 —— 从无辜者死于醉酒司机，到酗酒造成妻离子散，再到酗酒使得健康护理的开销陡增。许多人推断酗酒只不过是一种简单而纯粹的选择。在决定一个人是否对酒精上瘾的问题上，这是个很关键的因素。毕竟，在保守的阿米什人（Old Order Amish）社区，酗酒的情况极少。但很明显，人是否会产生酒精依赖也是有遗传基础的。对在不同环境下抚养的同卵双胞胎的研究证明遗传起到了作用。已经鉴定出两个相关基因，并且提供了以下有用的模型：

图7.1描绘了酒精吸收后的代谢通路，其中乙醇被转化为醋酸盐，可以作为能量来源被身体利用。这个转化过程包含一个中间步骤，即乙醛的合成。乙醛性质类似甲醛，而甲醛传统上在解剖实验室被用来保存尸体。乙醛有毒，浓度高时非常有害，包括腐蚀皮肤和引起呕吐。事实上，一个人乙醛中毒会有很大麻烦。

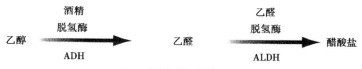

图7.1　新陈代谢中酒精的酶解过程

　　酒精本身会制造一种"高亢"的愉悦体验，但是从产生乙醛的角度上讲，这种愉悦体验被不那么愉悦的综合征的阴影笼罩着。最终，当所有的酒精代谢为醋酸盐，体验就结束了。你可以把酒精吸收想象为在游乐园里坐过山车：从高处高速和突然降落的欢乐，加上对潜在危险的兴奋，使许多人产生了高亢的感受。但对我们中一些人来说，最初的高亢会被逐渐增强的难受和恶心感所取代。过山车坐完时，我们只能恋恋不舍地下来找个安静的地方恢复。

　　一旦酒精被吸收且高亢感产生，一种酶催化了吸收过程的第一步，产生了乙醛，并感觉到中毒体验；另一种酶催化了毒性物质的分解。影响这两种酶的催化效率的遗传因子对某人是喜爱喝酒还是厌恶喝酒起了关键作用。尤其那些拥有高活性的第一种酶而缓慢作用的第二种酶的个体，由于其体内的乙醛含量较高，不太可能嗜酒。

　　回到我们的类比，有些人会在几分钟后就发现坐过山车很难受，可能再也不会买票了。相反，那些具有相反的化学物质即第一种酶的活性低而第二种酶的活性很高的人群，从酒精中毒中恢复的过程很愉快，他们会希望尽可能多地尝试不同的过山车。

　　在这些酶中，基因变异很普遍，不均匀地分布在全世界范围。比如，亚洲人更有可能是第一种类型，这就可以解释这样一个事实：许多亚洲人在喝酒之后都会有恶心和皮肤发红的反应，在亚洲通常很少有人嗜酒。然而，就像基因变异和原始序列之间的关系一样，这只是一个统计学的结论，在亚洲依然有人酗酒。同样地，欧洲人很少有酒后难受的副作用，但也有很多欧洲人不喝酒是因为喝酒会引起他们身体不适。

烟瘾

每个抽烟的人都会告诉你戒烟极度困难。尼古丁会引起真正的生理上瘾。尤其对那些很早就开始抽烟的人，这种上瘾会产生对烟草的深层次渴望，很难克制。但就像酒精一样，家族和同卵双胞胎研究表明，烟草上瘾的倾向因人而异，并且和基因有很大的关系。

不仅烟草上瘾受某种基因的影响，而且长期抽烟结果还是健康的那些人，由于其遗传基础也显示个体差异。最近一个发现，特别有意思也特别出乎意料，居然将这两种易感性联系起来。为了找出为什么有些抽烟者会患上肺癌，而另一些吸等量的烟的人却不会，3个独立的小组通过基因组扫描，试图鉴定对易感性起重要作用的变异体。3个小组都找到了15号染色体上的一个相同部位，在那里有3个编码尼古丁受体的基因。问题立即就提出来了：这些研究者发现了尼古丁上瘾基因，还是那些发现了对别的东西成瘾人群患癌风险提高的基因？

后续研究的结果都相互矛盾，也许有可能这两个结论都对。如果有这些受体基因的两个变异拷贝，显然增加了抽烟成瘾的风险，也增加了那些烟枪们患上与抽烟相关的肺癌的概率。

个性特征

　　一方面，我们经常讨论遗传因子对癌症，对精神分裂症，甚至对皮肤颜色的影响。但另一方面，当我们开始谈论人类的个性时，遗传方面的信息开始变得扑朔迷离。毕竟，我们每个人都相信我们的个性不仅仅基于我们的 DNA。我们接受的哺育和教育，我们的自由意愿也应该起核心作用，也许甚至比遗传还重要。当我们谈到我们是何种人时，难道不是像《独立宣言》中所说，我们都是"生来平等"的吗？是的，平等。但是不等同。

　　你做过迈尔斯布里格斯（Myers-Briggs）个性测试吗？这是人们广泛使用仪器来定量评价个性各个方面的例子。这个测试旨在向人们提供关于如何解决他们生活中的问题的见解。在某些个案中，雇主利用这些答案来判断他们期待得知的受雇者将表现如何。然而，他们这么做当然有其弊病（peril，风险性）：这些测试是很粗糙的，常常被弄糊涂的要比弄清楚的多得多。

　　个性测试有着悠久并且通常是不幸的历史。例如，在"某个历史"时期，它曾经被政府用于清查同性恋和其他有"忠诚风险"的人。但是遗传学家曾经质疑过，如果这些测试能够鉴定人类行为的可遗传成分，或许仍然是有用的。双胞胎的研究已被证明卓有成效，不可辩驳。罗伯特·克朗宁格（Robert Cloninger）研究了双胞胎的个人性格，找出了 7 类个人性格的特征。其中 4 类看起来是高度遗传的：标新立异，回避伤害，寻求独立，坚持不懈。另外3类性格特征 —— 自我约束，合作意识，自我超越 —— 可以量化，很难说是遗传的，并且好像只有到成人期才能成熟。

考虑到前4类性格中的很多成分可能与遗传高度相关，鉴定可能与其相关的特定基因变异的研究如火如荼。10年前，一个叫*DRD4*的基因和它的突变体引起了科学界的热切关注。这个基因参与多巴胺代谢，它的这个突变体显示出和标新立异有关。不幸的是，随后的很多研究并未证实这一点。所幸的是，最近的研究鉴定了一个相关基因（*DRD2*），似乎也与标新立异有关 —— 但仅仅存在于女性之中，并且只能解释不到3%的这个性状。很可能遗传对人类个性的影响非常之大，但单个基因的实际效应却非常之小。所以，对声称可以用来预测人们的性格特征的DNA检测，理所当然应该抱有最大的怀疑。

犯罪行为

1993年，我刚到国立卫生研究院（NIH）负责"人类基因组计划"，正赶上了一场关于一个会议计划的激烈争议。这一会议计划讨论犯罪行为的遗传因子。引起这些争议的原因很多，不幸的是，这是被一位著名的神经学家的一番欠考虑的话所点燃的。他的那番话的意思是，与犯罪有关的基因在人类不同种族中的分布可能是不一样的。这些话可以说没有任何依据。理所当然，这种种族主义的含义引起了少数民族团体的强烈反对。该会议不得不取消以避免更大的争端。

回溯过去，基因和犯罪的问题由来已久。令人遗憾的是，这一问题由于美国和其他地方的优生运动而得以蔓延，在20世纪早期形成了高潮，而在纳粹的种族灭绝的大屠杀中达到了顶峰。

20世纪60年代晚期，犯罪遗传学再次抬头，因为那时，染色体研究首次成为可能。几篇小文章报道，囚禁所中一些男性罪犯携带额外的Y染色体。现在我们知道大约1000个男性中有一个是XYY的情况，但是这些早期的研究主要集中于监狱。他们提出，这些"超男"可能具有超攻击性并且容易触犯法律。后来的研究指出，这样的结论是不公正的。XYY最多也只能和轻度低智商有微弱的关联。

1993年，犯罪遗传学再一次引起人们极大的兴趣。这一年报道了一个荷兰大家庭的遗传信息。这个家族的好几个男性，智力低下（接近临界线），冲动性攻击行为，犯罪行为多样，包括蓄意纵火，主动强奸，并有暴露恶癖。他们认为，所有这些男性与X连锁的遗传方式有关。他们分析了X染色体上的一个特殊基因 MAOA 的序列。MAOA 基因和脑部神经递质的功能有关。他们发现，所有这些男性的这一基因都有"敲除"突变。由于男性都只有一个X染色体，这表明这些男性的这一功能完全缺陷。

后来对 MAOA 基因的研究又为这个故事推波助澜，不幸的是又推出了一个不幸的标签——"战士基因"。"敲除"突变非常罕见，但是 MAOA 的常见变异影响了这个基因产生酶的量。新西兰一项关于男性的研究显示，引起 MAOA 活性低下的突变体和暴力以及犯罪行为有关，但只是限于那些小时候遭受过严重虐待的男性。幼年未受虐待，仅仅 MAOA 基因的变异并不起作用。我们再一次看到基因和环境互相作用影响人类行为的例子。

遗传和犯罪方面的这些发现，不可避免地向人们提出了一个问题：遗传上有这种倾向的人，是否仍然要对他们的行为负全部责任？*MAOA* 活性低下的个体是否可以使用"我的基因让我这么做的"作为理由，在刑事法庭上为自己辩护以获得同情甚至逃避惩罚吗？另一方面，恰恰因为存在犯罪行为的遗传倾向，可能使法庭更容易作出更长的刑期判决，理由是这样的人再犯的可能性会更大。

在我们急于下结论前，我们应该知道，几乎所有和犯罪行为有关的遗传因子，其最终效应肯定是微乎其微的，所以法庭基于DNA所做的判决的根据是错误的。事实上，将责任归于道德选择，把遗传因子放在一边，才是令人信服的。毕竟，大约有一半的美国人携带了遗传风险因子，这使得这些人比另外一半人入狱的概率高了16倍。这还只是Y染色体。我们的社会并没有接受这种说法：因为你睾丸素过量，就原谅你的犯罪行为。迄今，我们还没有发现任何一个遗传因子，可能具有像Y染色体一样强的对犯罪行为的影响。

雄性忠诚度

天鹅的一生都维持一雄一雌的配偶关系。而其他许多动物，包括猩猩，两性关系多边、混乱，配偶关系非常有限。进化的证据表明，我们人类两种皆有。但是由于来自高级的大脑功能的情感需求的刺激，养育下一代所需要的父母双方长期的共同努力和相互帮助，强大的宗教传统和文化习俗，这些理由使得保持情感上相互匹配的终身一夫一妻制仍然被很多人认为是理想的人类关系。很明显，对这一追求，一些人比另一些人更为成功。在众多和忠诚有关的因素中，有没有遗传变异的作用呢？

田鼠（voles）是北美草原经常可见的一种小型哺乳动物，和小鼠有亲缘关系。用田鼠做的一项研究很有意思，观察到了一雄一雌配偶关系饶有情趣的生物学背景。草原田鼠（prairie voles）保持终身的一雄一雌制配偶关系。然而它们的近亲，山地田鼠（montane voles）和草地田鼠（meadow voles）则不然，它们纵容连续的"一夜情"行为。一种脑部的肽类激素——精氨酸加压素（AVP, arginine vasopressin）——通过它的受体（简写为 V1aR），在这种配偶行为中起关键作用。利用基因工程在这些不同物种的田鼠中产生变异，可以改变 V1aR 的表达，能迫使它们的交配行为发生显著的改变。

基于这一观察，研究者们致力于寻找人类的 V1aR 基因的自然变异，以期研究它们是否与男性忠诚度有什么关系。通过对瑞典500多对同一性别的双胞胎以及他们配偶的研究，研究者们鉴定了人类 V1aR 基因的一个变异体，在统计学上与婚姻的满意度或压抑度显著相关。举个例子来说，如果男性携带两个拷贝的"危险"突变体的 V1aR 基因，在此前一年中报告的婚姻危机或者离婚威胁的发生率为34%。若是没有携带这个"危险"等位基因，则发生率就只有15%。加拿大一家公司不失时机，推出了 V1aR 变异的遗传检测，要价99美元。据说能让女士们有机会检查她们将来的伴侣是否会野游——或者向男士们提供自己野游的生物学借口。

千万不要被这些发现误导。虽然这种相关可能是存在的，也具有一定的科学意义。但事实上，这一基因对男性忠诚度的影响微乎其微，当然不能用来作为择偶标准，更不能作为欺骗伴侣的借口。

性行为取向

在人类行为遗传学所有发生过争论的领域中，遗传对同性恋行为影响的研究可能是争议最大的。在我的前一本书《上帝的语言》的附录中，我针对这一话题引用了一些科学数据，我并不是要对这些研究结果贴上道德标签，只是简单地陈述我们已经知道的是什么，我们还不知道的又是什么。

这个简短的章节在那些富有煽动性的因特网博客上被重复引用和误用多次，并且经常断章取义，要么被剥离上下文而歪曲原意，要么蓄意篡改以强加于人。每次，这些博主总是企图散播这两种观点：①同性恋完全是由生物学决定的；②同性恋行为完全没有生物学依据，它完全是学来的，受自由意愿的支配，因此是可以逆转的。

事实正好在这两个极端的中间。在我写这本书的时候，并没有发现任何一个特定的基因变异，被认同和男同性恋或者女同性恋的倾向相关（尽管14年前，在社会上曾广泛流传过）。但来自双胞胎的研究数据确实指出可能存在这些遗传因子，不久后也许真的会被发现。根据这个研究的特别发现，如果两个男性的同卵双胞胎，其中一个是绝对的同性恋的话，那另一个可能也是同性恋的概率是20%~30%。这种相关性在异卵双胞胎或者兄弟姐妹之间要小得多。这一研究将男同性恋发生率的基准定为2%～4%。这一事实强有力地支持这样的结论：遗传因子对男同性恋的倾向起一定的作用，但是这些因子并不能完全决定——要不然，同卵双胞胎之间同性恋的相关度也许差不多是100%啦。

另外一个有关男同性恋的已被验证的发现，强有力地揭示了生物学因素的存在。他们观察到出生的顺序对男性同性恋的作用，似乎一家中后出生的男孩比先出生的男孩成为同性恋的可能性要高，多一个哥哥，概率增加约30%。但是姐姐和弟弟的数目就没什么影响。这使得一些人提出了这么一种假说：母体对Y染色体的免疫应答，可能以某种方式影响了儿子的性发育。但是，这种假说目前还没有得到分子生物学方面的数据的支持。有趣的是，如果对这种出生顺序效应所引起的男同性恋的比例进行计算的话，居然高达30%。

智力测试

智力很明显受遗传的影响。当然，很多不常见的遗传病，例如脆性X综合征（见第2章），对智力有重要的影响。但是，在普通人群中，基因的作用又如何呢？

基于任一个特定的IQ测试所得到的那些结论，我们都必须细加推敲。因为很显然这些测试都受到不同文化、语言、受教育机会的影响。然而在那些各种外部因素都平衡得很好、同质性相对较高的群体内部，IQ测试反映出智力大约50%是遗传的，另外大约50%则是由非遗传因子决定的。这意味着某些特定的基因在起作用。

最近的一个研究，挑选了6000个儿童，既有IQ在最低范围的，也有在最高范围的。基因组范围关联研究几乎空手而归。没有任何一个基因对IQ的一个得分能有1/4的效应。显然，与智力有关的基因数量庞大，而任一单个基因的影响却非常微弱。从较长远的观点来看，基因和智力之间的复杂关系将会厘清，但是，在近期，依然应该保持对声称发现了"真正重要"的"IQ基因"的高度怀疑。

精神世界

这也许就是那个执迷不悟的遗传决定论！他们猜想，遗传的影响可能与一个人对精神世界的追求还有关系呢！

还真是的，就在几年前，一本书，书名赫然——《上帝的基因》，还上了《时代》杂志的封面。此书声称发现了与自我超越能力有关的遗传变异。然而，这个结论言过其实，这种联系从来没有被证明。即便真的有那么一回事，这种影响也是极其微弱的。

提到这一点，我不得不讲一讲自己的情况。在20多岁时，我曾是一个认真的无神论者，而50岁时，我成了一个虔诚的信徒（在《上帝的语言》一书中我描述过这段经历）。在我的转变过程中，并没有证据表明我的DNA也变了。人的精神世界的"硬件说"不可能是完全正确的。

基因和脑之心得

完全了解大脑的运作机制，包括意识，仍然是科学的一个遥远目标。阐明大脑几十亿个神经元的功能，还有那几千万亿个神经接头则是一个巨大的挑战。相比之下，了解人类的基因组算是简单啦。我们人类的大脑，可能没有复杂到可以了解大脑本身的程度。

目前看来，很有可能就在那么几年内，与主要精神疾病易感性有关的遗传因子将会涌流而出。这些发现，可以将现在据症状描述分类的疾病阐述得更加精确。著名的用于精神疾病诊断的医学临床治疗工具*DSM-IV-TR*，就是根据特有的症状将疾病分类，但是行内是没有一个人相信它是完全理想的。为了知道如何才能更好地诊断、预防并且治疗这些常见且严重的疾病，一个完整的分子水平的重新分类是非常重要的。

对于那些环境影响显著的疾病，例如情境性抑郁、酗酒、尼古丁上瘾，我们可以预测在不远的将来，在发现遗传易感因素方面会有很大的进展。

这也许是一个机会，我们可以制定预防措施，因为对于这些疾病的发生，环境影响起了关键的作用。这样的事是不会没有争论的。这真的有用吗？例如，在孩子出生之时，就知道他对嗜酒或嗜烟特别易感，能够帮助这些孩子和他们的家长特别警惕，不要让孩子染上这些恶习？这样的一个机会，一定要有一种平衡。我们要反对那些对这些易感人群的潜在歧视，反对制造宿命论式的预言。

　　然而，我可以肯定，就在不久的将来，全基因组测序将用于新生儿筛查。那时，我们就可以得到这些预测信息。如果父母和社会都能给予正确处理，这可能是好事而不是坏事。

　　至于那些有关个人性格的非医学性状 —— 智力、精神世界、忠诚度、性行为取向等 —— 仍然会是人们极感兴趣的话题。对于这些事情我们都非常好奇。但是，鉴于遗传因子的"多个、微效"特点，以及环境和个人的自由意愿的显著影响，DNA分析可能用途有限。由于没有多大预测价值，这些测试可能难以广泛用于产前诊断或者新生儿筛查。对于成人来说，直接评估这些特征可能更有意义。

　　尽管如此，我注意到至少有一家直接针对客户的基因检测公司可以提供一份有点儿研究基础的性格特征报告，例如"避免错误""智力评估"和"记忆"。如果你想玩玩，可以试试。但可不要对预测结果太在意，就像玩别的室内游戏一样玩好了。

现在就参与个体化医学革命，我们能做什么？

　　研究者们已经开始对人类大脑复杂的基因表达模式进行研究、筛理。一个特别的计划，"艾伦大脑图谱"（the Allen Brain Atlas，由微软的创始人之一保罗·艾伦资助），已经系统地开始编制大脑基因的表达目录。一开始是用实验小鼠做的，最近已经开始研究人脑了。如果你感兴趣，可以访问http://www.brain.map.org，点击"human cortex"，然后输入"MAPT"作为你要搜索的基因（MAPT，第19个微管相关蛋白质tau，在老年痴呆症中起重要作用），马上显示的表格将会列出所有已经确定的表达MAPT的人脑部位。如果是初用者，点击部位80561119的图像（来自2898捐献者，一位35岁的男性），你将会看到大脑的4个部位。蓝色的部位显示的是*MAPT*基因表达的部位。点击这其中的任何一个部位，可以看到高分辨的图像。你可以利用"pan"键来任意移动，还可以放大来看显微细节，这非常像Google Earth。放得最大时看到的深蓝色的三角形结构就是那些单个神经元。

　　在美国，精神疾病的临床分类"圣经"是由美国精神病学学会出版的《精神疾病的诊断与统计手册》（*DSM*）。最新版本 —— DSM-IV-TR —— 于2000年出版，大约1000来页。你如果想阅读更多的关于这本书的信息，可以访问http://en.wikipedia.org/wiki/Diagnostic_and_Statistical_Manual_of_Mentao_Disorders。其主题分类差不多完全是根据症状和表现来主观判断的，不同的专家经常会对同一个患者做出不同的诊断。未来，精神疾病分子水平的分类，可能会颠覆*DSM*。

裴娜、方剑火译，
黄鑫、杨焕明校

第 8 章
基因与衰老

如果你携带了某类基因，会使你在85岁前患上老年痴呆症高达80％，那么，你是否希望知道这个坏消息呢？

很多人可能会给出否定的答案，因为目前的医学手段还不能做到防"患"于未然。但实际上，大多数做过遗传测试，且发现携带某种疾病高风险因子的人，都能很快地接受这个既成的事实，并因此在有生之年更加珍惜健康，珍视生命。

人类对衰老与基因的研究和发现日益增多，但此时，有一个问题值得我们深思：究竟什么样的信息能够使我们生活得最充实？

23岁的梅格·卡西（Meg Casey）身高只有3.5英尺，却能像彪悍的水手一样满口脏话。在老家康涅狄格州米尔福德镇，她是一名坚定而传奇的残疾人权益倡导者。当我在耶鲁大学读遗传学研究生，得知陪护卡西是我必修培训的一部分时，我感到既荣幸又害怕。但是，在接下来长达3年的照护卡西的时间中，我对这个小个子女人的崇拜之情油然而生，对她佩服得五体投地。

加速衰老的症状令卡西十分苦恼，年纪轻轻的她看起来就像个耄耋老人：皮肤粗糙、发皱、布满斑点，以及严重的骨质疏松症，一头怪异的假发下面是为数不多的几根头发。据诊断，卡西患的是早衰症（Hutchinson-Gilford progeria syndrome）。早衰症患者的通常寿命仅有12～13年，像她这样多活这么多年的非常少见。

早衰症是一种极为罕见的疾病，发病率不超过四百万分之一。卡西的家族并没有早衰症的病史，而她的6个兄弟也从未患过此病。因此对卡西而言，早衰症无疑是晴天霹雳。

在那时，人们对于早衰症的研究还非常有限。所以，我只能眼睁睁地看着卡西的病情日益加重，身体每况愈下，并于几年后撒手人寰。作为一个资历尚浅的遗传研究者，我一直认为，终有一天早衰症的发病机制一定能在分子水平被阐明，但到了1984年，我还是完全不知如何开始。

16年后，在华盛顿的一个招待宴会上，我结识了一位年轻的小儿急救科的医生，他还是一名白宫实习生。谈话中我惊诧地得知，这位医生年仅4岁的儿子刚刚被确诊为早衰症患者。得知这一诊断结果后，他和他从事医学研究的妻子有如五雷轰顶。令夫妇俩几近抓狂的是，目前还没有针对早衰症的有效治疗方法。

几个月后，我见到了他们的儿子萨姆（Sam）。萨姆的头发都已经掉光了，皮肤也显示出衰老的征兆。但是，像卡西一样，小家伙聪明、淘气、精力充沛且意志坚强。我承诺萨姆的父母，会帮助他们一

起来推动早衰症的研究。但不久之后，我自己就投身到这方面的工作
中。我将寻找早衰症致病基因的工作指派给了我实验室的一名新博士
后。在没有任何可借鉴的致病基因定位方法的情况下，我的决定显得
有些疯狂。因为早衰症在家族中重现的概率微乎其微，所以，在基因
组中找寻致病基因的工作显得更加困难，无异于大海捞针。

为了找到早衰症的病因，我和我的博士后绞尽脑汁，试了一个又
一个古怪、新奇的办法，整个研究过程涉及人类遗传学的方方面面。
功夫不负有心人，在不到一年的时间里，我们将目标锁定在一种单碱
基基因突变上。该突变发生在 lamin A 蛋白的编码基因中，正常的胞嘧
啶（C）突变成了胸腺嘧啶（T）。

我们得到了25例早衰症患者的DNA样本，这些样本还是别的研
究人员多年精心保存下来的，他们希望有朝一日能有所发现。几乎所
有样本的 lamin A 基因都发现有C-T的突变。但是，这些患者的父母的
DNA都是正常的。也就是说，这种突变是一种新的突变（遗传学家称
之为新生突变，de novo）。我们研究还证明，这种突变几乎无一例外
地都发生在精子中（这也就解释了为什么早衰症患儿父亲一般都比较
年长，因为父亲的年龄越大，其精子细胞的分裂次数越多，而相应的
发生突变的概率也就越高）。人类基因组含有30亿个碱基，仅仅1个
碱基的突变就能导致如此严重的疾病，这一研究发现让人咋舌。

但是，仍有少数的研究样本未发现上述突变。我们发现，其中一
个样本的 lamin A 基因存在两处不同类型的点突变，而这位患者也比
其他患者寿命长一些。后来，我浏览了这位患者的临床资料，惊诧地

发现居然自己就是这份样品的采集人。原来，这是来自卡西的样本。当初，我经卡西许可把样品保存到 DNA 银行，期望将来可能对他人有所帮助。事隔 20 年，我已将此事淡忘，真没想到早已辞世的卡西仍对我们提供帮助。

衰老症的生化机理

生物化学家和细胞生物学家对 lamin A 蛋白的研究由来已久。根据现有的知识，从生物化学的角度，我们可以立即推测 C-T 突变何以会造成如此灾难性的后果 —— lamin A 是细胞核的重要结构部分，全靠它的支撑，细胞核优雅的卵形形态才得以维持。

细胞分裂时，细胞核随之分裂，继而又恢复至原来的形态，这个过程中也有 lamin A 的参与。与其功能对应，lamin A 自身结构复杂，包含一个尾部，尾部中含有一种定位信号，该信号决定了 lamin A 在细胞核中的位置分布。定位信号就如同一个邮政编码标签，在蛋白抵达目的地时，标签需要被除掉，蛋白才能正常发挥作用。我们发现，早衰症的致病突变恰恰阻碍了标签的清除。为了说明为什么重要，可以打个更通俗的比方：对一群骑车上学的孩子来说，自行车很重要，没有自行车就到不了学校；但是，到校后确保自行车停在车架上也很重要，总不能连人带车一起进教室吧，要不然就乱了。早衰症的情况，就像是教室里停了太多自行车，使得正常教学难以进行。

下一步，我们要做的工作实际上就是让部分学生走进教室时，把车留在外边。现有的药物中，有一种就具有这样的功能。这种药物的效用已在细胞实验中得到证实，其临床效果和安全性尚有待进一步研究。

衰老的真相

让我们回到萨姆以及他与疾病抗争的故事中来，在这之前，有必要先对衰老的背景做一些探讨。

莎士比亚在《如愿以偿》第二幕第七场的末尾留下了这样的不朽名句：

"最后一场，终结了这出奇诡的史剧，

重又回到了童年，茫然不知所措，

没有牙齿，没有视力，没有味觉，什么都没有。"

但是，千百年来，人类寻找长生不老之术的脚步从来都没有停止过。我们梦想永葆青春，期望重写莎翁名句。

难道真的没有可能长生不老吗？所有生命都将无一幸免地逐渐老去吗？我们都知道，在所需营养成分的维持下，细菌真的可以"永生不灭"。但对大多数的高等动物而言，衰老是不可避免的，其原因可能有两点：

其一，系统的退化是不可避免的。对于一个复杂的分子有机体而言，基因组的复制必然伴随突变。随着机体年龄的不断增长，突变在体内多种细胞中逐渐积累。与此类似，细胞中的功能蛋白也可能由于外界的因素或自身折叠的错误而产生变异，变异的结果会导致体内的失活蛋白甚至毒性蛋白不断聚集。

其二，生物的进化是不"同意"长生不老的。自然选择的实现有赖于自然变异和大量的繁殖。如果老一代的寿命太长，就会与下一代争夺有限的资源。因此，进化过程倾向于加快生物体的新旧更替。与此相适应的是，机体在生命周期的早期具有更高的繁殖成功率。

但是，上述解释也有说不通的地方。纯粹从进化的角度对衰老进行解释与一个事实是相悖的，那就是女性的绝经期。因为有绝经期，所以女性生命周期中仅有一个时段是能够生育的。有趣的是，这种现象可以用"祖母效应"来解释，即一位年长的绝育的妇女对年轻的后代父母们是大有助益的，因为她可以帮助提升家族的繁殖成功率。

动物的启示

大多数人都认为衰老是不可避免的，因为该过程受到诸多一环扣一环的信号通路的影响，单个基因对衰老过程的影响几乎可以忽略不计。但是，对酵母、线虫、果蝇和小鼠等模式生物进行的一些研究却得到了出人意料的结果：这些模式生物存在着某几个单基因，可以使寿命延长5倍以上。

想象一下，有一天我们可以活到500岁！甚至可以像《圣经》中长寿老人玛士撒拉（Methuselah）一样，活到969岁！且慢，先别高兴得太早，再仔细读读那些模式生物的研究报告吧，其实离这些成果真能使人类受益，还有一个漫长的过程。那么下面，就让我们对这些主要的研究成果做个大致的了解。

降低能耗是关键

在食物短缺的环境中，线虫会进入一种低能耗代谢的生理状态，类似冬眠。当线虫从冬眠的状态中苏醒时，它接下来的存活期会变得更长，长到足以弥补由于冬眠而损失的生殖期。这种现象在动物中普遍存在，但在人类中存在尚缺少足够的证据。

对于这种现象可做以下解释：外部环境的改变会降低机体对热量的摄入，进而抑制胰岛素信号的传导，这种情况只要不是严重到使生命体营养不良，就可以起到延长寿命的作用。

有关面包酵母的一些研究结果证明，有一类特定的基因在衰老过程中起着举足轻重的作用，特别是那些在降低热量摄入时自然上调的基因。以此推论，如果通过DNA重组等方法将此类基因人为地上调，机体的寿命就能得到延长。难道这些基因就是遗传学意义上的"青春之泉"吗？

有一种理论让人欢欣鼓舞，那就是通过激活一种名为sirtuins的基因所编码的蛋白，就可以打开通往益寿延年的大门。在能够起到激活作用的分子中，有一种resveratrol天然分子。有趣的是，这种存在于红酒中的resveratrol分子，已经被研究证明具有降低心脏病风险的作用。所以，对于那些每天都喝点儿红酒的人，这无疑是个好消息。

但是，resveratrol对sirtuins蛋白的激活作用有限，一些生物科技公司已经在千方百计地开发效果更好的resveratrol修饰体。这其中，已有两种药物进入了临床阶段。然而这时，美国的药物管制体系又出来干预了。因为食品和药物管理局的药物名录中没有长寿药这一类别，所以这些药只能作为糖尿病或心脏病用药进行注册，而抗衰老却只能作为一种潜在的"副作用"。

但是，就此即产生取消人寿保险的想法未免为时过早。即便是在科学界，sirtuins蛋白在自然衰老过程中所起的作用也是存在争议的。再者，在其他物种上取得的研究成果能否应用于人类也有待检验。就算适用于人类，恐怕也只有极少的人能够忍受在70％正常热量摄入量的条件下生活很长一段时间。一言以蔽之，就是我们将来会面对两种选择：其一，一天仅摄入1200卡路里（1卡≈4.18焦）的热量，可能活得久一点儿；其二，该吃就吃，该喝就喝，快快乐乐，生死由命。鱼与熊掌，看你更倾向于哪样了。

DNA完整性

细胞的健康取决于细胞内DNA的完整性。DNA突变可能会加快衰老的进程。例如，早衰症患者的细胞内，DNA就在复制过程中很可能产生了lamin A突变，这种突变随细胞的分裂不断积累，并最终导致细胞核不能成形。另有一些同样会导致早衰症状的疑难杂症，如沃纳综合征（Werner's syndrome）和科克因综合征（Cockayne syndrome），最后也都被证明是DNA的修复机制出现了突变，这也就证明了DNA完整性的重要性。

　　端粒位于染色体的末端，是由一连串重复的六碱基序列"TTAGGC"组成的，用来保护染色体的完整性。端粒之于染色体，就好比鞋带末梢的套子之于鞋带。只不过，鞋带末梢的套子一般是用塑料或金属做的，而染色体的套子是用端粒酶做的。基因组的健康在很大程度上取决于细胞内一种防止端粒缩短的修复机制。如果没有这种修复机制，细胞每分裂一次，端粒的长度都会缩短一点儿。随着端粒的缩短，细胞内基因组也越来越不稳定，直至细胞凋亡产生。

　　端粒酶可以使端粒增长，从而抵消细胞分裂给端粒带来的磨损。有趣的是，干细胞中存在足够多的端粒酶，几乎可以进行无限次的分裂。而类似的是，癌细胞中的端粒酶基因也被激活，但产生了过多的端粒酶，从而使细胞增殖失控。但是，人体内大多数注定要凋亡的细胞到达一定的"寿命"后都不再产生端粒酶，这也决定了它们在凋亡之前只有有限的时间进行复制。

寿命能遗传吗？

　　当一些家族的所有成员都比较长寿时，我们常常将此归功于他们具有"优质基因"。这种结论说得通吗？坦白地讲，我很希望上述结论是站得住脚的，因为我的双亲都活到了98岁。我的外曾祖父更是活到了105岁，并在百岁高龄之后仍从事法律工作。当然，如果我不幸明年开车撞上一棵树，即便我的基因禀赋，恐怕也难逃一死。如果我能躲过所有这些天灾人祸，我的寿命就可以达到100岁吗？或许吧，只能这样讲。以家族或者同卵双胞胎为样本的研究表明，个体寿命的20％～30％可能来自于遗传。但是，如果将样本人群的年龄限制在

70 岁以上，遗传的作用就更加明显。很显然，在不考虑那些意外因素的情况下，基因确实在一定程度上决定了寿命的长短。

寻找长寿基因的征程才刚刚开始，目前仅有少数可靠的线索。我的实验室鉴定出了 *lamin A* 基因中存在一些常见的变异，这些变异可能对寿命有所影响，而且这种影响是可遗传的。毫无疑问的是，这类变异并不仅是研究这些，虽然单个变异影响甚微，但这些变异的效用相累加，就足以对寿命形成重要影响了。

或许，与抑郁一样，衰老过程也是被一系列基因所控制的。这一系列基因中存在的突变体很可能相继被发现。即便是这样，恐怕也不能实现对个体寿命的预测。但是，这些研究将使人们对于自然衰老过程的认识更加深入。以这些认识为基础，我们可以尝试寻找一些方法，让更多的人在老年时期过得健康一些。

毫无疑问，对端粒的研究将进一步揭开人类衰老的神秘面纱。事实上，已有一些研究结果证实，循环流动的成人白细胞中，端粒长度是和人的预期寿命成正相关的。一项关于瑞典双胞胎的研究表明，端粒的长短不仅取决于遗传因子，与外部的环境因素也有关。有一项研究更是得出了一个颇具争议性的结论。他们认为，越乐观的人，体内端粒的长度越长。根据这样的论断，一个人如果能够积极、乐观地面对人生，就会在体内引发一种生物学机制，这种机制会导致寿命的延长。当然，这样的推断还没有实验数据的支持，但无疑是一个有意思的猜想。我们的生活方式真的能影响我们的寿命吗？

黄金岁月的杀手：阿尔茨海默病（老年痴呆症）

美国有450万老年痴呆症患者。奇怪的是，直到1906年才有关于老年痴呆症的报道。究其原因，可能是因为老年痴呆症的发病年龄一般都在60岁以后，之前人类的平均寿命还达不到这个水平，而20世纪人类的平均寿命不断延长，越来越多的人可以活到得老年痴呆症的年纪，从而显现出病症。老年痴呆症对大脑的损害是持续、不可逆转的。它会使人的记忆和智力逐渐衰退。在显微镜下观测，老年痴呆症的病理特征是脑中出现类淀粉斑和神经纤维丛。类淀粉斑的主要成分是 β 淀粉样肽（amyloid-beta）。

有5%的老年痴呆症患者，在四五十岁时就会出现早发性症状。早发型老年痴呆症通常是家族性的。大多数这些家族成员都被证实携带有一些基因突变。这些突变要么位于淀粉样肽的编码基因，要么位于将淀粉样肽转化为 β 淀粉样肽的相关酶的编码基因上。

对于其余95%的老年痴呆症患者，遗传因子仍然重要，只是起作用的方式不太明了。有关家族以及同卵双胞胎的研究发现，约70%的晚发型老年痴呆症是具有遗传性的，最主要的遗传因子是APOE基因的突变，其突变体有3种。

研究证实，APOE基因的等位基因"ε4"是老年痴呆症的重要致病基因。具体地说，携带1个"ε4"基因的个体，与健康群体相比，患病风险高了3倍；如果携带2个"ε4"基因拷贝，患病风险高了8倍。换成绝对数字就是，普通人在85岁前患老年痴呆症的概率是10%；而在携带1个拷贝的"ε4"基因的群体中，概率是30%；在携带2个拷贝"ε4"基因的群体中，这个概率更高，达到80%（图8.1）。

然而，老年痴呆症的病因并不止 APOE 基因一种，其他的基因和外部环境因素都有可能参与其中。例如，脑外伤，此类损伤包括暂时脑损伤，特指失去知觉的那种脑外伤。对拳击手而言，他们的职业决定了他们的脑部经常会受到连续的打击，结果就是，拳击手经常会患上一种早发型痴呆症，即拳击手痴呆症。携带有 APOE 基因变体的拳击手，患此病的概率更高。所以，对想要从事拳击职业的年轻人做一些遗传筛查可能是很有必要的。

考虑到老年痴呆症的高发病率，是否向公众开放 APOE 基因分型检测服务的问题一再被提上日程。但是讨论了足足20年，仍未得出一个定论。你想知道这样的检测结果吗？在本书的第3章，曾提到一个RBI公式，也就是患病风险R×负荷B×干预I。风险R，与"ε4"基因相关，是显著而确定的。负荷B，对于患者个人及其家庭，无疑存在深远影响。但是，干预I这个因素目前还不确定。

几年前，研究发现一种降胆固醇药他汀类具有降低老年痴呆症患病风险的作用，但是，在其后的临床研究中并未得到预期的效果。也有人认为一些思维训练，如猜字游戏和速读游戏，会延缓老年痴呆症的发病，但是，同样没有确凿的证据支持。所以，除了避免脑损伤这一手段具有显而易见的效果，其他方法在防治老年痴呆症方面并没有确证。

普通人群

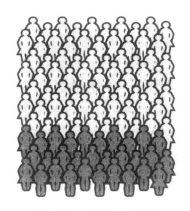

携带1个 ε4基因拷贝人群

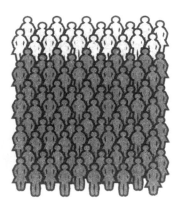

携带2个 ε4基因拷贝人群

图8.1　不同*APOE*基因型的群体在85岁前患老年痴呆症的概率

　　总体上来讲，老年痴呆症的临床治疗是不尽如人意的，少数可用的药物不能满足对不同*APOE*基因型的老年痴呆症进行个体化治疗的目的。所以，在RBI公式中，I因素，也就是有效干预方面，有些差强人意。

虽然如此，还是有部分人很想知道他们将来患上老年痴呆症的风险，并寄希望于"防患于未然"。对于这部分人，"防患于未然"的能力应该归于上述公式中的I因素。他们获知自身遗传风险的权利应该被剥夺吗？对于检测结果，他们又有几人能够坦然地面对呢？

针对诸如此类的疑问，一项名为REVEAL（老年痴呆症风险评估及教育）的大规模研究开展并进行长达10年的工作，目的就是评估人们对于APOE基因检测结果的承受能力。这个项目的对象是老年痴呆症患者的成年子女，他们迫切地希望对这种病及其对他们自身的影响多加了解。

REVEAL项目的志愿者被随机分成了两组，其中一组会被告知他们的APOE基因型，然后接受为期一年的随访，以评价这些结果对他们生活产生的影响。而另一组，不会被告知他们的基因型，但也要接受为期一年的随访。项目参与者在受试之前均被告知，即使他们得知了自己的基因型，目前的医疗手段也无能为力。经过检测，一组参与者被告知了他们的基因型及与此相应的患病风险。

通过之后仔细的监控，得出了这样的结论：相比正常人群，那些得知自己具有更高患病风险的人并没有表现出过度的焦虑。有趣的是，那些"ε4"基因携带者反而选择了一种更为健康的生活方式以应对他们所面临的风险。他们开始服用维生素，控制饮食，并加强身体锻炼。虽然上述预防措施是否有效并无定论，但是他们还是愿意去做一些改变。

　　我访问了一位REVEAL项目的参加者。马克（Mark，化名）当时67岁，他曾目睹老年痴呆症夺去了母亲、婶婶和叔叔的晚年。所以，当得知自己携带1个拷贝的"ε4"基因，并有30%的概率会患上此种顽疾时，他表现得还算坦然。作为一个退休的物理学家，马克对统计学很熟悉，知道怎样更加乐观地看待这个问题——他仍有70%的概率与老年痴呆症无缘。

　　尽管如此，他还是将情况告诉了自己的私人医生，但医生并没有将它写入马克的健康记录。后来，马克四处寻找能够降低患病风险的方法，最后听说他汀类药物在这方面具有潜能。那时候，他已经在服用少量的他汀类药物，因为他体内的胆固醇水平有些超标。

　　在得知APOE基因的分型结果后，他咨询了自己的医生，并最终把他汀类药物的服药量增加了一倍（请注意，这样做是有争议的，是药三分毒，他有可能因此而伤害到自己）。在得知结果之前，马克推迟了去新西兰和瑞士的旅游，但现在，马克已经决定尽快去了。他目前还持续地关注网站www.clinicaltrials.gov。这个网站由国立健康研究院（NIH）设立，上面会公布所有针对人类疾病进行的临床实验。通过这个网站，马克可以知道任何关于预防老年痴呆症的临床最新动态。

　　所以，遗传检测结果还是给马克的生活带来了一些改变。他做了一些决定，虽然有一些并不科学（如加倍他汀类药物的服用量）。虽然知道自己比常人更容易患上老年痴呆症，但是马克并不认为自己经历了心理上的痛苦，他只是对自己的精神状态更加关注了。对于自己当初的决定，他并没有后悔。

这就意味着老年痴呆症检测应该向大众推广了吗？不尽然。首先，REVEAL项目在进行相关检测之前和之后均对受试者进行了大量的辅导和教育，而马克的情况也仅仅是众多受试者中的一例。此外，REVEAL项目选择的受试对象主要是一些老年痴呆症患者的子女，这些人一般都对这个病有所了解。

你作何选择呢？你想不想知道自己患老年痴呆症的风险？说到底，答案取决于你是否将获得未雨绸缪的机会视作获知风险的充分理由。有趣的是，克雷格·文特（Craig Venter），詹姆斯·沃森，以及斯蒂文·平克（Steven Pinker），作为第一批进行了全基因组测序的3个人，在这件事情上有着截然不同的选择。沃森和平克选择不去知道自己的*APOE*的基因型，虽然他们向公众公开了其他所有的基因组数据。而文特公开了自己的全基因组序列，其中就包括*APOE*。根据基因组的信息，文特罹患老年痴呆症的风险比常人要高。

我自己近期也做了一些遗传检测，等待*APOE*基因检测结果的过程让我倍感焦虑。虽然自己的家族中并不存在老年痴呆症的病史，但是想到检测结果及其所带来的一系列的后果，我当时也不确定自己是否能够坦然面对。我也明白DNA检测结果并不意味着世界末日，它仅仅能够用来评估一下患病的风险，但是，我还是有些魂不守舍，想象不好的检测结果可能给我将来的生活造成的影响。我很想略过这部分报告不看。但最终好奇心占了上风。结果表明我并没有携带"ε4"基因拷贝，我着实松了一口气。当然，我仍有可能会患上老年痴呆症，只是这种可能性下降了，降到大约1/30。

延缓衰老？

素以科学幽默著称的《不可重复结果杂志》（*Journal of Irresprodu-cible Results*）上曾刊登了一篇名为《死亡的遗传学》（*The Genetics of Death*）的文章。文章煞有介事地指出，之所以死亡是因为我们100％地继承了死亡等位基因。这当然是正确的，死亡同纳税一样，谁又能逃得了呢？尽管有一些未来派学者描绘出了一个所有的组织器官均可被再生药物修复的时代，我们最好不要心存侥幸，毕竟，人终有一死！如何做才能益寿延年呢？

这方面的建议大致归于以下两类。

一方面，应该想办法尽可能地避免患上一些可预防的慢性疾病。这些疾病会使你折寿并且影响你的生活质量。做到绝不吸烟，均衡饮食，定时锻炼，男性应每天服用少量的阿司匹林，避免过度日晒，进行定期体检，根据家庭病史选择健康的生活方式。所有这些都对健康长寿有所助益。

另一方面，对一些潜在的、但尚未被证明有效的方法积极性颇高的人，可以尝试一些其他方法，包括减少热量的摄入，通常需减至正常水平的70％。这种苦行僧似的生活方式无疑会让许多人望而却步，但从长远看来，它极可能达到益寿延年的效果。此外，还可以去关注一类具有激活乙酰化酶效用的药物。此类药物在近几年就可能上市。另外，还可以偶尔喝上一杯红酒，既惬意又有长寿的功效。

还有一些方法是用于缓解"氧化性压力"的。一些保健品的提供商大力鼓吹，大剂量服用维生素E在抗氧化方面的显著功效，但实际上这个结论并不太可靠，甚至还有些研究证明这样做对人体有害无益。最后，一些减缓DNA损伤，维持端粒长度以及衰老组织修复的药物都有可能面世。作为消费者，更应该心存警惕。庞塞·德莱昂（Ponce de Leon）[1]没有找到的"青春之泉"短期内也不太可能实现。

萨姆的近况

正常的衰老是一个潜移默化的缓慢过程。一般情况下，我们感受不到衰老对自身的影响。因此，我们可能对衰老持一种乐观的态度。但是，对于萨姆和他的父母而言，则完全不同。早衰症患儿的平均寿命仅为12年，死因多为心脏病或者中风。我写到这儿的时候，萨姆已经12岁了，这意味着萨姆将不久于人世了吗？答案目前是个未知数，因为一种新的药物可能为像萨姆一样的早衰症患儿带来一线生机。

前文中提到过这种药物，它是一种法尼基转移酶抑制剂（FTI），能降低体外培养的早衰症细胞中的毒性蛋白含量。这一章的开头，我曾经打了个比方，将毒性蛋白比作教室里的自行车。这种药物的作用就是说服学生步行去学校，不要再骑自行车了。我以我的实验室建立的早衰症小鼠模型为基础，对这种药物进行了动物实验。像那些被早衰症夺去生命的孩子一样，对照组小鼠的心血管也出了问题，而药物治疗组小鼠的心血管疾病则被抑制。在终止治疗几个月以后，我们惊

1　庞塞·德莱昂（1460—1521）为西班牙殖民者，航海家。

喜地发现，FTI药物甚至治愈了这些小鼠的心血管损伤。

上述动物实验无疑是成功的，毒理评测也显示该药物只有非常小的毒副作用。因此，2007年该药物在29名患儿的临床实验得以顺利开展。萨姆就是最早一批加入临床实验的患儿之一。临床实验至今已进行了两年，萨姆的情况良好。目前还很难说这种药物就降低了萨姆罹患心脏病或者中风的风险，这种药物疗效还需要更长时间的考验，这个期限可能长达数年。无论如何，对于萨姆来说，还是有很大的希望从此项临床实验中获益。

你或许心存疑虑，有关早衰症的遗传和生化机理的研究，对正常的衰老过程有没有一些启示呢？答案是肯定的。早衰症患儿的衰老速度是正常人的7倍，它与衰老究竟是一种分子水平上的联系，还是只是表面的关联？有意思的是，过去两三年的研究已经能够证明，我们所有人的 lamin A 基因都会产生极少量的毒性蛋白，而正是这种毒性蛋白导致了早衰症。

这样的研究结果不免让人不安。伴随着我们的逐渐老去，我们自己的教室中会无一例外地进来一些自行车，这种毒性蛋白在细胞中日积月累，在老年人的细胞中很容易检测到。我们可以做如下推断：影响人类寿命的因素中，诱导上述毒性蛋白的机制是很重要的一个。因此，早衰症很有可能与衰老存在直接的联系。现在就考虑大规模地推行FTI的使用，恐怕还有些为时尚早。这种药物对正常人可能有潜伏期很长的副作用。但是，早衰症研究中所使用的策略很可能促进我们对正常衰老过程的研究认识。

　　这让我想起了 1657 年威廉·哈维（William Harvey）的一段著名的论述，是关于倡导疑难杂症研究的重要性的。他说，在反常的、偶然性的事件中，我们通常能够更容易获知大自然的奥秘；于是，我们想要提高行医用药的水平，要善于从一些疑难杂症中发现一些普适的自然法则。万事万物皆通一理：对于一些非常有用的或者实用性很强的东西，我们往往都视而不见，只有当我们失去这些东西，或者这些东西的性质发生改变的时候，我们方才恍然大悟。

结语

　　所有疾病，甚至是正常的衰老过程，都受到遗传因子的影响。这个事实日益明显。应用基因组学研究的新技术，遗传信息不仅在学术领域越来越受到青睐，在产业实用领域也表现出很大的潜力。尽管对遗传信息的了解为我们提供了更多的预防疾病的机会，但是，我们仍然可能患病，仍需要服药治疗。那么，在我们决定用药种类和用药剂量时，还需要再进行 DNA 分析吗？当然需要了。个体化医疗是未来的发展趋势，治疗性用药有望引领这一趋势，最先实现从广谱用药到个体化用药的改变。

现在就参与个体化医学革命，我们能做什么？

　　根据你的生活习惯和用药历史，网上的一些在线工具可以估计出你的"生物学年龄"，以与你的实际年龄相区别。针对你的情况，有一些工具会给出一些建议，但这些建议可能并没有什么科学根据。如下网站就提供了这样一种工具，有兴趣可以去看一看：http://www.

realage.com/ralong/entry 4 .aspx?cbr=GGLE 626 &gclid=CJKh 8 Pal_ ZkCFeRM 5 QodKk 0 iGQ 。

国立健康研究院中设有专门研究衰老的机构，在那里能找到一些关于健康衰老的信息：http://www.nia.nih.gov/HealthInformation/ 。

疾病控制和防治中心（CDC）也提供一些有关健康衰老的资源，其中一项是注册服务，只要你用电子邮箱注册，就可以及时地获得有关健康衰老方面的最新信息。进行注册可以登录 Http://www.cdc.gov/ aging/ 。

黄鑫、董博译，
余玄、杨焕明校

第 9 章
个体化医学

　　麦克肯齐（McKenzie）病得很重。她一直是一个既快乐又活泼的小女孩，但在 12 岁的时候，她开始食欲不振，时常莫名其妙地胃痛，而且看起来无精打采的。去看过几次医生后，可怕的真相终于浮现了——麦克肯齐得了急性淋巴细胞性白血病（Acute Lymphocytic Leukemia，ALL）。

　　麦克肯齐的父母非常担心，他们把她带到梅奥诊所（Mayo Clinic）治疗。儿科肿瘤专家给他们来信说复合性化疗治好了 85%～90% 的 ALL 患儿，这给了他们很大鼓励。但是这些强效药物的副作用也很厉害。麦克肯齐咬紧了牙关，做好了脱发、反胃、疲倦、发胖和容易受到感染的准备。

　　但是实际上麦克肯齐刚刚和死亡擦肩而过，而且并不只是由于白血病的原因。如果按照标准剂量给予 ALL 药物，她可能已经死于这种疗法了。但是麦克肯齐很幸运，梅奥诊所是 2000 年全球少数几家对儿童做一种强力化疗介质的耐受力测试的机构之一，这种药物就是六巯基嘌呤（6-mercaptopurine，6-MP）。早在几年前，梅奥诊所和圣裘德医院（St. Jude's Hospital）的基因学家们就发现了每 300 个人里面就有一个人缺乏6-MP酶。如果根据年龄和体重来给予标准剂量的治疗，这些人体内的药物很快就会积累到危险的毒性水平，从而压迫骨髓，并导致潜在的感染、出血或者两者并发的致命威胁。

麦克肯齐就是少数缺少这种酶的孩子之一。由于梅奥诊所的医生对这种现象早有了解，因此在做了一个简单的血检之后，他们调整了麦克肯齐的治疗方案。麦克肯齐仍然可以用6-MP进行治疗，但是她使用的剂量比正常剂量的1/5还少。她和她的父母都记得当时必须把一颗小药丸切成更小的小块服用，还疑惑这么小的药块怎么会有治疗效果。

但是麦克肯齐的治疗效果很好。她的白血病症状几周后就减轻了，并且接下来的两年里她的药物治疗也进行得相当顺利。她甚至在几乎整个治疗期间仍然可以上学。现在她21岁了，没有任何白血病的症状。

为啥药物总不灵？

医生和患者的一个主要的挫折感的来源就是药物治疗并不是总能达到预期的效果。如果100个患者被准确地诊断为患有某种疾病，并给予受到最普遍认可的药物的标准剂量进行治疗，那么平均有70~80位患者会在治疗中受益，剩下的则不会，有少数患者还会遭受毒性反应。针对药物治疗的各种反应的比例取决于具体的药物，但是没有任何一种药是对所有人都有效的。

药物无效就已经够糟糕了，但是如果药物还会引起毒性反应，那就严重违反了治疗理念中的"无害为先"的准则。可惜的是，这种事天天都在发生。最近一项研究表明，在美国，每年有超过200万的住院患者遭受严重的药物不良反应，其中超过10万人因此丧生。在美国，药物不良反应在致死原因中排第五位。在门诊患者中，药物不良反应更为常见，但是只有当主治医生向FDA（美国食品及药物管理局）递交了报告后才会引起官方部门的注意，并且这个系统完全是靠自愿维持的。这个社会对药物治疗的不良结果已经忍无可忍，可让人震惊的是仍然没有一个系统的网络来收集这些事件的数据。

药物为何有反作用？

有很多原因可以导致药物治疗中高发生率的非预期结果。其中令人惊诧多的一部分之所以发生，仅仅是因为糟糕的书写：医生开了一张模糊难认的处方，然后药剂师向毫不怀疑的患者提供了错误的药物或者错误的剂量。如果电脑化的记录保管和电子医疗档案成为一种命令就对了！

另外，有关药物的剂量和多久吃一次的医嘱在从医疗保健提供者到患者的信息传递中往往也混淆不清了。这个问题在每天必须吃很多种不同的药物时变得尤为严重。

简而言之，导致潜在的药物致死反应的最主要原因就是简单的人为失误。但这不是唯一的原因。在疾病，尤其是肝脏和肾脏疾病的背后，可能存在药物的代谢和排出体外的方式的巨大影响，如果这些器官系统的损伤没有被发现并调理的话，就很容易引起不良反应。

其他的问题在多种药物同时服用并且发生相互作用时有可能发生，这种情况下某一种或多种药物具有比预期更强或更弱的效果。很多这种相互作用已经有了分类，许多药店在开新药方的时候也能辨别出其中可能存在的危险，但是仍然有这种相互作用一而再，再而三地成为漏网之鱼。

即使正确处方中所有的潜在混乱因素都能解决，个人对药物反应的差异性仍然会十分显著。如果你已经看到这里，你就不会奇怪这些差异很大程度上是由DNA引起的。研究基因组对药物反应的影响的学科叫作药物基因组学。

你的基因如何影响你对药物的反应

为了理解遗传变异如何影响机体对药物的反应，有必要考虑一下药物作用涉及的典型步骤。图9.1中描述了这个过程：首先，一些药物在服用时并不是它的活性态，它必须被酶（A）转化成生物学上能够产生预期效果的化合物。

然后，一场代谢的拔河比赛开始了，身体里的其他酶（B）会降解活性态药物，将其转化为一种非活性物质，并最终排出体外。同时，药物活性态必须和体内的生物成分，通常是受体（C）相互作用，从而引发预期的药效。由于图9.1中A、B、C三个阶段的指令都是基因编码的，而大多数基因都具有一些常见变体，那么不同的人对标准剂量的药物有不同的反应也就不奇怪了。

药物代谢酶，也就是图9.1中的A和B，经常但不总是存在于肝脏里。所以要预测其中一种代谢酶活性相对较低的人是否需要更高或者更低剂量的药物并不总是可能的，因为还要知道这种药的常见状态是活性态还是前态。一个人如果对药物前态（转化酶A）的代谢较慢，就会产生较少的药物活性态，因此药物作用也就打了折扣。反之，一个对药物活性态（代谢酶B）代谢较慢的人有可能产生该药物的毒性反应。

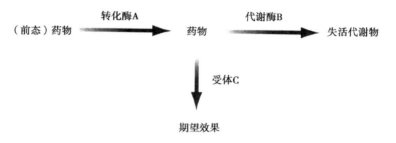

图9.1　药物的效力取决于激活药物的转化酶（A），降解药物的代谢酶（B），以及它与受体（C）结合的方式

不仅是与药物代谢相关的酶的变体会影响药物反应；药物作用的受体（C）在个体之间也呈现出差异。很明显，如果一种受体对某种药物的亲和力很低的话，结果将是令人失望的。但是如果受体对药物的亲和力高得异常的话，那么即使血液中的药物浓度正常，也可能产生药物毒性反应。

药物命名简述

当我在1973年进入医学院的时候，我对需要记住很多东西一点

儿也不感到兴奋 —— 我希望医学只和总体的原则有关。因此，当我知道如果我记不住数百个药物的名字，并且理解不了它们各自的作用原理和正确的使用方法，就不可能真正懂得如何行医时，我被吓住了。

当我进一步得知所有在美国被批准做一般使用的药物都有两个名字，并且一个医疗工作者必须对两个名字都很熟悉时，我简直目瞪口呆了。其中一个名字，通常被称为通用名，可以告诉你一点儿关于这种化合物的信息（比如，以"-mab"结尾的通用名都是单克隆抗体的意思）。另一个名字，商品名，是药物制造商在得到FDA批准，并向公众进行销售时指定的药物名称。之所以选择这些商品名是因为它们通常十分好记，并且多少也能提示这个药物所具备的疗效。表9.1列出了一些常用处方药的通用名和商品名。

表 9.1　　　　　　　　常用处方药举例

通用名	商品名	目的 / 适应证
Atorvastatin	Lipitor	降低胆固醇
Clopidogrel	Plavix	抗凝血
Esomeprazale	Nexium	回流
Imatinib	Gleevec	白血病
Levofloxetine	Levaquin	感染
Paroxetine	Paxil	焦虑、抑郁
Sildenafil	Viagra	勃起功能障碍
Trastuzumab	Herceptin	乳腺癌

预测正确剂量

　　药物基因组学的一个巨大应用就是帮助理解遗传变异的知识，从而正确地给个人配制药物剂量。在过去，医生们曾经尝试从年龄、性别、体重、与其他药物相互作用，以及肝脏和肾脏疾病的存在等方面来判断，但结果并不总是成功的。我们还可以做得更好。

六巯基嘌呤（6-Mercaptopurine）

　　我们曾以麦克肯齐的故事作为本章的开头，她得了ALL——一种少儿白血病——而且需要强效的化疗才能治愈。硫代嘌呤甲基化转移酶（Thiopurine Methyltransferase，TPMT）相当于图9.1里的代谢酶B，正常情况下它可以把六巯基嘌呤转化为非活性形式从而排出体外，麦克肯齐体内具有的是它的一种无功能的突变体。对这一疾病的认识使得麦克肯齐服用药物变成可能，但是剂量要非常小。奇怪的是，尽管这些信息已经公布了一段时间，FDA仍然没有要求在服用六巯基嘌呤前对体内TPMT的水平做检测。

　　虽然ALL是一种相对罕见的疾病，但是其他几种相关的药物也能被TPMT代谢，所以这个发现有着更广泛的意义。比如，硫唑嘌呤（Azathioprine）经常被用于严重的类风湿关节炎（Rheumatoid Arthritis）的治疗中，体内的TPMT活性低的患者在处方药的剂量没有做正确的调整时，就会对这种药物产生毒性反应。

氯吡格雷（Clopidogrel，即 Plavix，波立维）

在治疗和预防心脏病（冠状动脉疾病）方面的一个重大进步始于一类能防止动脉系统堵塞的药物的使用。这种堵塞一般是由血小板的聚集引发的，因此能阻止血小板聚集的药物就能对这类疾病产生很好的疗效。

事实上，低剂量的阿司匹林能够起到这种效果，我们向年龄大于40岁的、健康但有潜在心脏病威胁的男性推荐使用这种药物，同样也向年龄大于65岁的健康女性推荐使用。

一个更有效的血小板凝集抑制剂是氯吡格雷（Clopidogrel）。然而，很明显的是，个体之间对这种经常出现在处方里的药的反应并不一致，最近一些证据表明这种情况很大一部分和酶CYP2C19有关。氯吡格雷是一种处在活性前态的药物，所以它对于CYP2C19酶活性低的患者效果有限。看起来对这种药物反应的差异可以通过增大剂量来克服，但是相应的研究还在进行。

抗抑郁药（Antidepressants）

临床抑郁症的药物疗法在过去几十年中有了长足的进展。但是，施行这种治疗可能是一件令人沮丧的事，因为通常要经过好几个星期才能看到一点儿反应。很多患者对第一种药物没有反应，必须根据医生的经验来尝试其他药物，所以常常要多忍受几个月的抑郁痛苦。

为了免于药物试用和错误用药，并针对每一位患者选择有效药物，遗传变异正被当成一种预测最佳药物和剂量的良好手段来研究。但这是医药研究中一个很复杂的领域。并不是所有的临床抑郁症病例都是一样的。其他生活事件可能会加强或减轻抑郁，即使是制定出一个药物反应的标准定义也是不简单的。因此，至少在写作本书时，把基因分析用来优化抑郁症疗法的努力还没有收到明显的回报。

香豆定（Coumadin，即Warfarin，华法林阻凝剂）

很多观察家相信香豆定会成为所谓基因–处方模式（Dx-Rx paradigm）——在基因检测（Dx）后再开处方（Rx）——投入主流医疗实践的第一种药物。这种药物有着漫长曲折的历史。20世纪20年代，威斯康星州的农民沮丧地发现牛群中正流行着败血症，一点儿小伤口就会引发严重的出血，甚至还有自发性出血。调查发现一批发了霉的、用草木樨制成的青贮饲料喂给了这些病牛，这可能是致病原因。

20年后，一位在威斯康星大学工作的化学家成功纯化了那批饲料里导致出血的物质。人们认识到，如果以合适的剂量正确使用的话，这种物质可能成为预防人体血管堵塞的重要药物。这种药物被赋予了一个商品名：华法林（Warfarin），这是为了向威斯康星校友研究基金会（Wisconsin Alumni Research Foundation）致意，这个基金会是研究的资助方。

艾森豪威尔总统在1955年心脏病发作后，成为接受这种药物治疗的早期使用者之一。这之后香豆定的使用逐渐扩展到预防腿部深层静脉血栓（Deep Vein Thrombosis），心房纤颤引起的中风（Strokes with Atrial Fibrillation）和心律不规则（Abnormal Heart Rhythm）。

在2004年，使用香豆定的处方达到了3100万份，但是同时它也被列为当年具有最多严重不良反应的十大药物之一。在美国的死亡证明中，以香豆定为代表的抗凝血类药物被排在药物反作用致死病例的第一位。这些死亡多数起因于疏忽造成的过量使用，致使肠道出血或脑出血。每年至少有29000例急诊病例是由于香豆定过量使用引发的。

找出香豆定的合适剂量的过程无论对医生还是患者来说都是噩梦。药物剂量必须通过一种检查药物对凝血因子实际效果的血液测试来严密监控，而治疗的初始阶段总是一个令人神经紧张的过程。剂量偏低会使患者在最脆弱的时候暴露在凝血的风险下，而剂量过高则可能导致严重甚至致命的大出血。不同患者达到理想疗效时的香豆定的使用剂量相差10倍以上，有些差异可以根据患者的年龄、性别、体重指数和吸烟史等来预测，但是超过半数的差异是不能根据这些因素来预测的。

正因如此，CYP2C9和VKORC1这两个基因决定了治疗剂量差异的40%。这一发现有着巨大的价值（图9.2）。第一个基因，CYP2C9，编码一种香豆定代谢酶（图9.1中的代谢酶B），因此低活性版本的CYP2C9可能导致毒性反应，除非降低香豆定的日用量。第二个基因，VKORC1，以一种不同的方式起作用，对它的理解需要参考香豆定的阻凝原理。具体来说，如图9.3所示，香豆定是通过阻碍一个激活四种凝血因子所必需的步骤起作用的。这个激活过程也需要维生素K，维生素K在每次使用后必须循环再生，而酶VKORC1就是对这个再生过程起作用。当个体中VKORC1的活性水平较低时，维生素K的相对不足就会减缓凝血因子的激活过程，因而小剂量的香豆定就可以用来达到同样的效果。这一机制比图9.1描绘的更复杂，而且它展现了药物代谢和身体中的复杂生化通路对药物的正确剂量的影响。

　　图9.2展示的研究结果是具有回顾性的（基于早期进行的一次研究的DNA检测结果）。但在2009年2月，研究人员报告说，一个大型前瞻性研究的结果显示，对于CYP2C9和VKORC1的基因检测能够显著提高取得稳妥用药量的能力。FDA已经于2008年在香豆定的标签上添加了一些说明，建议医生进行测试以鉴别标准剂量对其没有理想疗效的患者的可能性。然而，这个新标签并没有建议对所有香豆定的使用者都做基因检查。现在一个更大的试验调查正在进行，我们中的

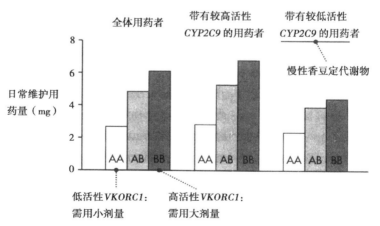

图9.2　CYP2C9和VKORC1的不同突变体在决定香豆定剂量中的重要作用。 VKORC1有两种形式： A型活性较低，B型活性较高。 个体基因型有AA、AB、BB三种［数据引自M. Rieder, et al. New England Journal of Medicine 352（2005）:2285—2293］

许多人都希望以上的建议能在未来几年内成为现实。考虑到这种药在临床中的广泛使用，香豆定或许能很好地代表许多医疗保健提供者必须遵照基因处方模式行医的第一个例子。

预测罕见毒性反应

当一种药物被开出来治疗某种疾病，却没有产生疗效时，问题是严重的。如果这种药物造成了严重的副作用，这就可能是个悲剧了。因此，人们对认识这些罕见毒性反应有着广泛的兴趣，这是为了鉴别那些易感人群，从而避免将这些致敏物给予他们。在为数不多的一些病例中，毒性反应的基础已经被揭示出来，但将来我们一定还会知道得更多。

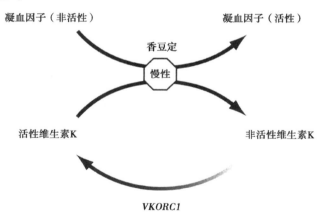

图9.3 维生素K对于激活凝血因子具有重要作用；香豆定阻碍这一过程。但是维生素K需要循环，而VKORC1酶在这一循环中起作用。具有低活性VKORC1的个体只需要较少的香豆定就可以达到降低血液黏稠度的效果

阿巴卡韦（Abacavir，即 Ziagen，赛进）

20世纪90年代，一阵鉴别对HIV有效的药物的热潮使得FDA迅速批准了几种药物。阿巴卡韦就是其中之一，它被设计用来抑制艾滋病（AIDS）病毒的复制。阿巴卡韦对HIV效用很强，但是很快就出现了一个大问题。具体地说，接受这种药物的患者中大约有6%会产生强烈的过敏反应，症状包括发热、皮疹、胃肠道不适和呼吸窘迫症。如果不停药，过敏反应可能发展到很严重的程度，甚至导致死亡。

为了揭示这种过敏反应的遗传基础，进行了基因组方面的研究，结果显示答案其实很简单。基本上所有由阿巴卡韦带来的过敏风险都与6号染色体上位于HLA区域内的一个遗传变异有关。HLA是指一个编码多种参与免疫反应的蛋白质的基因簇，携带HLA-B*5701这种特定变异的个体更容易产生过敏反应。2004年，澳大利亚一项研究表明，HLA-B*5701阳性患者如果禁用阿巴卡韦，几乎能够完全消除过敏反应。但是在美国，严格的数据评估体系强制发起了一项由将近2000名患者参与的大型研究。当它的研究结果被发表时，过敏反应仅限于HLA-B*5701阳性患者的结论被证实。2008年7月，FDA在阿巴卡韦的标签上添加了建议患者在开这一药物前进行筛查的条文。这是药物基因组学应用的一个特别简单的例子，在这个例子中，单个基因就对某种毒性反应有很高的预测性。

他汀类药物（Statins）

这类药物包含了历史上最畅销的药品。它们在降低血液胆固醇方面有奇效，目前有数百万人在使用，并且对延长有心脏病史或冠状动脉病史的患者的生命有功效。对于这类药物能否延长高胆固醇但没有心脏病的患者的生命仍然有些争议，但是有力的证据表明它们是有效的。

但如果你碰巧是那2%的对目前所开的高剂量他汀类药物产生乏力感和肌肉疼痛的人，你或许就不会那么喜欢这类药物了。虽然这种副作用一般都是可以恢复的，但是它发作起来会非常难受，并且对经受副作用的个体的血液所做的生化测量显示，副作用造成了明显的肌肉损伤。

既然98%使用他汀类药物的人就算使用相对高的剂量也不会有副作用，那么研究遗传变异是否会导致这种易感性则变得十分自然了。最近出现了一个有趣的答案。有一个基因，$SLCO1B1$，在很大程度上造成了他汀类药物导致的肌肉损伤副作用的风险。携带1个$SLCO1B1$常见变体的拷贝的患者发生肌肉疼痛副作用的概率是普通人的4倍，那些携带2个拷贝的患者产生副作用的概率则提高了16倍。

这种现象的生物学解释很清楚：$SLCO1B1$编码肝脏中的一种调节他汀类药物吸收的转运蛋白。这是比较新的信息，他汀类药物引起的肌肉副作用是可恢复的这一事实使得鉴别易感个体变得不那么迫切了，但是在未来，那些携带2个$SLCO1B1$变体的拷贝的患者很可能被劝告不要使用他汀类药物，或者大幅降低剂量。

预测任何剂量都无作用的药物

给患者服用已经明确预测将无作用的药是没有意义的。这种情况

下还坚持用药只能给患者带来潜在的毒性反应，不仅浪费金钱，而且也
剥夺了患者尝试另外一种可能更有效的疗法的机会。但在过去，大多数
这种失败的治疗，既是无法解释的，也是无法预测的，只能在既成事实
之后才被认识到。这一切都会改变，下面的例子就说明了这一点。

赫赛汀（Herceptin）

　　在一种药物被施用之前需要进行基因检测的第一个最恰当的例
子是一种治疗乳腺癌的药物赫赛汀，又叫曲妥单抗（Trastuzumab）
的使用。20年前，人们发现某些患有乳腺癌的妇女，其癌细胞表面会
表达一种可能会成为药物作用有效靶标的分子。这个分子叫作HER2，
是一种生长因子受体，它在癌细胞的生长中起着很重要的作用。研究
人员认为抑制这一受体会对癌症治疗有利，于是一种针对HER2的单
克隆抗体（Trastuzumab）诞生了。临床实验表明它对治疗乳腺癌疗
效显著，但只对表达HER2的癌症有效。因此，现在FDA要求乳腺癌
患者要先检查其癌细胞是否表达HER2，其结果呈阳性时才能使用赫
赛汀。

　　然而，这种基因处方模式在执行过程中是有一些问题的。针对
HER2的基因测试很难进行，而且结果也不一定完全可靠。而且，即
使FDA给出了建议，医生也不会总是照着规矩做。一家大型保险公司
最近报告说，使用赫赛汀治疗的妇女中有8%实际上是HER2阴性的，
另外有4%的人压根儿就没做过这种检查。

　　必须注意的一点是，用于HER2检查的DNA不能来源于血液，唾

液或者口腔拭子。这种检查必须针对癌细胞本身，因为HER2蛋白的表达正是癌症发展过程中产生突变的一种表现。这一点不能与遗传风险的评估搞混。它是一个可以预期将会有更多采用这种肿瘤细胞的基因检测来评估医疗干预的适当性的例子。

另一个在第8章的卡伦，以及第4章的朱迪、马文和罗宾斯案例中已经描述过了。还有一个最近的例子是两个新的针对生长因子受体EGFR的治疗性单克隆抗体——西妥昔单抗Cetuximab（埃比特斯Erbitux）和帕尼单抗Panitumumab（维克替比Vectibix）——好像对携带了致癌基因KRAS的活性突变的癌症患者没有什么效果。

这件事一开始显得很反常，因为这些癌细胞表面仍然都有EGFR。但是后来发现，在信号通路中KRAS位于EGFR的下游。如果KRAS突变了，并且锁定在"开启"状态，那么它上游的EGFR是否被药物"关闭"就无关紧要了。换句话说，如果汽车油门卡住了，即使司机把脚挪开，汽车也一样不会减速。

他莫昔芬（Tamoxifen）

基因决定的回应率差异并非只能在实验性药物中找到。他莫昔芬是一种雌激素拮抗剂，在过去的30多年中一直作为治疗雌激素受体阳性乳腺癌的一线用药。但是，就像几乎所有的药物一样，并不是所有的女性患者在接受这种药物治疗时都能获得良好效果。直到最近，这一现象都被认为是癌症的不同生物学行为的问题：有些癌症具有过强的侵略性，以至于激素疗法无法压制。但是最新的信息却对这一假设提出了挑战。他莫昔芬实际上是一种前态药物（见图9.1），它必须被酶CYP2D6转化成被称为安多昔芬（Endoxifen）的活性形式。携带导致酶活性降低的 *CYP2D6* 遗传变异的个体将无法从标准剂量的他莫昔芬中受益，同时也将成为上述用药策略的受害者。目前还没有制定明确的建议，但是在这些关于 *CYP2D6* 中的遗传变异的新信息的基础上，使用这种药物的妇女可能会希望咨询自己是否对药物有反应。

药物基因组学改革的障碍

在本章里我们已经讨论了十几个基因信息对药物反应产生临床上有用的影响的例子。既然优化药物治疗的效果是首要问题，而且药物不良反应和药物无效的发生比例又如此之大，那么为什么药物基因组学疗法还没有成为主流？

首先，进行令人信服的、把遗传因子和药物的罕见不良反应联系起来的研究本身就是一大挑战。如果在每1000人中只有1个人发生不良反应，那么一项有20000个患者参加的研究也只能鉴别出20个病例。这样的数量是不足以找出原因的。当一种药物进入市场后，可能会有几百万人使用，所以最急需的是一个高效的、收集药物不良反应报告的系统。再加上从患者身上采集血样的能力，这样的一个系统就能很快地发现原因。这种高效信息报告系统的缺失是美国的一个巨大问题，应该尽快补救。

其次，当问题涉及是否某一类人 —— 通常经过特定诊断 —— 本身就不太可能对某种疗法产生反应时，研究起来会稍微简单一点儿，但是这种研究的积极性可能受到经济条件的限制。药物生产商在刚刚花巨额成本研制出一种新型药物时，不太可能会对将会缩小这种药物市场规模的研究感兴趣。因此，只有在其成本由另一个机构，譬如美国国立卫生研究院（NIH）来承担时，这类研究才有可能进行。

第三，管理机构，在美国也就是FDA，似乎不太愿意对任何药物的使用进行基因检测，除非几个各自独立的研究都产生了令人信服的数据。虽然有强力的证据，但在儿童白血病中六巯基嘌呤的使用仍然没有这方面的建议，而对这种测试的要求的缺失会让很多像麦克肯齐这样的孩子暴露在严重的药物毒性的危险下。另一个例子是，5年前就有充分证据表明基因诊断可以避免由阿巴卡韦引起的过敏反应，但是直到第二轮大型前瞻性试验结束之后，FDA才把基因检测的要求加到药品标签里。

第四，即使是在有令人信服的数据，而且FDA明确要求进行检测的情况下，医疗工作者也可能对基因－处方模式接受迟缓。如上所述，赫赛汀在使用前需要检测的规定已经颁布超过10年了，但是仍有12％的患者并没有从可能优化其治疗方案的个性化决策中受益。

第五，物流也可能是个障碍。虽然对于一些治疗慢性疾病的药物来说，为了等待基因测试的结果而耽误几天是可以接受的，但是在很多其他的情况下患者需要立即开始用药。目前，几乎所有的药物基因组学测试都是在几个中心实验室进行的。这就意味着样品要送到中心实验室去分析，结果出来后还要送回到医疗点。在结果出来之前几天时间一晃即逝，这对许多药物疗法来说是行不通的。对这个问题的短期解决方法是优化运输步骤，或者把最常见的基因检测交给医院实验室或者医生办公室来做。但这种解决方法常常难尽人意。这个问题的一部分原因是第三方付款人不愿意为测试买单。

　　一个更可靠的解决方式是获得我们每个人的全基因组序列，并把这些信息整合到医疗记录里，这样当需要时随时可以查询。当这种测序的费用变得人人都可以承担时（可能就在5年之内），预先获得DNA信息将会划算得多，这将使这些信息在需要医疗照顾时立即就可获得。因此，在医疗实践中推行药物基因组学疗法将会成为即将到来的个人全基因组测序时代最强大的推动力之一。

　　对未来疾病风险的预测，医疗方法的优化，以及新的疾病治疗方法的发现都是瞬息万变的，这种医疗保健的变革已经是激动人心的了。但是现在，让我们超越现实，来想象一下未来医药会通向哪里。这将是一次狂野之旅。

现在就参与个体化医学革命，我们能做什么？

　　1. 如果你已经受益于提供大规模遗传分析的"直接面对客户"的服务（如第3章所述），请着重看一下你自己的结果中可以和药物基因组学联系起来的部分。你的报告包括这些内容吗？如果没有，你可以问一下哪家公司能够提供这种信息。

　　2. 如果你还没有这样做，或者你选择的服务不能够提供这样的信息，你或许可以考虑自行获得这些信息来指导将来的药物处方。一个可能提供这种测试的来源是DNA Direct公司的网站，http://www.
dnadirect.com/web/consumers。请看一下网站里提供的关于"药物反
应测试"的信息。

你现在正在用处方或者非处方药吗？你能确定这些药对你没有
不良的相互作用的风险吗？大多数药店会对每一张新处方做这种检
查，但并不是每个人都只从一家药店拿药，而且非处方药也不会被检
查。有几种基于网络的免费工具可以让你检查这种药物相互作用，请
浏览http://www.healthline.com/druginteractions以使用其中一种易用
的工具。

刘琳译，
余玄、杨焕明校

第 10 章
放眼看未来

2001年2月的一天，我乘机抵达法国里昂。踏出飞机舱门那一刻，我惊喜地发现飞机原来是降落在安东尼·德·圣埃克苏佩里（Antoine de Saint-Exupery）机场。圣埃克苏佩里（Saint-Exupery）的《小王子》是我童年最喜欢的图书之一。这本书讲述的是一个生活在小行星上的王子的奇异故事，故事中蕴含了很多关于生命和爱的真理。

我此行是应邀做一个学术报告，关于我们目前从第一张人类基因组序列草图中获得的信息。但是，很多人也要求我放眼一下未来。

当然，放眼未来这种事情，有点儿像是用水晶球预见未来一样，不要指望能有多么准确。1943年IBM公司总裁托马斯·沃森（Thomas Watson）曾经预言："我认为计算机的全球市场大约是5台。"

过了几年，有位耶鲁教授对他学生的一项商业计划设想也曾有过这样的评价："你的想法很有趣，也合乎逻辑，但你要想在我这儿得到一个比C高点儿的分数，你的计划需要更切实际一点儿。"这个学生叫弗莱德·斯密斯（Fred Smith），他提议要成立的公司就是后来的联邦快递。

1962年，德卡唱片公司（Decca Records）拒绝了一个四重奏组合的唱片小样，理由是："我们不喜欢他们的风格，吉他乐要过时了。"这个组合正是几年后名噪一时的披头士乐队。

然而，正如圣埃克苏佩里所说的那样：对于未来，你不应仅仅是寄予希望，更应该去实现梦想。当时我们已经初步破解了人类DNA"指令全书"，人类基因组计划接下来也该做一些切合实际的事情了。本着这样的想法，我当时的预言并非不着边际。

展望2010年，我给出了以下6个方面的预言：

1.数十种疾病的患病风险可通过遗传测试进行评估；

2.其中部分疾病的患病风险可通过干预降低；

3.众多保健医生开始提供遗传药物；

4.受精卵植入前诊断将被广泛应用，而对它的限制问题将引发激烈争论；

5.美国将禁止遗传歧视；

6.遗传医学的获得仍然不够公平，尤其是在发展中国家。

当时的听众普遍认为1~5条预言太大胆了。我听到了很多持怀疑态度的评论。但当 2010 年已经近在眼前的时候，再回头看这些预言，应该说我实际上太保守了。如果我当时敢预言普通消费者只需付少量费用就可以进行 DNA 测试的话，我会被哄下台去的。

现在是做新一轮预言的时候了。在接下来的几十年中，个体化医学的发展将会怎样？

在回答上述疑问之前，我们需要先了解一下两种非常激进的治疗方法。这两种治疗方法目前还极少被应用过，它们的效果和潜力尚存有争论。但是如果能够被成功应用，无疑将在许多疾病的治疗方面取得重大突破。

基因治疗

20 年来，对基因治疗的希望经历了大起大落。20 世纪 90 年代，基因治疗首先用在了极端的免疫缺陷病例中。著名的"气泡男孩"大卫·威特（David Vetter）生于 1971 年，死于 1983 年，他没有免疫系统，不能接触任何未经消毒的物品。最终，虽然没能找到完全匹配的骨髓来源，但他的家人仍然在绝望中尝试了骨髓移植。一开始，骨髓移植显得很成功，但后来由于捐献的骨髓中携带了一种病毒，威特患上了癌症。在全世界的关注和伤感中，孩子还是走了。他的墓碑上这样写道："他从未感受过世界，但世界因他而感动。"

用医学术语讲，威特所患的疾病名为"重症联合免疫缺陷病"（Severe Combined Immuno Deficiency，SCID）。具体到威特的情况，他患的是一种只有男性才会患上的X连锁SCID。威特有个哥哥，婴儿期就夭折了，这个事情促使医生去审视威特患病的遗传因子。

威特去世后第6年，美国国立卫生研究院发生了另一个戏剧性事件。一名4岁女孩阿萨哈斯·德希瓦（Ashanthi DeSilva），因*ADA*基因突变而患有另一种类型的*SCID*，成为第一例基因治疗人体试验的受试者。

试验的目标是把*ADA*基因的正确拷贝导入足够多的免疫细胞，以使它们恢复功能，从而有效地保护德希瓦免受感染。

一些基因治疗采取的方法是，取出体内的细胞，把患者缺少的（正常）DNA导入细胞里，再把处理好的细胞移植回患者体内。这一策略称为"外体基因治疗"（ex vivo gene therapy），如图10.1所示。

但是，一些人体组织（如大脑或心脏）不能去除或替换，因此另一种基因治疗策略是直接把基因注入人体器官中，这称为"体内基因治疗"（in vivo gene therapy）。

选择*ADA*基因缺失作为第一例基因治疗的人体实验有3个原因：

①此病重可致死，因此值得冒险一试。

②免疫系统细胞能够从骨髓中获得，从而可以进行体外治疗策略。考虑到这是基因治疗的首次应用，这种方法更加简单和安全。

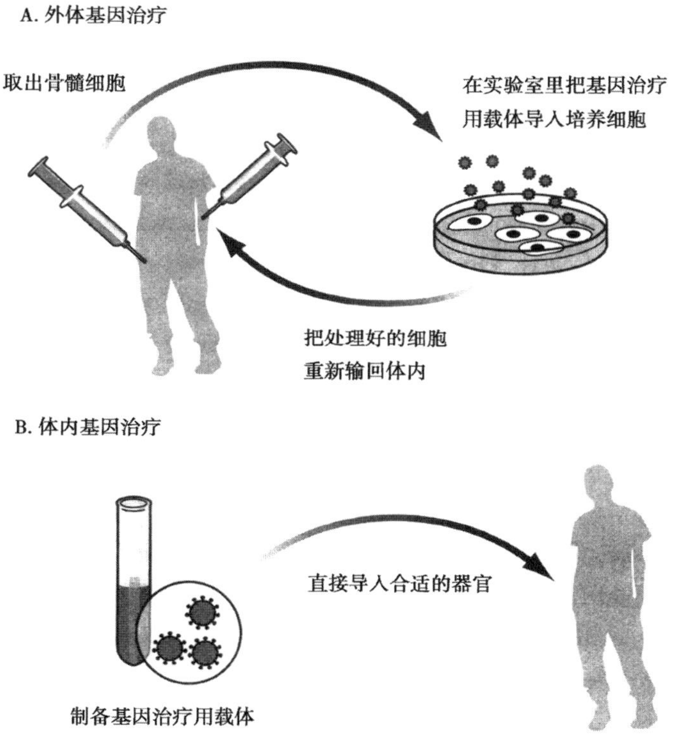

A. 外体基因治疗

取出骨髓细胞

在实验室里把基因治疗
用载体导入培养细胞

把处理好的细胞
重新输回体内

B. 体内基因治疗

直接导入合适的器官

制备基因治疗用载体

图10.1　外体和体内基因治疗

③预期那些成功接受了正确拷贝ADA基因的免疫细胞将获得选择优势，比那些缺陷细胞生长和分裂更快。因此，即使基因治疗的过程相当低效，经过校正的细胞仍有希望在竞争中获得优势，重建一个完整的免疫系统。

实验进行前，还是出现了一些争论。这些争论的焦点是关于外源基因转入人体符不符合伦理的问题，即便这样做的意图是救人一命。有人质疑这是在扮演上帝。

但事实上，合乎伦理的器官移植被接受已经几十年了，移植一个心脏或肾脏简直代表着外源基因的成批转入，而基因治疗只不过转入一个治疗基因罢了。还有人担心外源基因会传递给后代，带来未可料知的后果。但对于每一个基因治疗的人体实验而言，外源基因最终能进入受试者的精子或卵子的概率极低。

德希瓦对基因治疗的耐受性良好，她的免疫功能有了一些改善，但重复进行一次基因治疗是必要的，那些接受*ADA*基因的细胞显然没有如预期般长寿。这个时候，一种治疗该疾病的药物疗法问世了，把情况弄得很复杂。迫于伦理压力，德希瓦在进行基因治疗的同时也开始进行药物治疗。现在德希瓦已经上大学了，状况良好，仍在接受药物治疗，很难说她的基因治疗到底有没有起到作用。

尽管第一次实验是这样一个不确定的结果，但是，在20世纪90年代早期，基因治疗似乎随时准备给医学界带来一场翻天覆地的变革。大批年轻有为的临床研究者都加入了基因治疗的研究行列。然而，研究者们的热情因遭遇了3项巨大挑战而逐渐熄灭：

1.运载。DNA是很大的带电荷的分子，要想把它运载通过细胞膜和核膜可不是一件容易的事。并且，要想让治疗有效，就必须让所有靶器官中很大一部分细胞获得外源DNA。研究者们因此把目光聚焦到天然病毒上，这个小东西历经进化选择的优化，对这种靶向运载的活计可谓相当在行。当然，要让天然病毒为我所用，首先要消除病毒自身的致病性，然后将它们驯服，让它们像装载卡车一样把外源DNA序列运载到合适的靶细胞。事实证明这一切都相当困难。

2. 功能。把DNA送进了细胞并不算成功，除非它能转录为RNA并翻译为目的蛋白产物。如果病毒载体被设计成与某一条染色体整合，那么整合位点就至关重要了。类似播种，要讲究因地制宜。有时候，目标DNA成功整合进染色体了，但立刻就被邻居序列给"关闭"了。如果没有整合进染色体，它们则在细胞内以自由漂浮的DNA片段形式存在，不久就会因细胞分裂而被稀释得无影无踪。

3. 免疫反应。病毒提供了一个运载DNA的有效方式，但是它们自身编码的一些病毒蛋白还是会被免疫系统迅速识别，并引发免疫反应。研究者竭尽全力去重新设计病毒以使它们躲避这种识别，但免疫系统在一般情况下都比人类工程师聪明得多。就在基因治疗的好处刚刚开始显现的时候，免疫系统经常会把表达治疗基因的细胞识别出来并且消灭掉。

尽管面临诸多障碍，研究者们仍然孜孜以求。1999年，一场悲剧又发生了。一名18岁的受试者，因肝脏缺失一种酶而选择了体内基因治疗，在接受治疗病毒仅仅3天后突然死亡。这个名叫杰西（Jesse Gelsinger）的年轻人很明显死于一种受外源物质激活而引发的强烈免疫反应。

事故原因调查结果显示，某些应有的保障措施出现了纰漏。更糟的是，这个研究项目的组长还存在潜在的利益冲突 —— 他参与了一家生物技术公司。这次事件让基因治疗研究者们不再天真。他们已经习惯于面对实验失败造成的沮丧，但他们确实未曾想要造成任何伤害。

经历了一番严肃认真的重组，为数不多的研究者坚持了下来。最近几年，尽管不是一帆风顺，但他们已重新变得乐观起来。身患SCID的儿童再次成为第二代基因疗法的受试者。20个与"气泡男孩"威特同样病因的患X连锁SCID的男孩接受了第二代基因治疗。这些孩子的免疫系统被成功重建的初步报告让研究者们欢欣鼓舞，但这种热情并没持续多久，20个孩子中的5个出乎意料地发展成了白血病。这一不幸结果的直接诱因很可能就是基因治疗，因为病毒的插入激活了一个癌基因。

万幸的是，5个孩子中只有一名不治，其他4个的白血病都被治好了。尽管出现了上述意外，对于身患X连锁SCID的男孩而言，在缺乏匹配的亲缘供者而不能进行骨髓移植的情况下，基因治疗仍不失为最佳选择，可以提供比其他任何措施更大的长期存活可能性。如果这项技术在20世纪70年代就能实现，威特可能现在还活着。

最近，一条来自意大利的消息愈发令人欢欣鼓舞：10个同德希瓦一样患ADA基因缺陷症的男孩和女孩，在未能找到骨髓供体的条件下尝试了基因治疗。他们中的8个被治好了，没有出现任何不良反应。

基因治疗仅适用于罕见的免疫系统障碍吗？在其他疾病上的治疗效果如何？我们来看看戴尔·特纳（Dale Turner）的故事。

　　特纳幼年时各方面都显得很正常，但5岁时他的视力明显下降了。经过多方诊视，特纳最后被确诊为利伯先天性黑内障（Leber's congenital amaurosis，LCA）。医学术语总倾向于含糊其辞，其实黑内障的意思就是"失明"！ LCA是*RPE65*基因突变导致的隐性疾病，无药可治。

　　随着时间流逝，特纳越来越难以正常生活。他被大学录取了，但需要一种能够把文字材料转换为声音资料的特殊技术辅助才能完成学业。

　　2005年11月，特纳颇感意外地收到了他的私人医生的一封信，医生在信中问他是否愿意参加基因治疗实验。LAC基因治疗实验在狗的身上取得了成功，现在要开始人体实验了。

　　特纳为此瞻前顾后了两个月。知情同意书的内容实在让人害怕，他觉得那些糟糕的情况很可能会发生在自己身上。但最后他还是被推进了基因治疗的手术室。外科医生把病毒注入他右眼底的小扇形区域，手术的过程令他相当不安，尤其当听到医生们说下面这句话的时候，"我把视网膜弄裂了，请把激光器递给我！"尽管小有波折，手术从技术角度被认为是成功的。

　　手术后的特纳忐忑不安，不知道手术的结果如何。头3天他按要求老老实实地待在房间里，但第4天他便迫不及待地戴着墨镜出门了。他从墨镜缝里偷看天空。当湛蓝的天空出现在眼前时，他激动无比。他眼前是一个色彩斑斓的全新世界，全不是记忆中的单调与乏味。

接下来的几周，特纳右眼的视力变得越来越好，他发现闭着左眼能看到自己的鼻子！一些在常人看来再普通不过的事情，例如清晰地看到草地的细节或者桌子的木纹，都令他激动不已。

图10.2显示特纳视网膜受治部分的敏感性已经改善了100倍。这种改善已经保持了一年多，无任何恶化的迹象。由于视力改善，特纳在2008年秋天进入了法学院，他完全能应付学业，不再需要借助特殊设备来阅读了。现在另一只眼睛的治疗也在计划中了。

特纳案例的成功并非偶然。LCA患者的基因治疗在美国和英国都有报道，虽然部分案例的效果差强人意，但这种方法被证明确实有效。基因治疗在免疫缺陷、LCA及其他少数疾病治疗过程中所取得的成功是整个基因治疗史上的闪光点。但是，毫无疑问，基因治疗在过去20年里的发展更像是过山车游戏，起起落落，经历过很多次令人失望的下滑。会不会出现这样一种技术，它能够替代病毒运载的方案，为基因治疗的现状带来彻底的改观呢？

干细胞治疗 —— 正在到来的革命

可能性当然是有的。如果把治疗用的基因导入细胞的方法确有疗效、而只是技术上太过复杂的话，那为什么不试试直接导入治疗用的细胞呢？毕竟我们在器官移植中干的就是这个活 —— 尽管器官短缺和严重的排异反应限制了它的应用。人体细胞拥有始料未及的重编程能力，这一全新认识无疑是医学领域的一次重大突破。要理解这是怎么回事，得从发育生物学说起，我们先来看看干细胞的概念。

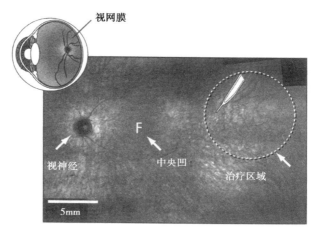

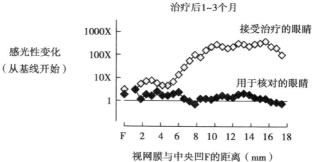

图10.2 特纳的视力障碍在基因治疗后得到了极大的改善。上图是特纳的眼后部的照片，视网膜治疗区域用虚线圈标示。下图显示受治疗眼睛的视力获得了超过100倍的改善（临床数据由宾夕法尼亚州立大学的 Artur Cideciyan 和 Samuel Jacobson 医生友情提供）

　　干细胞的本质是具有自我复制能力的多潜能细胞，它们在适当的刺激下可以重新编程并发育成多种细胞类型 [科学家称之为 " 分化 "（differentiating）]。干细胞有很多类型。所有干细胞都来自精子和卵子结合而产生的单细胞胚，其具有在子宫安家并发育成一个独立个体的潜能。这种类型的干细胞称为"全能干细胞"（totipotent stem cells）。随着单细胞胚逐步分化成2个、4个、8个细胞，这些细胞的潜能只得到部分的保留。当细胞数达到100时，相互之间已经产生分化，一些细胞分化为胎儿细胞，另一些则分化为胎盘细胞。

当球形胚还只有铅笔尖那么大时，"内层细胞团"的细胞还保持着分化成人体各种组织的能力，不过它们已不能形成胎盘了，这些细胞叫作"泛能干细胞"（pluripotent stem cells）。过去几十年对小鼠的研究表明，在实验室里培养时，这些细胞会无限制地生长，并维持它们的泛能性。

成人体内细胞的潜能呢？成人体内没有全能或泛能干细胞，但有些器官中存在其他一些类型的干细胞。这些细胞分化成各种细胞类型的能力受到了更多限制，只能分化成特定类型的细胞，我们称之为"多能干细胞"（multipotent stem cells），众所周知的是骨髓（可以再生血细胞，包括红细胞、白细胞、血小板）。成人干细胞的存在使骨髓移植成为可能 —— 利用供体提供的多能干细胞为受体重建完整的造血和免疫系统。甚至有人认为成人干细胞能分化成其他组织，可能在心脏病发作后的心肌重建过程中得到应用。

众多的疾病亟须类似干细胞疗法这样的治疗方案，但多能干细胞有限的自我更新和分化能力使其应用受到很大的限制。在术语里，"泛能"比"多能"更强大。这就是胚胎干细胞成为热点的原因。胚干细胞几乎能够无限制地分化为任何类型的细胞，这种能力引起了科学界的巨大兴趣，同时它在生命伦理学界也引起一片哗然。制备人胚干细胞的标准方法于10年前首次实现，如图10.3A所示，从体外授精（IVF）得到的人胚内层细胞团中取出细胞，在实验室里小心地培养，这些几乎能够无限期地生长的细胞叫作"干细胞株"。

A. 人胚干细胞的传统制备方法

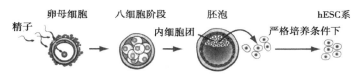

B. 体细胞核移植

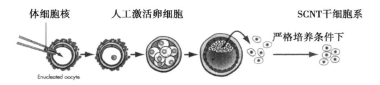

C. 诱导泛能干细胞（iPS）

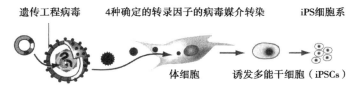

图10.3　从不同方式得到的3类人类干细胞

对于那些狂热地信仰人类生命始于怀孕瞬间的人来说，把人胚干细胞拿去做科研让他们深感不安。然而，体外授精，这个被很多人认为是可以接受的助孕手段，通常会产生多个胚。要是把所有的胚都植入人体子宫，就极有可能发生多胞胎，将危及母体和胎儿的安全。为此，成百上千的人胚只好被冷冻保存在体外授精诊所。

不可避免地，这些冷冻人胚绝大多数最终要被丢弃。或是将这些胚丢弃，或是用它们中的一小部分制备新的人类干细胞株，这些干细胞株将来可能对于如脊髓损伤、糖尿病、老年痴呆症（Parkinson's disease）这样的重病治疗有所帮助，这两种处理方法中哪一种更符合伦理呢？全美国曾就这个问题争论得不可开交。2001年，布什总统决定以当年8月9日为限，对使用该日之前建立的人胚干细胞株进行的研究，政府可以提供联邦基金。对于该期限之后建立的细胞株，则没有这种支持。这个拍脑瓜想出来的期限让大多数人嗤之以鼻。2009年，奥巴马总统撤销了这个太过草率的决定。

我也信仰精卵结合的产物就是一个潜在的人。生命是崇高的，应该给予尊重。单纯为了研究的目的而制造人胚这件事也令我深为不安。因此，当得知奥巴马政权不再提供联邦基金以资助人胚干细胞研究时，我稍稍安心。（完全曝光：我当时正在为奥巴马过渡团队工作，这个团队在干细胞政策制定方面是相当慎重的。）但是，如果获得父母的许可，且不涉及非法酬劳的话，用注定要丢弃的体外授精产生的额外胚做研究，这看起来也符合辩证的伦理逻辑。而且，在干细胞疗法很可能是患者唯一的救命稻草的情况下，救死扶伤，似乎更符合道德大义。

2009年1月，人胚干细胞的首例人体实验应用在脊柱损伤的治疗中。人如果脊柱受伤（如车祸），就会自损伤位置往下身体瘫痪，其他方法治疗瘫痪通常无甚效果。最近，大鼠实验显示干细胞能够促进脊柱断面的重新连接。实际上首例人体实验并未打算评估治疗效果，本意是看看有没有意外的毒性。尽管如此，它仍是一个里程碑式的事件。

当人们开始认真思考干细胞用于组织替换或修复的潜力时，能够用干细胞治疗的疾病的种类就开始不断增加了。因胰腺中胰岛素合成细胞缺少而引发的糖尿病和由于脑中特定种群的神经元凋亡而诱发的老年痴呆症，都可以考虑使用干细胞治疗。

和基因治疗所遇到那些障碍有些类似，研究者们还需面对一些实际困难。把细胞传递到合适的部位是个挑战，让它们在哪里行使恰当的功能则难上加难。此外，面对异体移植时，异体细胞可能引起免疫系统排异反应，这无异于一把达摩克利斯之剑。

最近两项令人振奋的突破提供了解决排异难题的可能性。如果泛能干细胞是从患者自己身上取得的，可能根本就没有免疫排斥。直到最近，这想法还类似天方夜谭，但那是在绵羊多莉跳上全世界新闻的头条之前。

多莉，经一个叫作"体细胞核移植"（Somatic Cell Nuclear Transfer，SCNT）的过程而诞生。在图10.3B所示的这个过程里，来自一个成熟动物的细胞（经常是一个皮肤细胞，不过多莉是一个乳腺细胞）含有这种动物的完整基因组，它的生命周期被逆转而重拾全能性。这个令人目瞪口呆的把戏，是通过抽出皮肤或乳腺细胞的核，再把它注入去了核的卵细胞内而完成的。卵细胞的细胞质中存在某种信号，能让核的DNA返回生命初期状态，重新编程发育过程。在多莉的案例中，经过SCNT过程处理的重组细胞被植入到一只不相干的母羊的子宫内，发育成了拥有供体羊全部遗传信息的复制品。

10年前这个叫作"克隆"的再生过程震惊了世界，并相继在牛、马、猫、狗等物种上取得成功，然而还不清楚这个重回全能性的过程是否适用于人类。韩国一个科研小组声称他们用 SCNT 技术成功地产生了全能性人类细胞，但后来发现其实做了假。

SCNT 技术引发的伦理问题主要在于：其一，这个全能性细胞可能植入女性子宫而制造克隆人，无论科学家还是非科学家，几乎每个人都认为给一个活人做出一个复制品是非常不合伦理的。其二，这项还不够成熟的技术也不够安全，因为包括多莉在内的所有哺乳动物克隆体都表现出某种程度的异常，如多莉患有关节炎和肥胖，这严重影响了它的寿命。第三，对新的"克隆"承受的期待深为关注，现在还说不出从道德立场可以辩护的迫切需要。最后，对于我和其他很多人来说，克隆技术越线了，因而令人深感不安：人类繁殖不应该背离精子和卵子的结合。

但是用 SCNT 技术制造人类全能细胞株的过程本身不合伦理吗？毕竟，很难把道德标签贴到一个皮肤细胞上，也很难针对去了核的卵细胞设立什么道德标准，那不过是一袋细胞质罢了。这两个实体在实验室里的融合，一个相当非自然的事件，怎么就闹成了这步田地？如果绝对禁止这样的细胞株植入子宫，那么很多开明的观察者，包括像我这样的宗教信奉者，都会站出来为 SCNT 研究进行辩护。

然而最近，干细胞研究领域出现了一次更富戏剧性的进展。这次进展有望解决目前干细胞应用所面临的障碍以及伦理方面的问题。日本的山中晋也（Shinya Yamanaka）博士从 SCNT 技术中得出如下的结论：卵细胞的细胞质应该能提供全套的让皮肤细胞重获全能性的信号。如果这套信号能确定，那么干细胞的制造就可能变得更加简单，就可以避开卵细胞捐献所引发的伦理问题了。很多人认为这是个白日梦，但山中晋也的信念很坚定。

在我的职业生涯里，见证的革命性科学进展可谓屈指可数。2006年，当我读到山中晋也的论文时，我认定这项研究成果绝对是革命性的。他展示了如何仅仅导入4个基因就把小鼠皮肤细胞诱导成泛能干细胞的过程。一年后，山中晋也和另一个研究组又用人类皮肤细胞重现了这一奇迹。可能很快，用一根头发的细胞也可以做到了！

毫无疑问，这种被称为诱导泛能干细胞（induced Pluripotent Stem cells，iPS）的细胞将为科研和临床应用领域带来新的希望（图10.3C）。在山中晋也的实验方法发表后的短短时间里，他就成功地将实施诱导所必需的基因数减少至一个基因；并且利用遗传疾病患者的皮肤细胞，迅速地建立了一系列与疾病相关的iPS细胞株。这些干细胞株为探究这些疾病的治病机制提供了绝佳的手段，从而无须再冒人体试验的风险。

iPS细胞是否能够用于医疗目前还不明朗，但被寄予厚望。毕竟，iPS细胞可以从任何人身上得到，而且可以没有排异风险地移植回同一个人。这使得自我修复研究发展到一个全新的水平。

然而在我们忘乎所以地寄希望于iPS细胞株能够治疗一长串退行性疾病之前，我们应该考虑到如下的风险：这种细胞可能由于繁殖能力过强而在体内恶变为肿瘤。其中一种能够诱导这种泛能状态的基因就被证实是癌基因,这个事实让iPS应用的风险程度提高了。

iPS细胞是否能被用于治疗还需要几年的时间加以验证,但可以肯定的是,iPS在临床上被用于治疗一些涉及组织坏死而需要移植的疾病还是有很大可能性的。这些疾病包括肝脏、心脏、肾脏、肾、胰腺,甚至是脑的损伤。

也许还会出现iPS细胞与基因治疗相结合的方法。例如,镰状细胞贫血症的治疗,可以从患者体表取一个皮肤细胞,诱导为iPS细胞,然后进行外体基因治疗,消除致病突变。这些细胞可以在实验室里处理分化为骨髓干细胞,然后转入原患者体内(也许在细胞移植前要先做一下化疗,好给转入的骨髓干细胞创造空间)。这个实验方法可能听起来像是科幻小说,但已成功地用在了一只患白血病的小鼠上,并且小鼠被治好了。

梦想成真

基因治疗和干细胞治疗被寄予厚望,虽然其前景还存在一些不确定因素。但我自己对这两种医疗手段充满信心。我相信,这两种医疗手段将会和前几章所提到的个体化诊断、预防和治疗方案一起,带来医学界翻天覆地的变化。当然每个人都要先牢记"技术第一定律":一种全新技术往往在短时间内被寄予过高的期望,而其深远影响则被大大低估。好了,让我来畅想一下,一起来看看这个假想出生在21世纪的人的一生将怎样度过。

　　她出生在2000年的1月1日，是新千禧年诞生的众多宝宝中的一位。她的父母给这个小女孩起名为"希望"（Hope）。

　　希望在小城镇长大，她的童年和其他孩子并没有什么不同。高中毕业后，她上了大学。这个岁数的孩子，当然不会过多考虑死亡之类的事情。

　　天有不测风云。在希望20岁的时候，一个噩耗传来，她最亲近的舅舅因为心脏病去世，年仅48岁。丧亲之痛加之对家庭其他成员的健康考虑，希望的妈妈主动做了一个关于家庭成员病史情况的详细调查。她用了一个升级版本的家族通用病史统计工具，将所有相关的信息录入了电子表格，同时和家庭成员进行了分享。这个调查显示希望的外公也是死于心脏病。而她父亲那边的信息则显示，其成员中有患糖尿病和癌症的记录。

　　在妈妈的鼓励下，希望向一名保健医生征询意见，讨论她该采取何种措施以抵御潜在的心脏病风险。

　　这位医生在研究了她的家族病史后，认为现在是时候对希望进行一次全面的健康评估了。除了标准的体检之外，她还做了一个完整的全基因组测序。在2020年，这样的服务只需要300美金。希望的双亲和她的弟弟同样做了这样的分析。

　　1个月后，希望收到了她的电子化健康档案。档案非常详细，但是很多细节都看不懂，于是她回去和医生助理咨询相关细节。医生助理是个体化医学方面的专业人士，经常处理类似问题的咨询。在众多的信息中，有一些引起了希望的特别注意：首先她是一个囊性纤维化（Cystic Fibrosis，CF）易感基因的携带者，并有比平均人群水平略高的患乳腺癌的风险；此外，她罹患高血压的风险也比较高，特别是如果她的体重超重的话。

最重要的一点，就是希望所携带的一系列基因变异使她突发心脏病的风险比平均水平高出3倍之多，尽管她的胆固醇水平是正常的。她的情况有些特殊，发生突发心脏病的因素并不来自于她的血脂，而是她的血液中的血小板过于黏稠，从而容易导致发生梗塞。这对于希望的石器时代的祖先可能是一个优势，因为那个时候可能每天都会产生外伤，血液凝固得快会起到保护作用，但对于希望来说，这却是一个坏消息，因为这预见了她可能会因冠状动脉阻塞而危及生命。

希望和医生助理讨论了一系列应对突发心脏病的办法，包括从饮食、运动和使用一些血小板抑制剂类的药物等方面入手。

希望之前并不注重健康保健，但心脏病患病风险的信息无疑给她敲响了警钟，让她不得不考虑这方面的问题。除此之外，她还了解到如果她能更注重控制饮食和加强运动，并且对这些情况进行记录，她的医疗保险支出也将会降低。

5年后，希望遇到了她的白马王子——乔治（George）。乔治被希望的养生之道所感染，同时承认并没有对自己的健康给予太多的关注。在她们订婚后，他决定要为自己未来的健康作更多打算。同样地，他也收集了家族的病史资料。乔治发现他的家庭成员有高发糖尿病、肥胖症、帕金森病以及结肠癌的情况。这些促使他下决心去做一下个人基因组测序。

希望非常担心，她害怕乔治也是一个 CF 易感基因的携带者，这样的情况将使他们在是否还要生育后代方面做慎重的选择。测序结果显示，乔治的 CF 基因正常，不过罹患肥胖症和结肠癌的风险却是正常人的两倍。希望同时也得知乔治的基因可能会导致他的生育能力降低，不过她也明白这个只是统计学上的概率问题，并没有明确的证据。这样，他们的婚礼如期举行了。

3 年后，希望和乔治决定要小孩儿了。他们已经知道了不必担心囊性纤维化的问题，或者其他严重的单基因疾病。尽管如此，他们曾想过通过着床前基因诊断（PGD）对胚胎进行筛选以去除那些未知的隐患。但他们最后决定，与其采用干预手段去应对这些所谓的风险，还不如以传统方式来生育宝宝，这样反而更令人开心。

他们的儿子名叫雷蒙德（Raymond），乔治称他为"希望之光"。这孩子看起来每一个方面都很健康。他们希望给雷蒙德做一个基因组测序，医生们立即同意了。测序结果所反映的问题中，只有部分涉及孩子在童年阶段需要家长配合看护的部分才会通知到他们。而其他的结论需要在有确凿的科学根据后才能逐步揭示。

雷蒙德的测序结果让父母长舒了一口气。仅有一点让人忧心，因为乔治和希望的遗传缺陷，雷蒙德有 60% 的可能会患上肥胖症。根据儿科医生的建议，他们决定制定一个科学的食谱，这个食谱相比于其他新生儿会提供更少的脂肪和热量摄入，但仍然可以保证他正常发育。此外，个体和胃肠道微生物菌群之间的相互作用在肥胖症中也是一个关键因素，所以雷蒙德的食谱中也加入了益生菌配方（Probiotic formula）来帮助其控制体重。

一直到了2035年，这个三口之家都很幸福。和这个时期的大多数人一样，希望一家也开始穿着一种"智能T恤"。这个T恤通过内置的传感器可以将每个人的身体参数记录追踪，并通过无线传输系统将参数传递给卫生保健提供者，并对可能发生的任何问题及时给出预警（图10.4）。这个智能T恤也可以让希望随时了解到雷蒙德的运动量和食物摄入量，从而保证他的体重在健康范围。

2045年，考虑到自身罹患结肠癌的遗传风险，乔治进行了第一次非创伤性结肠息肉筛查。果然，乔治的结肠内发现了两处息肉并立即做了切除。而如果放任不管，这些息肉很可能几年后发生癌变。

又过了几年，人类在延长自身寿命方面的研究取得了可喜的进展。服用一些药物已被证明能让我们活得更久一点儿。希望和乔治正在考虑服用这类药物。

2055年，希望的母亲过世了。希望和母亲的关系一直非常好，虽然人终有一死，但母亲的离世仍让希望悲痛欲绝。希望在接下来的几个月中都无法走出母亲去世的阴影，无奈之下只能求助于她的保健医

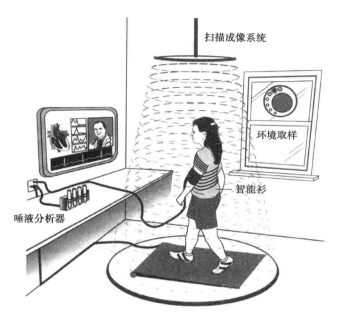

图10.4 未来的家庭健康工作站，包括一个记录身体参数的监视器，一个监控
身体新陈代新和口腔微生物的唾液收集器；一座体感练习台以记录个人休息和运动
时候的影像；以及一套环境监测设备用以对室内外空气取样

生。保健医生指出她实际上是患上了情境性抑郁症。通过分析她的基
因组，健康顾问发现她的基因决定了她比一般人更易患上此类抑郁症，
并建议她服用一种针对性的药物。这种药物正是为这种病症设计，并
且，从希望的代谢系统分析，能被希望充分吸收。服药不到两周的时
间，希望已感到明显好转。又过了几周，希望停止了服药，并且能够
像常人那样控制自己的情绪了。

　　长期以来，出于对自己潜在的心脏病高发风险的担忧，希望都一
直注意控制饮食和进行适当的锻炼。（乔治的自律意识没那么强，他

锻炼得很少，并且有一点儿酗酒，但他身子骨儿却挺硬朗，和希望也恩爱如初。）

68岁那年，希望还是出事了。当时希望正在自家花园里劳作，她左臂突感一阵疼痛，并伴有出汗，恶心和呼吸急促的症状。她身上那件"智能T恤"收集到的信息显示这是心脏病突发的前兆。片刻之后，急护人员赶到了门前。结合希望基因组的特点，急护人员当即给她服用了应急药物，使她逃过一劫。

此后的一年，乔治也出事了。他出现了老年痴呆症的前兆。对于已经年届70岁的乔治来讲，他对自己的健康状况感到非常焦虑。后来证明这是完全没有必要的。医生们将乔治的皮肤细胞诱导成一种可以治疗老年痴呆症的神经元细胞。当纳米机器人将这些细胞靶向运送到指定部位后，他的症状立即好转了。虽然在未来的两年里，他还需要接受持续治疗，但是一直到90岁，乔治身上都没有再出现过任何帕金森病的征兆。

2100年的1月1日，希望百岁大寿。那年也恰逢在希望和乔治的结婚75周年纪念日那天，全家人欢聚一堂，共祝两位老人福如东海、寿比南山。

噩梦成真？

希望、乔治和雷蒙德的故事，当然纯属虚构，那些发生在2025年之后的事情更像是天方夜谭。这个故事拯救生命的部分想来着实令人兴奋，但这样的情节能否成为现实尚未可知。如果你愿意，可以想见希望的人生完全是另一个样子……

在希望的舅舅去世后，希望的家族并没有得到足够的指导性信息以引起他们对潜在疾病隐患的注意。当希望向她的保健医生咨询是否可以服用一些预防类药物时，得到的却是一些警告：这类药物不能报销，并且也缺乏足够的证据证明其有效。希望也听说了个人基因组测序当时已非常便宜了，但医生却认为这个技术只是一种商业炒作并反对做这样的检测。希望遇到了乔治，他们结婚并且生下了雷蒙德。雷蒙德在 6 岁的时候就已经患上了严重的肥胖症。虽然雷蒙德终生都在和肥胖症作斗争，但收效甚微。

希望没有得到任何关于如何保持健康状态的建议。她几乎不运动，饮食也不健康，这导致她越来越胖。希望 35 岁的时候，她患上了高血压。她的医生没有个体化用药的意识，她给希望开的处方适得其反。希望很郁闷，认为医生们根本不知道他们在做什么，就放弃了治疗。

一个烈日炎炎的夏日，50 岁的希望正在花园里面劳动，左臂处突如其来的疼痛让她难免有些心惊。遗憾的是，这个时候还没有"智能 T 恤"这种东西。乔治叫来了医生，这个庸医想当然地认为希望太年轻而不可能得心脏病，并断定只是简单的肌肉拉伤。

两小时后，希望被送到了急救室，她的一部分心肌已经坏死。尽管应用干细胞治疗可以修复这样的损伤，但从她身上获得干细胞已经为时过晚。虽经竭力抢救，但希望却再也没有醒过来，她比原本的寿命少活了一半还多，真是悲哀！

而此时在她的床边无比悲痛的，是已经患上严重肥胖症的雷蒙德，还有乔治——他还不知道自己已经患上了结肠癌并且癌细胞即将转移到肝脏。

此情此景，令人感叹现实的无情。遗憾的是，这样的悲剧还是会发生。诚然，在接下来的时间里，基于迅猛发展的人类基因组学知识的医学研究，将对未来的行医用药方式带来显著的改观。但是仅有好的科学研究是不够的，还需要包括研究者、政府机构、卫生保健提供者以及公众的协同努力才可能避免上述悲剧的发生。

成功之路

我们共同的座右铭应该是：让希望活下去。

因为，希望可能是你，是我，我们的伙伴，我们的兄弟姐妹，我们的子女，我们的孙子女，我们的侄女或外甥，还有我们的朋友。充分享受生活，这是我们共同的梦想。

那么，为了这个梦想，我们应该做些什么呢？

1.研究。我们生活在一个医学研究的黄金时期。这个时期产生了一系列"颠覆式"的创新，这些创新有望革命性地改变诊断、预防和治疗的方法。但是这些研究需要我们持续进行大量投入，以探索这些新方法，否则这个变革就不能实现。

　　而世界范围内，几乎在所有国家都面临着对药物研发严重投入不足的问题。虽然大部分公司会宣布对于药物研发的投入至少会占到总收入的15％。然而在美国，花费在药物研究上的经费总共也不过是卫生保健总花费的5％。但就是在这样吝啬的投入下，其回报却是显而易见的。过去的30年间，人均寿命提高了6年。心脏病的死亡率在这30年间则降低了63％，而每年平均每一名美国人在心脏病研究方面的投资却仅有3.7美金。问卷调查反复显示，美国公众对医药研发持支持态度，同时希望能加大投入力度。但至截稿时，向美国国立卫生研究院（NIH）提交的医学基金申请中只有不足1/5会获得批准。结果导致很多年轻的医药研发人员士气低落，很可能逐步离开这个领域。我们必须再接再厉。

　　2.电子医疗记录。很难想象如果没有电子化的医疗档案，我们如何能够把不断增加的DNA序列信息、医药数据以及环境因素结合在一起分析，以充分满足个体化医学的需要。而到了今天，我们仍没能解决这些问题实在是件非常丢脸的事情。你能想象如果一个人去银行查账，却只能通过堆积如山的纸片去查询有多可怕吗？而在很多的医生办公室，这些宝贵的信息正是这样被记录下来。这样做的结果可想而知，想要获取自己的医疗记录，通常需要花费几周甚至几个月的时间，并需为此支付相当可观的费用。如果一个人在另一个州或者城镇中发生了意外，想立即得到他的相关医疗记录也几乎是不可能的。好在目前已经有商业化的机构涉足这个领域，比如谷歌的Google Health和微软的Microsoft HealthValue，他们提供了针对个人的此项服务,让每个人能存储自己的病历,并且能控制查询的时间和权限。尽管已经有很好的趋势,但如果想完全解决问题,还是要等到全部的信息都实现电子化的时候,同时隐私保护也是重点要考虑的问题。当然,这是一项庞大的系统工程,但并不是不能实现。我们可以实现信用卡记录和银行记录的信息化,为什么不试试将医疗记录也信息化呢?

3.好的政策方针。科学进步一日千里,但与之配套的政策却远远跟不上其发展,以至于很多科学成果都难以应用于实际。最近相关部门对于引用率较高的医学文献的调查显示,从医学上的首次发现到其实际应用,平均要花费的时间竟然长达24年!这个可怕的现状必须得到改进。政府监管者担负着评价新成果应用有效性的责任,不能只从市场层面考虑。但是,监管工作必须持续努力,以做到在维护公共利益和鼓励创新性之间取得平衡。然而目前对于新成果应用或新技术的监管过于保守,在一项有潜力的发明创造使公众受益之前,往往需要一系列昂贵和重复的研究来不断证实其有效性,这个过程动辄花费数年的时间。我们的卫生保健体系,也必须做好把工作的重点从治疗重大疾病向为预防保健买单的准备,这种转变的好处仅仅通过低成本的文档记录就能够被证实。个体化医学的价值观念也应该得到来自政府监管层的重视。

4.教育。个体化医学紧密地依赖于相关知识的快速普及,包括你和你的私人医生都要了解相关进展。然而基因组学实在发展得太快,以至于很多医生都没有做好准备以迎接可能到来的巨大变革。仅仅通过阅读这本书,对于个体化医学的了解,你可能就已经超过了你的私人医生。很多医生、医生助理、护师、护士,包括其他的卫生保健提供者对于这些新的理论都是一知半解。所以，采取行动，让这些知识迅速普及显得尤为重要。国家健康遗传学专业教育联盟（National Coalition for Health Professional Education in Genetics，NCHPEG），是一个由我牵头，并联合了美国医学会（American Medical Association）和美国护理学会（American Nurses Association）共同创办的组织，目的就是向相关人员普及这些知识。但从目前来看，这个联盟的资源非常有限且不受重视，因为很多实习的医生认为遗传学与他们实际从业的需求并不搭界。

　　5.伦理决策。古往今来，减轻人类的痛苦是几乎所有文化及信仰所共有的伦理宗旨。因此，那些关于有必要减缓医学研究的论断，也同时意味着患者会被剥夺获得最佳治疗措施的权利。不过，对于一些特殊的科研应用，比如克隆人，但凡详加审视过的人几乎都认为它们不合伦理。但是并非所有领域的伦理界限都能够如此清晰地判定。在一个多元化的社会里，这类问题往往不易达成伦理上的共识。过去15年来，总统生物伦理委员会（Presidential Bioethics Commission）为诸如此类议题的正当论辩提供了一个平台，但该组织权威有限，而且在委任成员时受到政治的强力干涉，使其影响力减弱。未来应重点考虑一种更具权威的模式，譬如目前在英国颇具影响的"人类受精与胚胎管理局（Human Fertilization and Embryology Authority，HFEA）"，应该在将来认真考虑。

最后的倡议

　　圣埃克苏佩里（Saint-Exupery）曾说过："对于未来，你不应仅仅是寄予希望，更应该去实现梦想。"为了个体化医学的未来，这个倡议不应仅针对科学家、医学团体、政府，而且也应针对我们每一个人。只有当我们每一个人为自己的健康负责，个体化医学的时代才会真正到来。卫生保健提供者可以帮助你，但你自己仍是主导因素。

这本书的每一个章节，包括这一章，都告诉你一些让自己健康获益的具体手段，你可以立即行动起来，让健康掌握在自己手中。如果你理解并实践了这些建议，你就会真正处于这场新的健康革命的前沿位置。不过这个前沿是不断向前发展的，要跟上前沿的进展，让自己的知识与时俱进就显得尤为重要了。

韦恩·格雷茨基（Wayne Gretsky）被大多数人认为是史上最伟大的曲棍球运动员。他的父亲沃尔特（Walter），是他的第一个也是最好的教练，在所有他父亲给他的建议中，有一条最睿智，其实也很简单，那就是"你要提前滑到曲棍球将要到达的地方去"。

如果把生命比喻成一场曲棍球赛，我们每个人都是这个球场上的队员。我们需要在冰上更有效地移动，配合我们的团队，避免摔倒，并且努力争取得分。但只是眼睛看着曲棍球的动向是远远不够的。你必须提前滑到曲棍球将要到达的地方。

你的DNA双螺旋，你生命的语言，将成为你的个体化医学的参考书。学会去读懂它，学会去歌颂它。保不准哪一天它会挽救你的生命。

现在就参与个体化医学革命，我们能做什么？

收集你自己和亲属的医疗记录，把它们转化成电子表格，以便被你指定的卫生保健提供者能够迅速地查询到这些信息，这样可以免去许多麻烦，紧急情况下甚至可以挽救你的生命。

你可以考虑选择下面两个基于网络的提供此种服务的机构，一个是谷歌的"Google Health（www. google. com/health）"，另一个是微软的"Microsoft Health Vault（www. healthvault. com）"。

现在你已经读到了《生命的语言》这本书的结尾，重新翻回去看看前面每一个章节的"如何参与"部分吧。或许当你读到那些章节的时候，对那些建议不以为然，但现在是否觉得需要重新考虑了呢？运用你在这部书中所学到的知识，去为你的健康服务吧。

好莱坞的关于遗传学进步方面的预言与实际情况有可能大相径庭。比如《加蒂卡》这部电影，其中提到的一系列观点都是严重违背科学规律的。

祝贺你，以你目前对个体化医学的了解程度，你在这方面的知识已经是百里挑一了。将你所学到的知识和你的家人与朋友分享吧！

许姣卉、吴真真、曹苏杰译，
黄鑫、杨焕明校

附录 A
术语表

摘自美国国家人类基因组研究所（the National Human Genome Research Institute）公开的"Talking Glossary of Genetics Tems"，网址是 http://genome.gov/ glossary.cfm。

ACGT：

指组成DNA分子的4种碱基。4个字母是其化学名称的缩写：腺嘌呤（Adenine，A），胸腺嘧啶（Thymine，T），鸟嘌呤（Guanine，G）和胞嘧啶（Cytosine，C）。A和T可以配对形成氢键，G则和C配对，DNA分子由彼此盘旋缠绕的两条链组成，链之间就是通过碱基结合而维系在一起。DNA分子中的一组碱基序列构成一个基因，承载着组装成一个蛋白质所需的信息。

等位基因（Allele）：

一个基因的两个或多个版本中的每一个称为一个等位基因。（二倍体）生物的每一个基因都由遗传获得两个等位基因，分别来自其父母。如果两个等位基因是一样的，该个体就是该基因的纯合体；如果两个等位基因不同，该个体就是该基因的杂合体。尽管等位基因的术语最早是用于描述基因之间的变异，但今天也可以指非编码DNA序列之间的变异。

氨基酸（Amino Acids）：

组成蛋白质的20种不同的小分子。蛋白质由一条或几条氨基酸链（多肽）组成。一条或多条多肽折叠成三维的空间结构就具有了生物学功能，此时就称为蛋白质。蛋白质的氨基酸序列由基因编码。

碱基对（Base pair）：

两种化学碱基彼此结合，形成DNA"天梯"的"梯级"。DNA分子像一部旋转楼梯一样，两条链缠绕成螺旋状，每条链由脱氧核糖和磷酸基团交替构成糖–磷骨架，A、T、C、G4种碱基中的一种附在每一个糖磷单位上，一条链上的A与另一条链上的T配对，或一条链上的G与另一条链上的C配对，形成碱基对，把两条链联结在一起。

BRCA1/BRCA2：

最早发现的两个遗传性乳腺癌相关基因。在健康人群中，这两个基因为抑癌基因，参与细胞分裂的调控。当这两个基因由于突变而失活，将造成细胞生长失控，最终导致癌症的产生。相比健康女性，携带上述两个基因突变的女性罹患乳腺癌和卵巢癌的风险要大得多。

携带者（Carrier）：

是指自身无疾病症状，但携带与疾病相关的遗传突变，并有可能将该遗传突变传给下一代的个体。携带者与隐性遗传病相关。只有当一个个体从父母处遗传到的两个隐性遗传病相关的等位基因都是突变体时，该个体才会发病。如其携带有一个突变的遗传病相关等位基因，而另一个等位基因是正常的，则不发病。两个携带者可能生出患病的后代。

携带者筛查（Carrier Screening）：

针对特定人群进行的遗传筛查，此类人群虽没有显示出隐性遗传病的症状，但具有将该疾病传给下一代的风险。在携带者的两个与隐性遗传病相关的等位基因中，有一个是正常的，另一个则存在突变。儿童只有在承继了两个异常等位基因时才会表现出症状。

染色体（Chromosome）：

存在于细胞核中的、具有有组织的形态和结构、主要成分为DNA的复合体。染色体的数目因物种的不同而不同。人类有23对染色体，其中，有22对常染色体和一对性染色体，性染色体又有X染色体和Y染色体之分。子女的每一对染色体都分别来自父亲和母亲。

克隆（Cloning）：

制造与特定生物、细胞或 DNA 序列完全相同的拷贝的过程。分子克隆是指科学家对目的 DNA 序列进行扩增，首先是分离目标序列，再将目标序列插入到一个称为载体的 DNA 分子中，然后转入到一个合适的宿主细胞里。宿主细胞每分裂一次，外源 DNA 序列就会随同母体的 DNA 一起得到复制，从而实现克隆的目的。克隆也可指无性生殖。

细胞质（Cytoplasm）：

充满细胞内部的胶状液体物质，主要成分包括水、盐类，以及众多的有机分子。一些胞内细胞器（如细胞核和线粒体）被生物膜包被，从而与细胞质分隔开来。

缺失（Deletion）：

一种由于遗传物质的丢失而导致的突变。缺失突变有大有小，小至一个 DNA 上碱基的缺失，大到染色体片段的缺失，都有可能。

二倍体（Diploid）：

参见单倍体（Haploid）。

脱氧核糖核酸（DNA）：

所有生命体中承载遗传指令的分子，DNA 是该分子的化学名称。DNA分子由两条相互缠绕成双螺旋结构的单链组成。每条单链都含有由脱氧核糖和磷酸基团交替排列而组成的骨架。每个脱氧核糖又与一个碱基结合，该碱基为腺嘌呤(A)、胸腺嘧啶(T)、胞嘧啶(C)或鸟嘌呤(G)。两条单链上的碱基通过氢键一对一地结合，形成碱基对。配对方式是A与T配对，C和G配对。碱基对使DNA分子的双螺旋结构得以维持。沿骨架的碱基序列蕴含了装配蛋白质和RNA分子的指南。

DNA测序（DNA sequencing）：

一种用于测定DNA分子中碱基（即腺嘌呤A、胸腺嘧啶T、胞嘧啶C与鸟嘌呤G）的精确序列的实验室技术。DNA的碱基序列承载着细胞所需的信息，这些信息被用于RNA和蛋白质分子的组装。因此，DNA序列的信息对于科学家们研究基因的功能是至关重要的。作为"人类基因组计划"的一部分，DNA测序技术在提高速度和降低成本方面均取得了长足的进展。

酶（Enzyme）：

一种生物催化剂，几乎总是一种蛋白质，它能加速细胞中特定化学反应的速率。在反应过程中酶本身不被破坏，可以反复使用。细胞中含有数千种不同的酶分子，每一种酶只催化一种特定的化学反应。

外显子（Exon）：

一个基因中用于编码氨基酸的部分。在植物和动物细胞中，大多数基因序列被一段或几段被称为内含子的DNA序列所打断。这类基因中，那些编码蛋白质的序列被称为外显子，因为这部分序列在蛋白质中被表达了；而那些没被表达的序列则被称为内含子，夹在外显子中间。

始祖效应（Founder effect）：

指一种遗传变异减少的现象，该现象是由于一个大种群中的一小部分个体被用来建立一个新的群体而产生的。新的种群在基因型和表型方面均有可能与原群体不同。

移码突变（Frameshift mutation）：

一种涉及DNA序列的插入或缺失的突变，其中碱基对的数目不能被3整除。"被3整除"的条件很重要，因为细胞以3个碱基为一组来读取基因，每3个碱基对应于构成蛋白质的20种不同氨基酸中的1种。因而如果一个突变打乱了该读码框，则突变位点后的整个DNA序列的识别就会发生错误。

异卵双生（Fraternal twins）：

见同卵双生（Identical twins）。

基因（Gene）：

遗传的基本物理单位。基因从亲代传到子代，并含有确定性状所需要的信息。基因在被称作染色体的结构上依次线性排列。一条染色体只包含一条很长的DNA分子，而仅有DNA其中的一小段对应于单个基因。人类染色体上大约有20000个编码蛋白质的基因。

基因作图（Gene mapping）：

确定基因在染色体上位置的过程。早期的基因图谱使用连锁分析方法。两个基因在染色体上彼此相邻越近，两者同时遗传的可能性就越大。因而可通过遗传模式确定基因的相对位置。新近，科学家已经可以使用重组DNA技术来确定基因在染色体上实际的物理位置。

基因治疗（Gene therapy）：

一种通过改变患者的遗传物质来治疗疾病的实验技术。通常，基因治疗是通过将缺陷基因的健康拷贝导入到患者的细胞中而实现的。

遗传漂变（Genetic drift）：

进化的一种机制，通常指由于偶然性事件造成等位基因频率在后代中随机起伏变动。遗传漂变会导致某种性状要么在群体中变得显著，要么消失。而基因漂变的效果在小种群中最显著。

遗传工程（Genetic engineering）：

使用重组DNA技术以改变某生物遗传组成的过程。从传统意义上说，通过控制繁育和选择具有所需性状的后代，人类已经在间接地操作基因组。而遗传工程则为对一个或多个基因的直接操作。通常是将来自另一物种的基因导入到一种生物的基因组，以使其具有所需要的表型。

遗传标记（Genetic marker）：

在染色体上具有已知物理位置的一段DNA序列。遗传标记可用来将一种遗传疾病与其致病基因联系起来。在染色体上，相邻的DNA片段往往倾向于连锁遗传，所以遗传标记能用来跟踪其附近的某个尚未被鉴定、但大致位置已知的基因的遗传情况。遗传标记本身可能就是基因的一个片段，或具有未知的功能。

遗传筛查（Genetic screening）：

指针对某种遗传疾病对群体进行检测的过程，以找出患有此疾病或具有将此疾病遗传给其后代的可能性的亚群体。

基因测试（Genetic testing）：

指通过实验室测试来寻找与疾病相关的遗传变异。基因测试的结果可用来确定或排除可疑的遗传疾病，或确定某人将某种突变遗传给他/她的后代的可能性。基因测试可在产前或产后施行。最理想的情况是，接受了基因测定的受试者之后能和遗传咨询师讨论测试的意义及其结果。

基因组（Genome）：

细胞内的整套遗传物质。人类的基因组由细胞核内的23对染色体和线粒体中一条较小的染色体组成，这些染色体合计起来约含有31亿个碱基长的DNA序列。

单倍体（Haploid）：

指具有一套染色体的细胞或生物体。一般而言，无性繁殖的生物为单倍体，有性繁殖的则为二倍体（具有两套染色体，分别来自其父母），仅其卵细胞和精细胞为单倍体。

单体型（Haplotype）：

易于连锁遗传的一组DNA变异（或多态性）。单体型可以是等位基因的组合，或在同一染色体上的一套单核苷酸多态性（SNPs）。关于单体型的信息由"国际人类基因组单体型图计划（International HapMap Project）"搜集，并用来深入研究基因对疾病的影响。

单体型图（HapMap）：

寻求将人类DNA序列中的变异与健康相关基因联系起来的一项国际项目。单体型为倾向于连锁遗传的一套DNA变异（或多态性）。单体型可为等位基因的组合或在同一染色体上的一组单核苷酸多态性（SNPs）。HapMap描绘了人群中常见的基因变异模式。

同卵双生（Identical twins）：

也被称为单卵性孪生。同卵双胞胎是单一的一个卵细胞在受精之后随即迅速分裂的结果。同卵双胞胎的基因完全一致，并且性别总是相同的。相反，异卵双生是在同一次受孕中有两个卵细胞分别受精的结果。这种双胞胎之间只有一半的基因是相同的，正如其他任何兄弟姐妹一样。异卵双胞胎的性别既有可能一致，也有可能不同。

内含子（Intron）：

基因中不编码氨基酸的部分。在动物和植物的细胞中，大部分基因序列都被一个或多个内含子所间隔。对应其蛋白质或氨基酸残基，基因序列中表达了的部分称为外显子（因其被表达），而没有表达的部分则被称为内含子（因为它们分布于外显子之间）。

核型（Karyotype）：

一个个体的染色体集合，也指一种产生个体的染色体图像的实验技术。核型技术被用于寻找染色体数目或结构上的异常。

信使RNA（mRNA）：

能够和基因的DNA双链中的一条互补的单链RNA分子。信使RNA是基因的RNA形式，它将基因信息从细胞核带到细胞质中，蛋白质就在这里合成。在蛋白质的合成过程中，一种叫作核糖体的细胞器沿着mRNA移动，读取其碱基序列，并通过遗传密码将三联体碱基翻译成相对应的氨基酸。

突变（Mutation）：

DNA序列的变异。突变可能来源于细胞分裂过程中的DNA复制错误，电离辐射或化学诱变剂的损伤，或病毒的感染。种系突变发生在卵子和精子当中，可遗传至下一代，而体细胞的突变则不会向下遗传。

非编码DNA（Non-coding DNA）：

不编码氨基酸的DNA序列。多数非编码DNA存在于染色体上的基因之间，功能未知。此外还有叫作内含子的非编码DNA，存在于基因内部。一些非编码DNA能够调控基因的表达。

核酸（Nucleic acid）：

存在于所有细胞和病毒中的一类重要的大分子，用于遗传信息的存储和表达。脱氧核糖核酸（DNA）编码细胞中用于蛋白表达的遗传信息，另外一类相关的核酸——核糖核酸（RNA），将这类遗传信息转移到细胞质中，参与蛋白质的合成。

致癌基因（Oncogene）：

一类发生突变的基因，能够促进癌变的发生。当致癌基因未发生突变、处于正常状态时，被称为原癌基因，并在细胞分裂的调控中起作用。致癌基因就好比给车踩了油门，加速了细胞的分裂。

药物基因组学（Pharmacogenomics）：

药理学的一个分支，利用DNA和氨基酸序列的数据来指导药物的研发和测试。药物基因组学的一项重要应用是将药物反应与个体的遗传变异关联起来。

多基因性状（Polygenic trait）：

一种其表型受到不止一个基因影响的性状。一些呈现出连续分布的性状，如身高或皮肤的颜色，都是多基因决定的。尽管决定多基因性状的每个基因在遗传上符合孟德尔遗传的表型比例，但在整体上并不呈现这一规律。许多多基因性状还受到环境的影响，因而又属于多因素决定的。

蛋白质（Protein）：

存在于所有活细胞中的一类重要分子。一个蛋白质是由一条或多条氨基酸长链组成，其序列是由编码该蛋白质的基因DNA序列翻译而来。蛋白质在细胞中发挥多种作用，包括结构（细胞骨架）、机械运动（肌肉系统）、生物化学（酶体系）和细胞信号（激素）各个方面。蛋白质也是食物的必需组成部分。

种族（Race）：

一般意义上讲是指这样的一群人，他们具有一些明显的共同特征，如皮肤的颜色、面部特征以及头发的质地，彼此之间具有认同感。尽管这些明显特征是受基因影响的，大量的遗传变异却是存在于一个种族内部，而非各种族之间。基于这点，许多科学家认为，更准确地来说，种族应当更准确地被描述为一类社会的、而非生物学意义上的概念。

隐性（Recessive）：

是指同一基因的两种形式之间的关系。个体从父母任意一方获得的一种形式的基因，称为一个等位基因。对于隐性遗传疾病，个体必须从父母双方同时继承该突变等位基因的两份拷贝，才会患病。

重组 DNA（Recombinant DNA）：

利用酶对目标DNA序列进行剪切和拼接的一种技术。重组后的DNA序列可以被植入到一类称为载体的媒介物中，从而利用载体将DNA转移到合适的宿主细胞中复制或表达。

逆转录病毒（Retrovirus）：

一种以RNA作为遗传物质的病毒。当细胞被逆转录病毒感染时，后者会产生一份DNA的基因组，并将这段基因组插入到宿主的DNA中。

核糖核酸（RNA, ribonucleic acid）：

与DNA相似的一种分子。但与DNA不同的是，RNA是单链分子。RNA链骨架由交替的糖（核糖）和磷酸基团组成。每个糖分子上连有一个碱基（A、U、C和G中的一种）。细胞中含有不同类型的RNA：信使RNA、核糖体RNA和转运RNA。最新的研究结果也发现了很多和调节基因表达有关的小RNA。

干细胞（Stem cell）：

一种具有形成体内许多不同类型细胞的潜力的细胞。当干细胞分裂时，可以形成更多的干细胞，或者形成其他行使特定功能的细胞。胚胎干细胞是全能性的（pluripotent），具有形成完整个体的潜力；而成体干细胞是多能性的（multipotent），只能形成某些特定类型的分化细胞。只要个体不死，干细胞就会持续分裂。

端粒（Telomere）：

染色体的末端。端粒由非编码DNA的重复序列组成，这保护了染色体不受损坏。除非有一种被称为端粒酶（telomerase）的修复酶存在，否则细胞每分裂一次端粒都会变短。最终，端粒会变得过短，导致细胞不能再分裂。

转基因（Transgenic）：

在某种生物体中，通过人工手段引入其他物种的一段或多段DNA序列。转基因动物的获得，通常是将外源小片段DNA注射到受精卵或者发育中的胚胎中。转基因植物则可以通过将外源DNA导入到各种不同的组织中来得到。

肿瘤抑制基因（Tumor suppressor gene）：

这种基因的正常功能是指导一种蛋白质的生产，该蛋白质是减缓细胞分裂的系统的一部分。这种肿瘤抑制蛋白在控制细胞分裂的过程中起作用。当发生变异时，肿瘤抑制基因变得无法执行这个功能，其结果就是可能会发生不受控制的细胞生长，从而促进癌症的发生。

变异（Variant）：

DNA 中的（碱基）拼写差异。

载体（Vector）：

任何用来将目的 DNA 序列导入到宿主细胞中的传播媒介（通常是病毒或者质粒），是分子克隆过程的一部分。根据克隆的目的，载体可以用于外源 DNA 插入片段的扩增、分离或者表达。

病毒（Virus）：

一种具有感染性的物质，介于生物和非生物之间。病毒颗粒比细菌细胞要小得多。它的组成包括一个小基因组（DNA 或 RNA），以及外面包被的一层蛋白质衣壳。病毒进入到宿主细胞中，占用宿主细胞的酶和其他物质，来制造其自身的更多拷贝。病毒能在植物和动物中引起多种疾病，包括艾滋病（AIDS）。

X 染色体（X chromosome）：

两种性染色体之一。人类和大部分哺乳动物含有两种性染色体：X 和 Y。雌性动物的（体）细胞中含有两条 X 染色体；雄性动物的（体）细胞中则含有一条 X 和一条 Y 染色体。卵细胞都含有一条 X 染色体；精子细胞含有一条 X 或者一条 Y 染色体。这意味着在受精过程中，决定后代性别的是雄性。

伴X或伴性（X-linked, or sex-linked）：

这个名词用于描述那些受位于X染色体上的基因影响的特征。人类和大多数哺乳动物拥有两种性染色体：X和Y。在伴性遗传的疾病中经常是雄性受影响，这是因为他们只含有一条携带突变的X染色体拷贝。而在雌性动物中，这种变异的效果可能会被另一条健康的X染色体拷贝所掩盖。

Y染色体（Y chromosome）：

两种性染色体之一。人类和大部分哺乳动物含有两种性染色体：X和Y。雌性动物的（体）细胞中含有两条X染色体；雄性动物的（体）细胞中则含有一条X和一条Y染色体。卵细胞都含有一条X染色体；精子细胞含有一条X或者一条Y染色体。这意味着在受精过程中，决定后代性别的是雄性。

**靳大卫译，
董方帅、牛力、杨焕明校**

附录 B
遗传学入门

本书的第1章阐述了遗传学、基因组学和分子生物学的基本原理，但是仅局限于帮助读者理解DNA如何在健康和疾病中起作用所必需的基本原则。附录B将为有兴趣深入了解的读者提供更多的信息。

DNA——生命的语言

如图1.1所示，DNA为一长长的有机多聚体。DNA双链结构提供了非常精巧的信息配对，一条链上的A碱基总是与另外一条链上的T碱基配对，类似地，G和C也总是相互配对。这些碱基通过微弱的化学作用力连接，并以此作用力来维持整个双螺旋结构。这种配对方式的另一个好处是为DNA提供了非常重要的保护，例如，当一条链上一个碱基受到宇宙射线的损伤时，可以立即通过以另外一条链上的碱基为模板而进行修复。此外，正如当初沃森和克里克所指出，以及其后为实验所证明的那样，双链结构也提供了非常精巧的DNA复制机制。每次细胞分裂时，可以通过解开双螺旋、并以每一条单链作为模板合成一个新的DNA分子（一个由DNA聚合酶完成的高精确、高速度的过程）。

如果说DNA是一本生命的"指令全书"，那么这些"指令"是如何被执行的呢？假如把DNA当成一本百科全书打印出来，那么一个人的细胞所携带的信息就可以写满400卷左右，相当于20多套《大英百科全书》。而就像《大英百科全书》被分成不同的条目，基因组也通过基因来打包自己的信息。简而言之，一个基因指导一个特定的功能。那些我们耳熟能详的基因的功能都是通过将DNA转录成为RNA，再紧接着RNA翻译成蛋白质来实现的（图1.2）。

这一"分子生物学的中心法则"描述了RNA作为信使，把DNA所编码信息从细胞核带入到细胞质中的规律。在细胞质中，RNA遇到了核糖体这种神奇的蛋白质工厂。可以想象，核糖体就像一部精致的分子解码器，依据一部几乎在所有物种中通用的翻译字典，把每3个RNA碱基翻译成一个蛋白质的亚单位 —— 氨基酸。由于RNA中所有可能的三联"密码子"数为$4 \times 4 \times 4 = 64$，而组成蛋白质的氨基酸只有20种，剩下的留给备份。我们观察到的也是这样，例如，AAA和AAG在RNA中都编码赖氨酸，AGA和AGG都编码精氨酸。

由于人类基因组的测序已经完成，我们可以统计出人类所有编码蛋白的基因数目。但在人类基因组序列被确定之前，这些估算的范围很大，分子生物学家猜测的平均数约为100000。事实上基因组科学家于1999年举办过一场有奖竞猜活动，以一种有趣的方式鼓励科学家们各抒己见，猜测范围从30000到150000，我自己的猜测是48004（好吧，我承认是在试图避免整数）。可以想象当最终的答案仅为20000时，科学界是多么震惊。虽然大家普遍习惯了基因组大小本身不能反映出物种的复杂性的观点，但是许多科学家仍期望至少基因数目能反映这一问题。可是,这种期望也落空了,毕竟连低等线虫(作为发育生物学研究中的一种模式生物而被广泛应用)都拥有约19000个基因,而已知的水稻基因数目也远远超过了人类。因此,如果你打算依靠基因数目来认定人类(Homo sapiens)的优越性,那么请三思。今晚你餐盘里许多东西的基因数目都超过你自己。

当您更加仔细地审视基因组的结构时,上述用《大英百科全书》来类比基因组的做法就不成立了。在人类基因组中,只有约1.5%的序列参与编码蛋白质,但这并不意味着其余的部分就是"垃圾DNA"。很多关于人类基因组令人激动的新发现提醒我们,在这本博大的说明书面前,永远不要自满于当前的认识。例如,最近已经搞清楚了有一整个家族的RNA分子完全不编码蛋白质。这些所谓的非编码RNA执行着许多重要的功能,如调节其他RNA的翻译效率。此外,由于DNA分子及其结合蛋白中蕴含的信号得到迅速阐明(图B.1),这使得我们对基因调控的认识正经历着显著的革新。这一调控信息的网络非常复杂,令人兴奋,它已经催生了一个全新的生物医学研究分支,称为"系统生物学"。就像在第3章中所描述的,对导致常见疾病的风险而言,该调控系统的紊乱已变得比蛋白质本身的病变更为重要。

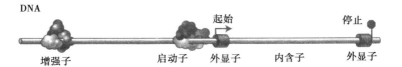

图B.1　基因结构和功能的简略图示。基因由DNA组成,在收到"起始"信号之后开始转录为RNA。基因上游的DNA序列被称为"启动子",是RNA聚合酶及其他一系列转录因子的识别位点,标志细胞从这个基因开始转录。其他与之有一定距离的被称为"增强子"的DNA序列在该过程起着辅助作用。原始RNA的拷贝包含整段基因序列,但内含子在紧接下来的RNA加工成熟过程中会被剪切掉

表观遗传学是研究基因调控相关的新生领域。它是指DNA分子的功能不仅取决于其本身碱基序列，而且还与各种DNA分子的修饰相关。例如，DNA中的胞嘧啶通常被化学修饰，加上了一个甲基，而这种修饰倾向于关闭相关基因的功能。类似地，很多蛋白质对DNA的结合也能决定一段特定的DNA片段能否转录成mRNA并最终翻译成蛋白质。

多数DNA表观遗传印记是由DNA说明书所编码的发育信号严格控制的。这些印记也受所处环境的影响。这就是为什么表观遗传学的研究使那些试图理解遗传和环境在健康或疾病中是如何相互作用的人很有兴趣。很显然，这个分支学科有很多有意思的东西有待发现。

遗传变异——DNA拼写的差异

如图3.2所示，任意两个人的DNA序列都极其相似，但还是有很少的部分存在差异。这其中多数为单个碱基的变异，这被称为单碱基多态性或SNPs。SNP的两种不同拼写被称为等位基因。

我们人类是二倍体，也就是说我们的每一细胞中实际上有两套基因组。它们分别来自于精子和卵子，并于受精时融合在一起。因此，尽管我们习惯于说人的基因组大小是31亿个碱基对，事实上每个细胞的DNA数量是这个的两倍。作为二倍体也意味着，对于一个典型的拥有A和T两个等位基因的SNP位点，一个个体可能同时包含两个A（被称为纯合A），或两个T（纯合T），或各有一个（A/T杂合）。

　　在人类群体中存在着大约1000万个常见SNP（图3.2中显示了3种）。其中多数在我们共同的祖先中就已出现，他们生活在约10万年前的东部或南部非洲，约1万人口。由于与"始祖"只有5000代的遗传距离，所以这些遗传变异没有足够的时间在现代人类中完全打乱。结果就是这些SNPs倾向于在染色体上以连锁群的方式传递，因此只要知道染色体上一个SNP的等位基因，就常常可以精确地预测其相邻SNP的等位基因。图B.2显示了这些相邻的变异间的关联是如何产生的。

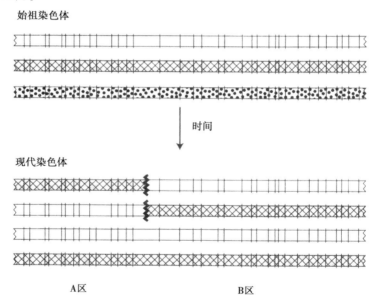

图B.2　人类基因组中SNP倾向于以相邻或"区域"的形式传递。所有人都起源于有10000人口的一小群共同祖先。图上部所示为3个存在于这群祖先中的同源染色体片段，每条竖线表示一个SNP。在过去的5000代中，第三种原始型（点状填充）丢失了，而另外两种传递了下来。在一些后代中（图最下面的两条），这些片段原封不动地传递至今，而在另外一些后代副本中，由于重组"热点"交换组成了两种新的染色体。在区域A和B的SNP间依然紧密连锁，但是A区和B区的SNP相互关联性将由于交换而受限。单体型图在选定的欧洲、亚洲和非洲三大洲人群中确定了这些区域间的界限

"国际单倍体型图协助组"建立的目的，就是确定这些相邻SNP群间的边界。既然搞清楚了这一点，我们就可以研究1000万常见SNP中的一个小的子集，并有效地研究整个基因组，因为那些经过挑选的SNP（标记SNPs）可以代表其余所有的SNP。这种策略已经成功应用于许多普通疾病的全基因组关联研究（GWAS；见第3章）。

DNA的大尺度变异

另一个有关人类基因组的重要发现是关于DNA的长距离结构。尽管基因组上各区域排列起来，个体之间每1000个碱基对只有1个或2个差异，但是一小部分人类基因组却是由长的重复DNA序列组成，长度有几千个碱基对或者更长。个体的拷贝数之间可能变化。很多此类拷贝数目变异（CNVs，见图3.7）发生在缺乏注释基因的基因组区域，但也有例外。要知道我们每个人都有两套完整的基因组，分别来自我们的父母，因此我们通常可以认为一段特定的DNA序列在每个个体中存在两个拷贝。但是，CNV打破了这种规律，位于这些染色片段中的基因在某些个体可能只有一个拷贝，或在某些人中不存在，而在另一些人中可能存在多达 6 个或 8 个拷贝的串联重复序列。

在一些情况下，这种CNV能够导致疾病。在楔子中，我提到过我的岳父最近被确诊为患有腓骨肌萎缩症。鲁斯基（James Lupski）医生自己也患有该病，他10多年前就研究证实，该病源于一段包含PMP22基因的长达100万个碱基对DNA序列的异常重复。通常情况下，正常个体的PMP22基因只有2个拷贝，但是我的岳父和其他腓骨肌萎缩症患者拥有3个拷贝。拷贝数变异的发现也引起了关于如何描述个体之间基因组水平相似性和差异的混乱。对于那些不包括拷贝数变异的基因组区域，任意两个独立个体间有99.9％的一致性；但是算上拷贝数变异，个体间的基因组可能只有99.6％的一致性。

更多信息请访问：

National Human Genome Research Institute at NIH:www.genome.gov/Education

The DNA Learning Center at Cold Spring Harbor: http://www.dnalc.org/

University of Utah Learn. Genetics Center: http://learn.genetics.utah.edu/

Kansas University Medical Center Genetics Education Center: http://www.kumc.edu/gec/

Gelehrter,T.D.,F.S.Collins,and D.Ginsburg:Principles of Medical Genetics. Lippincott, Williams, and Wilkins, New York,1998

阿叁、胡学达译，
董方帅、牛力、杨焕明校

附录 C
"人类基因组计划"——一家之言的简史

生物学的圣杯?

人类基因组知识的快速积累使得个体化医学成为可能,而这可以直接追溯到"人类基因组计划(the Human Genome Project, HGP)",该计划被很多人视为人类历史上最大胆的科学尝试之一。"人类基因组计划"于20世纪80年代末在一片争议声中开始孕育,并于1990年正式开始实施,并且承诺将于2005年解读人类DNA序列的所有碱基。许多人认为这样的承诺过于乐观,因为当时的DNA测序缓慢、低效,并且要实现这种数量级的测序目标花费极大。

在美国,没有什么能比沃森(1953年发现了DNA双螺旋结构的沃森–克里克双杰之一)亲自来启动"人类基因组计划"更有象征意义了。他有效地游说了国会中的那些举足轻重的议员,甜言蜜语地"忽悠"他们为项目的启动资金掏了腰包。沃森精于此道,他甚至会故意弄乱头发、解开鞋带才走进国会办公室,就是为了营造一种憨厚可爱的教授形象。沃森同样说服了一帮年轻的科学家来参与这一历史性探险。我就是这些年轻人中的一员,1990年我在密歇根大学组建并领导着一个基因组中心。而正当美国的基因组研究步入正轨之时,沃森却因为公众关于基因专利的非议而辞职。乌云笼罩在依然年轻并奋斗着的基因组学界。谁将继承沃森传奇（而又时常邋遢）的衣钵呢？

当这个任命落在我头上的时候，没有人比我本人更惊讶。但是任命委员会和国立卫生研究院（the National Institutes of Health, NIH）主任都觉得，一个既是医生又是基因组学家的人将是个不错的人选。起先我谢绝了这个任命，因为我的父母告诫过我，为政府工作是一个巨大的错误。他们二老在20世纪30年代的时候为埃莉诺·罗斯福（Eleanor Roosevelt）[1]工作，饱尝朝野之险恶。但是，一想到能引领如此一桩名垂青史的春秋大业，我又怎能与这样的机会失之交臂呢？经过几个月的内心挣扎，我还是同意了。

1993年我到达NIH时，我的心慢慢地往下沉，我觉得我答应要带领的可能是一桩注定会失败的事业。要完成的人类基因组测序工作看起来复杂得让人绝望。"人类基因组计划"的发起者英明地为此设置了一系列的里程碑，包括从一些更适中的目标入手。但是，即使是这些简单的目标看起来也是天大的挑战。而一个关键的目标就是改善DNA测序技术，并在几个简单物种上进行测试，譬如细菌、酵母、蛔虫以及果蝇。这些物种都是精挑细选的，用来揭示分子生物学的基本知识。

来自美国、英国、法国、德国和日本（中国随后加入）的顶尖的，也是最聪明的生物学家、遗传学家、化学家和物理学家，开始用他们

1　安娜·埃莉诺·罗斯福，美国第32任总统富兰克林·德拉诺·罗斯福的妻子，政治家、外交家和作家。

的聪明才智来解决这些问题。但是直到1996年我们才积累了足够的经验,开始考虑这些简单物种之外的对象。那年,我们在百慕大召开了一个国际会议,讨论真正开始人类DNA的测序前期工作。这次会议的历史意义重大,增强了国际合作的需要。但是没有人愿意讨论2005年的最后期限是否实际。

可能更重要的一点就是,在这次会议上,所有与会人员都同意人类基因组序列是如此的重要,因而所有的测序数据应该每24小时一次立即在互联网上公布,不允许保密和专利化,甚至不应保留数据到科学期刊上发表。尽管很多与会的科学家都明白,他们并没有权力代表其祖国说话,但他们还是一致同意并签署了一项决议,声明"为了社会利益最大化,所有从大规模测序中心获得的、一手的人类基因组序列都应该免费提供给研究和开发的公共领域"。

考虑到少数公司和大学把人类DNA专利化的淘金潮在1996年已经开始漫延,而这可能会降低人类基因组对于整个人类社会的公益性,本次会议同样签署了以下声明:"缺少任何功能和诊断应用的实验信息的基因组序列,都是不合适申请专利保护的。"这些关于公开数据的大胆声明在当时看来无疑是激进的。而现在回头看,可以说人类基因组对于人类健康有两个主要贡献:第一个就是序列本身,第二个就是数据的及时免费公开。这个理念现在已推广到了生物医药研究的其他许多领域,加速了研究进程,造福大众。

虽然"人类基因组计划"从一开始就是一个国际项目,但是美国政府是单方投入最多的。作为美国小组的领导者,我发现自己成了整个项目的管理者。在这个工作中，总共有6个国家的20个研究中心参与，尤其是当这个庞大的组织需要维持一个持续的产出进度和高质量的数据的时候，管理本身就变成一个很大的挑战。大多数生物医学研究人员并没有参与这类"大科学"实践的经验，高级项目带头人不得不做出很多调整。这些领导者很多都很有主见，并习惯了主持独立的研究型实验室。

但是，第一次阅读人类DNA序列，是和第一颗原子弹爆炸以及第一次人类登月一个级别的大事。有人还说"人类基因组计划"甚至比原子弹爆炸和登月计划更为重要，因为这次历险旨在我们自身，有机会给我们带来史无前例的健康福利。受此共同的远景激励，并以电子通信为工具，通过无数的电话会议和定期人员交流，20个研究中心的2500名科学家会聚到一个整齐划一的团队中。

姓公还是姓私？

而紧接着，阴霾四起。在Applera公司的大力支持下，特立独行的科学家克格·文特（Craig Venter）于1998年5月宣布已获得总共4亿美元的资金，并将开展私人性质的大规模人类基因组测序工作。

虽然文特博士的商业计划在一开始的时候有点儿模糊不清，但是很快，他和他的Celera公司就计划通过申请数目无限的基因专利，并且向那些需要使用DNA序列数据的人收取使用费，从而回报股东的投资。Celera公司设计的DNA测序的技术手段也有点儿不同。鉴于"人类基因组计划"力求一次组装生命之书中的几页，Celera公司的目标则是先获得极大数量的随机序列，然后用计算机把它们都组装起来。

在文特的手中,后一种方法在组装一些简单基因组时取得了漂亮的成绩,但是对于复杂如人类基因组者,效果如何尚待验证,特别是在组装重复序列的时候可能会碰到阻碍。

随后的两年是动荡的。一些观察家着迷于Celera公司的进展,甚至讨论说"人类基因组计划"应当完全私人化。但是"人类基因组计划"顶着困难继续前进,不断扩大产能,并且达到了每周7天、每天24小时,每秒钟产生1000个DNA碱基序列,并且在每天都立即把数据公开。Celera公司同样展现了其技术实力,但是它的商业模式决定了其数据不能被审议。Celera公司很快认识到人类基因组每天公布的数据可以整合到他们自己的数据中。这些免费的DNA数据,最终使得文特在远远没有达到他的预定目标时就停止测序了,并且超过半数的"Celera组装"到头来都是从公共计划的网站上下载来的数据。

尽管如此,正如2000年5月我在冷泉港(见第1章)对有关组装的基因组学团队所说的,休战的时候终于到了。这个所谓的基因组竞赛已经变得不那么体面了,再这么下去甚至要偏离该计划的真正目标:改善人类健康。在我的朋友——美国国家能源部的帕特纳斯(Ari Patrinos)的斡旋下,我和文特进行了几次私下接触,并且达成了一份联合声明。

2000年6月26日,文特和我分别站在美国总统克林顿旁边,科学界和医药界的领军人物也和我们一起,在白宫的东厅面对全世界的新闻媒体,并且通过卫星电视电话和英国首相布莱尔连线,克林顿总统将"人类基因组计划"比作19世纪刘易斯(Lewis)和克拉克(Clark)的西部远征[1]，他说：

　　"今天，全世界都在这里，和我们一起见证一幅更伟大、更重要的地图的面世。我们在这里欢庆人类全基因组勘察工作的圆满完成。毋庸置疑，这是一份人类绘制的最重要的、也是最令人惊叹的蓝图。今天，我们开始探究上帝创造生命所用的语言。这是上帝所赐予我们的最非凡、最神圣的礼物，它的复杂让我们满怀惊奇，它的美丽让我们肃然起敬，它的神奇让我们愈发敬畏。而有了这些全新深刻的认识，人类距离获得巨大的治愈能力只剩一步之遥。基因组科学将对我们所有人的生活，甚至对我们子孙后代的生活产生真实而深远的影响。它将为绝大多数人类疾病的诊断、预防和治疗带来革命。"

　　好吧，您可能会说，政治家们比较倾向于夸大其词，因此这些鼓动人心的句子可能有点儿吹牛皮的嫌疑。但是您再来听听马特·里德利（Matt Ridley）怎么说，他的这些话写于白宫宣布"人类基因组计划"之后仅一个月，并且出现在了他那本举世瞩目的巨作《基因组》（Genome）一书的开场白中："我真诚地相信，我们正在经历人类历史上最伟大的知识时代，比以往任何时代都伟大。无一例外，有人可能会反对说，人类远不止是一堆基因。我不会否认这样的说法。对我们每一个人而言，除了遗传密码之外还有许许多多别的东西。但是直到现在，人类的基因都差不多是一个完全的谜。而我们将成为第一批一窥究竟的人。我们站在伟大的新答案的边缘，但是，更多的可能是面对伟大的新问题。"

1.刘易斯和克拉克远征（1804—1806），是美国国内首次横越大陆，西抵太平洋沿岸的往返考察活动。

这之后很快，Celera公司意识到完整公开的DNA序列数据已经让他们无利可图，于是他们改变了发展方向，辞退了文特博士，转向做诊断。同时，国际人类基因组测序协作组（the International Human Genome Sequencing Consortium）则继续工作。都说"行百里者，半于九十"，一个项目最后10％的工作所花的力气，绝对不比前面90％的工作少，人类基因组的最终完整版序列图是到2003年4月份才公布的，古人诚不我欺。而举行庆祝仪式的日子，几乎刚好就是沃森和克里克发现DNA双螺旋结构50周年之际。

今天，几乎所有观察家都同意，完全、即刻地公开人类基因组数据，是"人类基因组计划"成功的决定性因素。否则结果很有可能大不相同。如果在1999年的时候采纳了测序私营化的呼声的话，现在可能就是一个非常不一样的世界了。

补充读物

Ridley M. Genome. The Autobiography of a Species in 23 Chapters. New York: Harper Collins, 1999

Shreeve J. The Genome War. How Craig Venter Tried to Capture the Code of Life and Save the World. New York: Knopf, 2004

Sulston J, and G Ferry. The Common Thread: A Story of Science, Politics, Ethics, and the Human Genome. Washington, DC: Joseph Henry, 2002.

陈洪亮、董方帅译，
董方帅、牛力、杨焕明校

附录 D
常规的药物开发

　　本书第2章虽然谈及新药开发的途径，但并没有阐明从了解疾病的分子机理到成为FDA认证药品的这一过程的实际步骤。这是科学中一个纷繁复杂的领域，但相信还是会有读者想要一探究竟。因此，本附录D将简要地回顾一下治疗罕见和常见疾病的新药品是如何开发的。

　　药物都是化合物

　　首先，我们必须从本质上考虑药物分子类型。大部分药物都是碳、氮、氧、氢和其他原子（偶见）组成的有机化合物，它们具有特定的结构，并依此与人体内的某种蛋白质相互作用，它们能促进（我们称这种类型的药物为促效剂，agonist）或者抑制蛋白功能（我们称这种类型的药物为拮抗剂，antagonist）。许多传统药物，如阿司匹林（图D.1）的应用完全是依靠经验，而其作用机制到很久之后才搞清楚。

　　最近，很多药物的研发则是先以某种特定的蛋白为标靶，然后从大量的、来自天然资源的（如真菌）提取物中筛选出具有理想药物活性的类型。一个绝佳的例子就是首例斯达汀（statin）类药物的开发，它可以靶向性地阻遏胆固醇合成过程中的一个关键步骤（图D.1）。斯达汀类药物在预防冠状动脉疾病和心脏病发作方面有着不俗的效果，是美国目前应用最普遍的处方药，可谓消灾延寿，造福无量。

阿司匹林　　　　　　　　　　　洛伐他汀

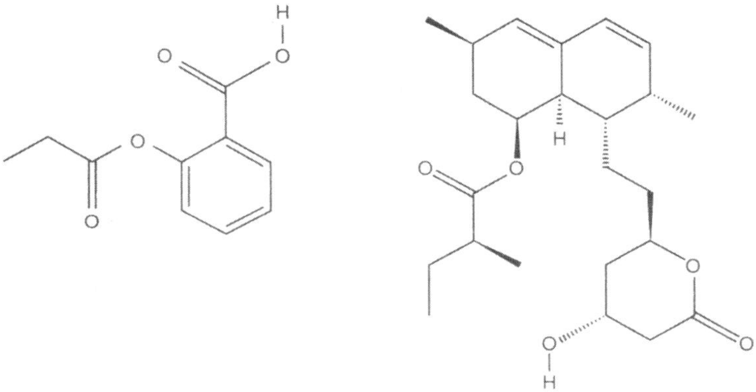

图D.1　两类常见药物，即阿司匹林和洛伐他汀(lovastatin)的分子结构。该标准分子式采用了化学家所熟知的一些速记性绘图惯例，即在各个结构中，碳原子在所有顶点上，而氢原子大部分被省略了，单线表示单化学键，双线表示双键

系统寻找新的药物

最近，药物开发过程已经转向更为综合性的策略：不依赖于天然资源，而是从一堆纯合成物质中鉴别筛选出可能具有理想药物活性的有机化合物。在数十万这种"化学性状"不同的化合物"文库"中，检测出对某靶点具有特异性作用的分子。其后，对该特异性活性的化合物或"小分子物质"（用于区别于"大分子物质"，如蛋白或单克隆抗体）进行一系列后续的化学修饰，直到最终获得最优化学结构。

在此，让我们回顾一下第2章的一个具体实例：在囊性纤维化（Cystic Fibrosis, CF）基金会前所未有的科学与经费支持下，人们就是靠大力地寻求上述策略，以开发治疗囊性纤维化疾病的药物。首先需要设计一个简单的方案（也叫检测化验，assay），以便从数十万种化合物中筛选出具有纠正CFTR基因突变的潜力的几种化合物。大家都知道，CFTR是一个氯离子通道，能将细胞内的氯离子泵到细胞外；基于这点，人们采用了一个巧妙的办法，即用一种对胞内的氯离子浓度敏感的荧光染料进行检测。在培养皿中生长的、没有经过校正的（uncorrected）囊性纤维细胞，即使在施加了通常会打通CFTR通道的刺激之后，它们的（胞内）氯离子浓度仍很高，且荧光亮度强（图D.2）。用这种方法对数十万种化合物进行检测，从中筛选出了几种能够降低荧光强度的分子。最终这4种化合物成为这个极具创新性的药物开发项目的起点。

　　眼下，遗传异质性（或者用遗传学术语来讲：疾病相关的复等位基因）的影响，也已成为靶向治疗研究中需要考虑的一个重要因素。我们知道，CFTR有1000多种不同的突变，而这些突变并非都具有相同的分子机制。比较常见的△F508突变是使蛋白无法正确折叠，从而在运输过程中受阻搁置，不能到达细胞膜并执行其氯离子通道的功能。而另一种CFTR突变G551D（在第551个氨基酸位点上，由甘氨酸突变为谷氨酸），虽能正确折叠和运输，但还是不能在细胞膜上正常行使它的功能。　　·

　　很显然，解决这些不同的分子机制问题需要不同的药物开发策略。相应地，CF药物开发计划包括了两件利器：第一，开发一种叫"校正剂(corrector)"的药物，它能解决蛋白折叠和运送问题，因此可用来治疗△F508；第二件利器则是一种不同的化合物，一种叫"增

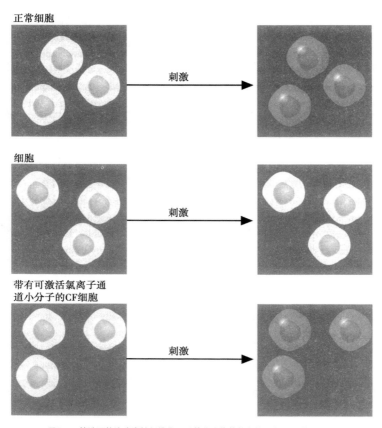

正常细胞

细胞

带有可激活氯离子通道小分子的CF细胞

图D.2　筛选可能治疗囊性纤维化(CF)的化合物的荧光检测实验。首先，细胞被标记上一种对氯离子敏感的荧光染料；然后施加一种刺激，正常生理条件下该刺激能打开CFTR氯离子通道，从而使氯离子流向细胞外，降低细胞内的荧光信号强度(上图)。而缺乏功能性CFTR通道的CF细胞在施加了刺激后仍保持明亮的荧光(中图)。然而，若存在能够激活氯离子通道的小分子物质，施加刺激后荧光信号则会从细胞中逐渐消退（下图）。这样就可以从数百万种化合物中，筛选出若干种所需的目的化合物了

强剂（potentiator）"的药物，一旦蛋白到达了其细胞膜上的正确位置，它就能帮助蛋白执行它的功能，因此增强剂是用来治疗G551D的。而

本书第 2 章中说到的埃尔德 (Elder) 所用的药物就属于后者。

　　药物批准是一个漫长的过程

　　在试管里找到一种能够治疗某种疾病缺陷的小分子物质无疑是一桩令人兴奋的进展，但这仅仅是万里长征的第一步。如果想把一种化合物应用于人身上，那么它必须具备以下几个条件：能被吸收（最好是口服的，这就省去了注射）；在相关的组织中达到足够高的浓度以具有治疗效果；在人体内具有合理的半衰期（一天最多 4 次给药）；当然还必须是无毒的。药物开发的临床前阶段，就是通过动物实验来一并优化药物的所有上述特性，以避免对人类造成潜在的毒性。该过程一般需要花费几年，且至少 95％ 的化合物会在此过程中被淘汰。

　　一旦某种化合物在动物实验系统中满足了上述要求，则可以开始向 FDA 申请，请求批准此药应用于人体试验。如得到许可，接下来第一步是将此药以低剂量方式应用于小部分同意参加试验的、身体健康的志愿者，看其是否会有未知的毒性，这过程叫 I 期临床试验；如果一切顺利，便可进入 II 期临床试验阶段。在此阶段，药物会被用于几十到几百个此类患者，观察治疗效果并确定最佳给药剂量。如果此阶段也通过了，那么则进入多中心 III 期临床试验阶段，该阶段药物将应用于数百至数千的患者身上。该阶段最好是要随机性地给患者服用新药或旧药，即患者和医生都不知道患者服用的是哪种药物。如果缺乏这种双盲性，治疗试验的结果就会具有误导性，这是因为怀有预期的研究者和患者有时可能会将原本只是随机的疗效归功于药物。研究者还会仔细分析结果，以发现任何意外的并发症。在现代，所有的患者都还应该进行DNA检测，以便找出反应异常好或异常差的人。

如果Ⅲ期临床试验能说明一种药物具有明显的治疗效果，并且风险性在可接受的范围内，那么药物厂商就可向FDA申请批准将此药作为普通医疗药品在市场上销售。然而一般来说，FDA要求在批准之前至少会要求进行两个独立的Ⅲ期临床试验。

罕见疾病和被忽视的疾病

上述药物研发过程既耗时（动辄数年）又耗资（数亿美元），而且失败率极高。因此完全可以理解，生物技术公司和制药公司都不愿意在一些市场潜能有限的疾病上进行诸如此类的投入。这其中包括超过6000种罕见疾病，以及一些存在于发展中国家的、实际上仍然相当常见的疾病。经济是残酷的，规律是无情的，而这就造成了很不好的局面：针对这些疾病的新药研发步履维艰，甚至压根儿就没有研发。然而幸运的是，近期政府和慈善机构已经推出了一系列新举措，试图改变这种状况。通过提供设备和技术，使得科研人员在药物研发过程中扮演的角色更加举足轻重，从而令这些"去风险化"了的项目能最终被民间资本所接纳。要说这法子对于罕见疾病有何裨益，看看囊性纤维化药物研发项目的例子最合适不过了：正是囊性纤维化基金会收到的私人捐款，为绝大部分的研发费用买了单。

胡妮译，

董方帅、牛力、杨焕明校

附录 E
直销式遗传公司提供的
广谱检测服务

疾病

疾　病	23 andMe[1]	deCODE	Navigenics
腹主动脉瘤	(+)	+	+
阿尔茨海默病（老年性痴呆）		+	+
哮喘	(+)	+	
房颤	(+)	+	+
基底细胞癌	(+)	+	
膀胱癌	(+)	+	
乳糜泻	+	+	+
慢性淋巴细胞白血病	(+)	+	
结直肠癌	(+)	+	+
克罗恩病	+	+	+
特发性震颤	(+)	+	
剥脱性青光眼	(+)	+	+
胆石	(+)	+	
痛风	(+)	+	

续表

疾　病	23 andMe[1]	deCODE	Navigenics
甲亢（格雷夫斯病）			+
心脏病发作	(+)	+	+
颅内动脉瘤	(+)	+	+
肺癌	(+)	+	+
狼疮	(+)		+
黄斑点退化	+	+	+
黑色素瘤	(+)		+
多发性硬化症	(+)		+
肥胖症	(+)	+	+
骨关节炎			+
帕金森病	+		
外周动脉病	(+)	+	
前列腺癌	+	+	+
银屑癣	+	+	+
多动腿综合征	(+)	+	+
类风湿关节炎	+	+	+
结节病			+
胃癌	(+)		+
甲状腺癌		+	
1型糖尿病	+	+	
2型糖尿病	+	+	+
溃疡性结肠炎	(+)	+	
静脉血栓栓塞	+	+	+

性状

疾　病	23 andMe[1]	deCODE	Navigenics
喝酒脸红反应	+	+	
血统	+	+	
苦味觉	+	+	
耳垢类型	+		
眼睛颜色	+		
HIV/AIDS 抗性(CCR5)	+		
乳糖不耐症	+	+	+
疟疾抗性(Duffy)	+		
男性型秃发	(+)	+	
肌肉功能	+		
尼古丁依赖	(+)	+	
非ABO血型	+		
诺瓦克病毒抗性	+		

药物敏感性

药　物	23 andMe[2]	deCODE	Navigenics
氯吡格雷(波立维片)	+		
香豆定(华法林阻凝剂)	+	+	

携带者状况

疾　病	携带者是否有危险	23 andMe	deCODE	Navigenics
α-1-抗胰蛋白酶缺乏症	仅吸烟者	+		
BRCA1/BRCA2	是[3]	选择性的[4]		
蝴蝶状红斑综合征（布卢姆综合征）	否	+		
囊性纤维化	否	ΔF508[5]		
G6PD缺乏症（葡萄糖6磷酸脱氢酶缺乏症）	是[6]	+		
1α型糖原贮积病	否	+		
血色素沉着症	否	+	+[7]	
镰状细胞贫血	否	+		

1. 在23andMe公司的表中，把疾病和性状这两栏中标记为（＋）的项归为"研究性报告"，即该公司认为，关于该项遗传检测结果的显著性尚不能达成一致的认可。而deCODE公司并未做这种分类。除了上述表格中所列项目之外，23andMe公司还在"研究性报告"类中报告其他35种疾病和18个特征，而这些deCODE和Navigenics公司都没有。

2. 23andMe公司在"研究性报告"一类中还包括了3种药物敏感性的附加预测，而deCODE公司对其没有报告结果。

3. 带有BRCA1/2突变的女性患乳腺癌和卵巢癌的风险高，而男性携带者患前列腺癌、胰腺癌和男性乳腺癌的风险比正常人稍高

（见第3章）。

4.实验只检测到3种 *BRCA1/2* 突变体，它们在德裔犹太人尤为常见。因此，阴性检测结果不能排除其他 *BRCA1/2* 突变体的可能性。

5.实验只检测到 *CFTR* 的 △F508 突变体（见第2章），因此阴性检测结果并不能排除是CF携带者的可能性。

6．一般来说，只有男性G6PD携带者在食用蚕豆或服用特定药物后，才会增加患溶血性贫血的风险，因为此基因位于X染色体上。

7．deCODE公司能够检测出血色素沉着症的携带者，但不会将其作为携带者来报告。

胡妮译，
董方帅、牛力、杨焕明校

图书在版编目（CIP）数据

生命的语言 /（美）弗朗西斯·S. 柯林斯著；杨焕明等译 . — 长沙：湖南科学技术出版社，2018.1
（2025.4 重印）
（第一推动丛书 . 生命系列）
ISBN 978-7-5357-9502-1
Ⅰ . ①生… Ⅱ . ①弗… ②杨… Ⅲ . ①人类基因—普及读物 Ⅳ . ① R394-49
中国版本图书馆 CIP 数据核字（2017）第 226183 号

The Language of Life
Copyright © 2010 by Francis S. Collins. All figures © Darryl Leja
Simplified Chinese Translation copyright © 2017 by Hunan Science and Technology Publishing Press
Published by arrangement with HarperCollins Publishers，USA
All Rights Reserved

湖南科学技术出版社通过博达著作权代理有限公司获得本书中文简体版中国大陆出版发行权
著作权合同登记号　18-2016-048

SHENGMING DE YUYAN
生命的语言

著者
[美] 弗朗西斯·S. 柯林斯
译者
杨焕明 等
出版人
潘晓山
责任编辑
吴炜 孙桂均 李蓓
装帧设计
邵年 李叶 李星霖 赵宛青
出版发行
湖南科学技术出版社
社址
长沙市芙蓉中路二段416号
泊富国际金融中心
http://www.hnstp.com
湖南科学技术出版社
天猫旗舰店网址
http://hnkjcbs.tmall.com
邮购联系
本社直销科 0731-84375808

印刷
长沙市宏发印刷有限公司
厂址
长沙市开福区捞刀河大星村343号
邮编
410153
版次
2018 年 1 月第 1 版
印次
2025 年 4 月第 8 次印刷
开本
880mm×1230mm 1/32
印张
11.5
字数
244000
书号
ISBN 978-7-5357-9502-1
定价
49.00 元